常见疼痛的诊断与针刀治疗

实用中医技术与疗法丛书

总主编◎苏惠萍 倪磊

主编◎张昶 刘乃刚

中国健康传媒集团
中国医药科技出版社

内容提要

本书全面介绍了针刀医学基础理论和临床优势病种。全书分为三篇。基础篇主要介绍了针刀简史、基础理论和疗效机制。操作篇主要介绍了针刀操作相关的基础知识和异常情况的处理。临床篇以临床优势病种为主线，依次介绍了应用解剖、发病机制、临床表现、影像学检查、诊断依据、针刀治疗、手法治疗、康复训练、注意事项等。临床篇是全书的重点内容。注重应用解剖与影像学检查，帮助学员做到心中有数；注重治疗方案的可操作性，帮助学员学习后手下有准，敢于动手。首先，应用解剖部分详细介绍了疾病相关的应用解剖，并配以精美的解剖图。其次，影像学检查部分详细介绍了疾病相关的X线、CT、MRI、TCD、DSA和肌骨超声等影像学改变。肌骨超声具有无辐射、动态扫查、实时引导、动态评估的特点，近年来被广泛应用在急慢性疼痛的诊疗中。本书引入肌骨超声的内容，也是本书的特色之一。最后，针刀治疗部分综合了近年临床治疗新进展，列举了适宜基层医生开展的方案，力争做到简单、安全、有效。本书适用于广大针刀临床医师，全国高等中医药院校针灸骨伤、针刀及中医专业大学生、研究生阅读参考。

图书在版编目（CIP）数据

常见疼痛的诊断与针刀治疗 / 张昶，刘乃刚主编 . — 北京：中国医药科技出版社，2024.1

（实用中医技术与疗法丛书）

ISBN 978-7-5214-3355-5

Ⅰ.①常… Ⅱ.①张…②刘… Ⅲ.①疼痛－针刀疗法 Ⅳ.① R242.31

中国版本图书馆 CIP 数据核字（2022）第 153346 号

美术编辑　陈君杞

版式设计　南博文化

出版　**中国健康传媒集团** | 中国医药科技出版社

地址　北京市海淀区文慧园北路甲 22 号

邮编　100082

电话　发行：010-62227427　邮购：010-62236938

网址　www.cmstp.com

规格　710×1000mm $\frac{1}{16}$

印张　21 $\frac{1}{2}$

字数　406 千字

版次　2024 年 1 月第 1 版

印次　2024 年 1 月第 1 次印刷

印刷　河北环京美印刷有限公司

经销　全国各地新华书店

书号　ISBN 978-7-5214-3355-5

定价　68.00 元

获取新书信息、投稿、为图书纠错，请扫码联系我们。

丛书编委会

总主编　苏惠萍　倪　磊

副主编　施　怡　李　雁　杨博华

编　委（按姓氏笔画排序）

边朝辉　朱　立　刘乃刚

刘克勤　孙慧怡　张　昶

陈幼楠　林欣潮　赵铁葆

郭　华　嵇　冰

编委会

张昶简介

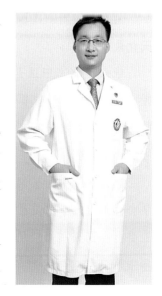

张昶，主任医师，医学博士。毕业于北京中医药大学，取得针灸推拿专业博士学位。

大学期间拜首都国医名师祝肇刚（京城名医施今墨外孙，中西医结合专家祝谌予之子）为师；拜北京中医医院内科专家周鹰为师，攻读中医内科硕士学位；拜北京中医药大学赵吉平教授为师，攻读针灸推拿学博士学位；在校期间，还得到中国中医科学院研究员付景华教授、北京中医药大学王庆国校长的垂青指点。

参加工作后，受中国中医科学院望京医院副院长赵勇指点，学习针刀疗法。先后拜师于针刀泰斗庞继光、王全贵教授、卢胜春院长和郭长青教授等，诊治脊柱关节病能力显著提升。2021年，拜首都名中医王国玮（御医传人王鸿士之子）为师，深入学习肝病与儿科疾病的中医诊疗。

担任《中国医药导报》编委、《中国针灸》审稿专家。牵头成立北京青年针刀沙龙。任中国中医药信息学会疼痛分会副会长、北京中医药学会针刀医学专业委员会副主任委员、中华中医药学会疼痛学分会常务委员、北京市海淀医学会中医专业委员会秘书长等职。

完成北京市级课题1项，院级课题3项；在研首发基金1项，航天医科基金1项。成功申办9项继续教育项目，其中国家级2项，市级3项，区县级4项。发表SCI论文1篇，核心期刊29篇。主编参编专著12部。

刘乃刚简介

刘乃刚，副主任医师，医学博士。现就职于中日友好医院针灸科。

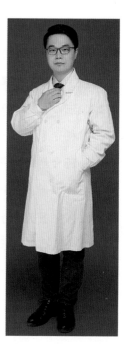

毕业于北京中医药大学针灸推拿学院，师从郭长青教授。曾先后跟师北京军区总医院王全贵教授、北京海军总医院王燮荣教授、中日友好医院李石良教授学习针刀临床治疗方法。

兼任中国中医药信息学会疼痛分会副秘书长，中国针灸学会微创针刀专业委员会常务委员，北京中医药学会针刀专业委员会副秘书长，北京中医药学会外治分会常务委员，中华中医药学会国际针法与经典名方论坛专家委员会常务委员，北京医师协会疼痛科医师分会委员等。任《针刺研究》《北京中医药》《中国医药科学》审稿专家。

主编、参编著作90余部，在科技核心期刊以第一作者发表学术论文10余篇。曾获2021年度健康中国医者名片优秀创作者，健康报2021年度优秀科普作者奖，2021年度中日友好医院优秀教学人员奖等10余项。

　　针刀医学是一门新兴的中西医结合特色学科，在40余年的发展历程中，不断完善，形成了一套较为完善的医学诊疗体系。其对慢性软组织损伤和骨关节疾病等慢性疼痛有确切的和可重复的治疗效果，受到越来越多的病人和医生的认可。

　　目前国家层面大力发展基层医疗服务，着力提高基层医疗服务水平和质量。中共中央国务院发布的《"健康中国2030"规划纲要》中指出，要以农村和基层为重点，推动健康领域基本公共服务均等化，维护基本医疗卫生服务的公益性，逐步缩小城乡、地区、人群间基本健康服务和健康水平的差异，实现全民健康覆盖，促进社会公平。同时强调要大力发展中医非药物疗法，使其在常见病、多发病和慢性病防治中发挥独特作用。针刀医学就是一项非常实用的中医非药物疗法，开展针刀医学诊疗技术，对硬件设备的要求相对较低，人均治疗费用也相对较低廉，特别适合在基层推广应用。

　　《常见疼痛的诊断与针刀治疗》一书即是响应国家政策，面向基层医生推广针刀医学技术的工具书。基层医生是百姓健康的守护神，是邻里相望的好邻居。实现老有所医、老有所养，解决基层群众看病难、看病贵的问题，关键还得要靠基层医生。提高基层医生的医疗水平，可造福一方百姓。随着人口老龄化和社会生活方式的转变，慢性颈肩腰腿痛病人逐年增多，成为影响人民幸福生活的重要因素之一。本书以基层常见疼痛类疾病为主要内容，详细论述了如颈椎病、冻结肩、腰椎间盘突出症、膝骨关节炎等的发病机制、应用解剖、临床表现和诊断要点，并详细介绍了上述病症的针刀治疗。本书的出版面世，将帮助基层医生快速掌握针刀技术，推动针刀技术在基层的推广普及，提高基层医生对慢性疼痛的诊疗水平，从而护佑一方百姓的健康。

本书紧跟时代前沿，且可读性强。书中插入了大量的解剖示意图、临床定点图、手法操作图和影像学检查图等，便于学员直观、准确地理解相关疾病的诊疗知识点。尤其是在影像学检查部分引入了肌骨超声检查。肌骨超声是近年来针刀临床应用较为广泛的技术，它不仅可以帮助针刀医生明确诊断，还可以引导针刀的治疗，使针刀治疗更加精准，实现针刀治疗的可视化，从而减少风险、提高疗效，同时对疾病的预后判断也有帮助。超声技术与针刀技术的结合，给针刀医学带来了良好的发展机遇，有力地促进了针刀临床的发展。随着超声设备的便携化和价格平民化，肌骨超声势必也会在基层得到广泛的应用。

本书的主要编写人员是针刀队伍中的后起之秀。近年来，张昶、刘乃刚、胡向林等发起成立北京青年针刀沙龙，并举办多项国家级和北京市级继续教育项目等学术活动。诚如唐·黄蘗禅师的诗云："尘劳迥脱事非常，紧把绳头做一场。不经一番寒彻骨，怎得梅花扑鼻香"。通过举办学术活动，在扩大针刀影响力的同时，也有力提升了他们的理论水平和在业界内的影响力。这次他们总结编写了《常见疼痛的诊断与针刀治疗》一书，看到书稿后，感受到了他们对针刀事业的热爱和坚持，也感受到了他们对针刀临床的深刻理解，甚感欣慰。相信在不久的将来，在全体针刀人的不懈努力下，针刀医学将会不断完善和发展，迎来更加美好的未来！

郭长青 **教授　博士生导师**
原中华中医药学会针刀医学专业委员会主任委员
2023年11月于北京

针刀作为一种特殊的针具，是针灸针和手术刀的结合。针刀医学则是中西医结合的典范，是医学领域的一次创新与革命。自1976年朱汉章教授发明针刀以来，在国内外大量学者的探索与论证下，针刀医学理论更加完备，操作技术更加成熟，治疗病症更加广泛，从业人员不断增多，海内外影响日益深远。

疼痛是临床上最常见的症状之一，是降低患者生活质量的重要原因之一。各种急慢性损伤可以导致软组织粘连、瘢痕、挛缩、堵塞，局部微循环障碍，生物力学动态平衡失调，从而形成疼痛和功能障碍。运用针刀刺、切、铲、拨病变组织，触激神经，疏通经络，恢复生物力学的动态平衡，即可以达到"以松治痛，通则不痛"的目的。

在针刀医学理论指导下，通过针刺、切割、铲剥、拨动松解病变组织，触激神经，刺激经络，屡起沉疴。特别是治疗脊柱关节软组织慢性疼痛，疗效显著，且操作简单，无明显副作用。

编者编写《常见疼痛的诊断与针刀治疗》一书，旨在介绍针刀医学基本理论、常用操作方法，基层常见疼痛的诊断与针刀治疗方案。本书具有内容全面、图文并茂、注重安全和贴近基层的特点。

第一、内容全面。本书在临床篇中对常见疼痛的应用解剖、发病机制、临床表现、诊断依据、针刀治疗、手法治疗、康复训练和注意事项等都做了详细的论述。能帮助学员系统掌握常见疼痛的诊治全过程，并有效避免误诊漏诊。

第二、图文并茂。本书在文字描述的基础上，插入了必要的解剖结构图谱、影像学资料、手法操作图片等。

第三、安全第一。针刀治疗是一种闭合性手术，主要在"盲视"下进行。如若对操作部位解剖结构不熟悉，操作手法不得当，容易造成医源性损伤。尤其是脊柱关节的超声检查和引导，因其无辐射、可重复、实时和便携等优点，值得从事慢性疼痛的医护人员学习并熟练掌握，能增强操作安全性，提高针刀的疗效。

第四、贴近基层。本书临床篇以基层经常遇到的常见疼痛为主线，详细介绍了该病的诊断与治疗，能帮助基层医生较快掌握针刀治疗技术，适合基层医务工作者学习开展针刀时参考使用。

本书的编写人员大多是针刀医学领域的后起之秀。本书的出版，也算是他们对临床工作的一个阶段性总结。衷心希望他们能再接再厉，不断吸收其他学科的新成果，为不断完善和丰富针刀医学的理论和临床，作出更大的贡献！

教授　博士生导师

中华中医药学会针刀医学专业委员会主任委员

卫生部中日友好医院针灸科主任

2023 年 11 月于北京

庞继光教授题字

祝贺:

《常见疼痛的诊断与针刀治疗》正式出版!为祖国针刀医学的发展与壮大添砖加瓦,为增进人民的健康做出新贡献!

针刀毫鬈老人

庞继光

二0二二、四

北京

中国针刀医学名家庞继光教授为本书亲笔题名

实用中医技术与疗法通常是指安全有效、成本低廉、简便易学的中医药技术。人类从出现开始，就在不断和疾病抗衡，寻找和探索战胜疾病的方法和手段。我国的中医学承载着中国古代人民同疾病作斗争的实践经验，无论是神农尝百草，还是砭石疗法、针灸罐疗，都充分体现着古代先贤在维护健康、战胜疾病过程中的不懈努力和探索精神。长沙马王堆汉墓出土的《五十二病方》记载的有敷药、药浴、熏蒸、按摩、熨、砭、灸等外治法术，以及《黄帝内经》等古代经典著作中不断发展完善的针灸、按摩、刮痧、熨贴、敷药、膏方、药酒等中医药疗法，均为后世的实用中医技术与疗法奠定了扎实的理论和实践基础。

实用中医技术与疗法是中医药学的重要组成部分，包括中医理论指导下的多种防病治病的特色手段及方法，突出中医学简便效廉的特点，以患者依从性高、疗效好的中医外治疗法或非药物疗法为主，同时包括患者易于接受、安全有效的内服中药特色剂型等，内容丰富，适宜于各级医疗机构及健康保健机构推广应用。

本套丛书定位于中医药实用技术临床应用的推广及普及，以满足相关医疗机构及中医药工作者不断提升医疗服务水平、快速拓展业务范围，以及提升业务能力的学习需求。本丛书注重实用性、专业性及可读性，编写组在前期工作中，首先进行了较深入的调研，优选出相对应用广泛、技术成熟、大众容易接受、易于推广的临床实用技术。本丛书包括《内服膏方疗法》《外用膏方疗法》《穴位贴敷疗法》《外洗湿敷疗法》《中药茶饮疗法》《耳穴诊疗法》《小儿推拿疗法》《常见疼痛的诊断与针刀治疗》《摸骨正脊术》《直肠给药疗法》。本丛书既可作为指导中医药工作者临床实践的常备书籍，也可作为业务培训老师的参考教材，有着广泛的应用范围。

本丛书由北京中医药大学东直门医院苏惠萍教授、倪磊教授组织编写及审定，各分册主编均为各专业领域具有一定影响力的专家学者。在编写过程中，为使本丛书充分体现传承与创新、理论与实践的有机结合，大家反复推敲，修改完善，力求达到应有的水平。在此衷心感谢编写组的每一位成员艰辛的努力和付出。也希望这部丛书的出版，能为中医药事业的发展及中医药技术的推广应用做出积极的贡献。

由于编写时间较为仓促，书中难免存在不足之处，我们真诚希望广大读者在使用过程中多提宝贵意见和建议，以便今后修订完善。

丛书编委会

2023 年 11 月

针刀医学是近四十年新发展起来的一门中西医结合学科。针刀医学将中医学的整体观、经络理论和现代医学的解剖学、影像学、康复医学等有机融合为一体，明确阐释了脊柱关节病慢性软组织损伤的发病机制，并总结了一整套行之有效的治疗方案，在临床上取得了显著的治疗效果。

针刀医学以针刀为工具，针刀的外形似针，但针体粗大，且顶端带刃。这样的工具就可以最小的创伤进入人体深层病灶，做切割、松解、剥离、触激等操作。同时，针刀的操作较传统毫针针刺更有目的性，精准度更高。

从事针刀治疗的医生，必须熟悉治疗部位的解剖结构。通过仔细的查体和必要的影像学检查，确定主要病灶所在，应用针刀四步规程和规范，设计针刀的进针入路，确保针刀准确到达病变部位，达到松解粘连、减张减压、切开疤痕和调整神经功能的作用，再配合术后的康复锻炼，可以达到稳定而持久的疗效。针刀治疗对医疗机构的硬件要求相对较低，拥有独立的治疗室即可，并不需要配置高昂的医疗设备。由于对大部分的颈肩腰腿痛病症疗效显著，且次均医疗消耗和费用均较低，因而，是一种特别适宜在基层推广的医疗技术。

本书主要面向基层医务工作者，全面介绍了针刀医学基础理论和临床优势病种。本书分为三篇。基础篇主要介绍了针刀简史、基础理论和疗效机制。操作篇主要介绍了针刀操作相关的基础知识和异常情况的处理。临床篇以临床优势病种为主线，依次介绍了应用解剖、发病机制、临床表现、影像学检查、诊断依据、针刀治疗、手法治疗、康复训练、注意事项等项目。

　　临床篇是全书的重点内容。注重应用解剖与影像学检查，帮助学员做到心中有数；注重治疗方案的可操作性，帮助学员学习后手下有准，敢于动手。首先，应用解剖部分详细介绍了疾病相关的应用解剖，并配以精美的解剖图。其次，影像学检查部分详细介绍了疾病相关的 X 线、CT、MRI、TCD、DSA 和肌骨超声等影像学改变。肌骨超声具有无辐射、动态扫查、实时引导、动态评估的特点，近年来被广泛应用在急慢性疼痛的诊疗中。本书引入肌骨超声的内容，也是本书的特色之一。最后，针刀治疗部分综合了近年临床治疗新进展，列举了适宜基层医生开展的方案，力争做到简单、安全、有效。

　　衷心希望本书的出版能为针刀医学的普及推广起到积极的作用。限于编者的能力和知识结构，本书难免有疏漏之处，敬请各位同仁批评指正，以便再版时修订。

张　昶　刘乃刚

2023 年 11 月

基础篇

操作篇

临床篇

基础篇

第一章　针刀医学简史

第一节　针刀医学的起源与创立

一、针刀器具的诞生

针刀的诞生源于一个偶然的病例。1976年春，一位木匠因干活时手掌被不慎砸伤，导致掌指关节和指间关节屈伸功能障碍。经医院检查后，建议手术。木匠担心术后可能出现后遗症，影响日后的工作和生活，到处寻求保守治疗。后经人介绍，找到了当时在江苏沭阳农村工作的年轻医生朱汉章。

朱汉章教授接诊患者后，认为患者的病症是由于掌筋膜、肌腱等组织在损伤后粘连所致。经过反复的思考，他决定做一次大胆的尝试，即用9号注射针头直接刺入有压痛并且变得僵硬的瘢痕组织上，进行剥离松解，出针后用手法屈伸掌指关节和指间关节。经过治疗后，患者的手指竟然可以伸屈自如了！

在这个病例的启示下，朱汉章教授想到了采用针型工具松解软组织粘连和挛缩的方法。为了实现这种治疗方法，"小针刀"便在他的脑海里萌生了。经过反复的设计和试验，他画出了图纸：一种针灸针和手术刀的结合体，即将针灸针加粗，下端制成刀刃状，可对粘连和挛缩进行小范围切开撬拨或切割松解；上端安一个扁平的柄，以便准确控制针刀刺入的方向和深度。有了这张图纸，第一批针具很快就在北京人民手术器械厂生产出来了。这种新的微型医疗器械，就是我们今天的"针刀"。而这项发明，于1988年获得了第三十七届布鲁塞尔国际科技新发明博览会尤里卡金奖。

二、针刀疗法的形成

经过不懈的努力和探索，以朱汉章教授为首的一批临床医生在早期积累了使用"小针刀"的临床经验。1978年，这一全新的治疗手段被江苏省卫生厅列入省重点卫生科研课题。1979年，朱汉章教授把几年来探索所得的经验和教训编辑成了15万字的《小针刀疗法》。

1980~1984年，江苏省卫生厅组织江苏省人民医院、省中医、南京中医学院第二附属医院和南京铁道医学院附院等几家大医院对小针刀疗法进行了严格的临床实证检验。1984年，该项目通过了专家鉴定，标志着针刀疗法的正式诞生。同年，朱汉章教授在江苏省卫生厅、江苏省科协和江苏省科技报的支持下，在南京的玄武湖畔创立了第一家以"针刀疗法"为特色的金陵中医骨伤科医院，针刀疗法开始大规模在临床应用。1987年，经江苏省政府批准，在南京举办了第一期全国针刀疗法培训班，针刀疗法正式走向全国。

三、理论体系的创立

从1976年针刀诞生到针刀疗法走向全国，从事针刀疗法的医生越来越多，积累了一定的临床经验和研究成果。1990年5月，"中国小针刀疗法研究会"成立，并在深圳召开了首届全国小针刀疗法学术交流会。该学术团体的成立，标志着小针刀疗法学术思想体系开始形成。

1993年，全国小针刀疗法学术交流大会在北京隆重召开。吴阶平、尚天裕、王雪苔等著名医学专家光临指导，会上正式提出创立针刀医学新学科的理论构想和初步框架，并得到有关权威专家热情的支持和鼓励。会后，正式成立了中华中医药学会针刀医学分会。

2002年，朱汉章教授编著出版了《针刀医学原理》，明确和细化了指导针刀诊疗的基础理论，正式阐述了针刀医学的四大基础理论和六大组成部分。2003年9月，由国家中医药管理局组织的"针刀疗法的临床研究"大型成果听证鉴定会，将"针刀疗法"正式命名为"针刀医学"。与会专家一致认为针刀医学作为一门新兴学科已基本成熟，建议进入大学的正规教育。

2004年3月，由朱汉章教授组织全国37所医学院校的专家、教授编写出版了新世纪全国高等中医药院校针刀医学系列规划教材。本套教材的出版问世，标志着针刀医学作为一门新兴学科走进了全国高等医药院校，标志着针刀医学理论体系的基本创立。

第二节 针刀医学的发展与创新

从1987年针刀疗法面向全国乃至全世界推广以来，从事针刀疗法的医生人数越来越多。其中既有乡村医生，也有专家教授；针刀适应证从局部单一的软组织损伤病种，向多部位、复杂的软组织损伤性疾病扩张。大批医务工作者通过应用针刀疗法取得多项研究成果，并不断地发展创新，促使理论和临床操作技术日趋完善。

一、理论的发展与创新

1992年，《小针刀疗法》由中国中医药出版社出版，朱汉章教授首次提出了针刀诊疗的四大基本理论的雏形。2001年，朱汉章教授著的《针刀医学原理》由人民卫生出版社出版，正式阐述了针刀医学的四大基础理论和六大组成部分。四大基础理论阐述了对慢性软组织损伤和骨质增生的新认识，并提出了闭合性手术理论；六大组成部分则搭建了针刀诊疗的大体框架。

2004年，由教育部组织的由4位院士参加的关于"针刀医学原创性及其推广应用的研究"的鉴定会，进一步肯定了"针刀医学在理论、操作技术、器械方面都是原创性的成果，特别是在诊疗技术方面达到了世界领先水平"。2005年，"针刀松解法的基础研究"获国家重点基础研究"973"计划资助。此后，多项关于针刀医学的科研课题获得了国家自然基金、教育部和中医药管理局的资助，正式开启了对针刀医学规范的实验研究。

针刀基础研究的不断深入，使得针刀医学的理论体系不断完善。湖北张天民教授将生物力学与人体解剖学有机结合，提出人体弓弦力学解剖系统以及慢性软组织损伤病理构架的"网眼理论"，阐释了力学因素在慢性软组织损伤、骨质增生和内脏疾病发生发展过程中的作用，进一步补充和完善了针刀医学理论。

目前，针刀医学分别成为国家教育部重点学科和国家中医药管理局重点学科的主要研究方向，成为国家中医药管理局重点研究室的主要研究方向。截至2016年，国家知识产权网站上能检索的各种针刀专利达300多种。

二、器具的发展与创新

从1976年第一支针刀开始，在针刀器械方面，亦有很多创新和发展。在针刀医学理论的指导下，除朱汉章教授发明的系列闭合性手术针刀外，又创新发展其他类型的针刀器械。具有代表性的有：水针刀，不仅可在病灶进行切割、分离、减张、减压，还可以直接注射药物，更有效地减轻针刀治疗过程中带来的痛苦，快速地止血、消炎和防止出现新的粘连。火针刀，通过对外形的改进，将切割分离功能与温热效应集于一体，可以有效地减少切割组织后的渗血，促进创伤部位的组织修复等。

除此外，还有药线刀、九针刀、小宽刀、弹拨针、推割刀、针镰刀等十多种针刀器械。这些针刀器械各有特点，填补了针刀器械单一的缺陷，进一步扩大了针刀的治疗范围，同时提高了针刀的疗效。

三、技术的发展与创新

近年来随着科学技术的不断发展，针刀的操作技术也有了相应的发展与创新，如等离子针刀技术、超声可视化针刀技术等。这些技术将影像学技术应用到针刀的操作过程中，将针刀技术从"盲视"手术变成了"可视"手术。从源头上减少了医疗事故，提高了治愈率，降低了复发率，为针刀技术的进一步深入研究提供了新的途径。

第三节　针刀医学的特点与展望

一、针刀医学的特点

（一）针刀是中西医结合的产物

1. 针具上的结合

针刀器械由针刀柄、针刀体和针刀刃3部分组成。针刀体细长略粗，针刀刃扁平，形似针，实为刀，集合了针灸针和手术刀两者的特点。治疗时，以针刺的形式刺入人体，然后以刀完成切、松解、切割等一系列操作，故取名针刀。

现代针刀器械与古代带刃针具颇为相似。《灵枢·九针论》曰："镵针者，取法于巾针，去末寸半，卒锐之，长一寸六分，主热在头身也。"镵针形如箭头，主要用于浅刺出血，治疗头身热病及皮肤疾患等。《灵枢·九针论》曰："铍针，取法于剑锋，广二分半，长四寸，主大痈脓，两热争者也。"其中可见镵针和铍针虽名为针，但都有刃，都有切开的功能，与针刀器械暗合，有异曲同工之妙。但针刀器械在结构和功能上有所发展，能够在不形成较大切口的情况下刺入人体较深层次。临床常用于病变肌、腱、腱围结构的小范围切开和钝性分离，有时还可深达骨面。

所以，针刀器械丰富了针灸针和手术刀的类型，是两者的结合，拓宽了其治疗范围。

2. 技术上的结合

针刀医学的出现，将西医的开放性手术变成了闭合性手术。将西医的外科手术治疗方法和中医的针刺治疗方法融为一体，在一定范围内填补了非手术疗法和外科手术之间的空白。

对运动系统慢性损伤而言，有非手术疗法和手术疗法。非手术疗法有制动、非甾体类抗炎药、针灸推拿、神经阻滞等。如果非手术疗法效果不佳，则只能选用手术疗法。但手术疗法患者痛苦比较大，对组织的损伤也比较大。针刀是针灸针和手术刀的结合。针灸针采用针刺入人体治病，无需切开皮肤，不损伤人体的组织形态，但不能切开、剥离和松解病变组织。手术刀可切开分离人体病变组织，但需切开皮肤和组织，创伤比较大。

针刀疗法吸收了中西医疗法的长处，能够完成一定的切开和分离等操作，又不会带来外科手术的创伤。针刀技术出现以后，弥补了运动系统慢性损伤方面非手术疗法和手术疗法之间的空白，也为运动系统慢性损伤的治疗带来了一种新的选择。

3. 思维上的结合

针刀医学对世界上两大主流医学，即东方医学（主要指中医学）和现代医学进行了全面深入的研究，找到了这两种在不同思维模式下建立的医学体系相互融合的方法与结合点。针刀医学既用形象思维的方法，又用抽象思维的方法来认识人体的生理、病理机制，如从力学层次重新认识疾病的发生与发展规律，解开了慢性软组织损伤、骨质增生性疾病及慢性内脏疾病的病因和病理机制之谜。将中医的宏观整体思维与西医的微观局部理念有机结合起来，既从宏观整体层面掌握疾病的发生发展规律，又从微观局部层面确定疾病的病变部位，从而应用针刀进行准确松解，迅速缓解病情。

（二）针刀是针灸学的复古与创新

针刀治疗的本质是经皮微创软组织松解术。传统针灸学所记载的特殊针具的特殊操作，具备这种治疗作用，如镵针和铍针。但是，随着针具和刺法的不断演变，传统针灸学中的软组织松解技术逐渐淡出了人们的视野。针刀医学的兴起，在客观上使传统针灸学中已不广为人知的技术，重新为人所知。从这个角度来说，针刀医学是对针灸学的复古。

古代的软组织松解具有较大的盲目性和风险性。古代针具以钝性松解为主，效果较弱且痛苦较大。古代针灸师没有系统的解剖学指导，松解效果在一定程度上与组织创伤成正比。

针刀医学对传统针灸学中的经筋学说和经筋刺法进行了现代解读。现代的针刀治疗技术，无疑提高了人们对经筋理论的重视程度，推动了传统经筋疗法的发展。针刀前端的平刃具有较强锐性松解作用，且比传统针具针对性更强。现代针刀治疗师有丰富的解剖学知识指导，还可以在CT或超声的引导下实时操作，安全性和有效性均大幅度提高。所以，针刀医学也是对传统针灸学的创新。

二、针刀医学的展望

1976年至今，从针刀的诞生到针刀疗法的形成，再到针刀医学理论体系的创立，针刀医学的发展和成长过程是极为迅速的。时至今日，针刀医学已经发展成为具有较完整的理论体系、横跨多学科、中西医结合新兴医学分支学科。

近年来，针刀医学仍不断发展，针刀队伍不断壮大，针刀治疗中心不断增加，针刀学会林立。在国内外形成了广泛联系的针刀医学的发展新格局。在这种全面推广应用与学术繁荣的基础上，仍需要加强针刀医学基础研究和临床研究。本着大胆假设，小心论证的态度，充分吸收现代科学的新知识和现代医学的新成果，努力使针刀医学在理论上不断充实，技术上不断进步，为全人类的健康作出贡献。

第二章 针刀医学理论基础

基础理论的完善和发展是一个学科发展壮大的必要条件。经过多年临床与试验探索，针刀医学基础理论已经初具雏形。早期针刀医学提出了四大基础理论，随着研究的深入，基础理论得到了不断完善和补充。

第一节 针刀闭合性手术理论

手术是指为医治或诊断疾病，以刀、剪、针等器械在人体局部进行的操作，是诊治疾病的重要手段之一。传统外科学建立在开放性手术的理论之上，要求手术切口足够大，以保障手术视野足够清晰。闭合性手术是相对于开放性手术而言的，是指在非直视条件下通过小切口进行某些类似手术的操作，具有切口小、痛苦小、感染风险小、术后无需缝合等优点。比如西医的各种内窥镜，如关节镜、胃镜、气管镜等，在眼睛的观察下进行的钥匙孔手术，但其创伤面依然较大。而针刀闭合性手术是在经过不断优化和改良后，逐步形成的具有中医特色的小切口闭合性手术技术，切口更小，创伤更少。

针刀闭合性手术理论包括三方面内容，即针刀解剖学基础、针刀闭合手术原理、针刀闭合性手术器械及其操作方法。

一、针刀解剖学基础

针刀闭合性手术在非直视下进行，对人体解剖学知识的要求较高，熟练掌握解剖学知识是针刀闭合性手术成功的基础。

针刀解剖学内容包括微观解剖学、立体解剖学、动态解剖学以及体表定位学。微观解剖指闭合手术操作中针刀所要准确触及的微细结构。立体解剖是指人体重要组织器官间的相互关系、由表入里的立体层次结构。微观解剖和立体解剖是实施闭合手术的基础。此外，针刀医学把人体在非标准体位和肢体畸形情况下的结构位置，组成动态解剖学；把体表定位的解剖系统化，组成体表定位学，是对正常解剖学的重要补充，极大地方便了临床医生的闭合手术操作，也对疾病的诊断具有重要意义。

二、针刀闭合性手术原理

针刀闭合性手术是在非直视条件下用针刀刺入人体进行闭合性松解术，通过切开瘢痕、分离粘连与挛缩、疏通堵塞，从而打破疾病的恶性循环，恢复软组织和骨关节的力平衡，使疾病得以痊愈，同时针刀还可以发挥刺激穴位、疏通经络、调节人体气血的作用。

三、针刀闭合性手术器械及操作

针刀闭合手术采用独特的治疗器械及操作方式进行。施术部位以运动系统的肌、腱、韧带、筋膜病灶为主。根据不同的疾病采用不同型号的针刀，在针刀四步操作规程下，定点、定向、加压分离、刺入，通过纵切横剥等手法操作完成对病变部位的治疗。详见本书操作篇。

第二节　骨质增生的病因病理学理论

关于骨质增生病因学的研究在世界范围内已有半个多世纪的历史。被大多数人接受的理论是退行性改变，但这种理论并不能给临床治疗提供帮助。

针刀医学从人体力学解剖结构入手，发现骨质增生的原因是软组织损伤造成骨关节力平衡失调所致。这一理论不仅揭开了骨质增生病因病理学之谜，更重要的是为治疗骨质增生疾病找到了治疗思路。针刀医学全面系统地阐述了恢复脊柱骨关节软组织力学平衡的方法和原则，并且创造了一整套治疗骨质增生的具体方案，使骨质增生的治疗有法可依，有法可用。

第三节　慢性软组织损伤的病因病理学理论

软组织不仅指运动系统的肌肉、韧带、筋膜、关节囊、滑囊、腱鞘等软组织，还包括内脏器官、神经、血管、大脑、小脑、脊髓等软组织。由软组织损伤缓慢演变而成的疾病，就称为慢性软组织损伤。各系统软组织急性损伤后，在人体自我修复和自我调节过程中，所出现的失代偿现象就是慢性软组织损伤。这一概念突破了一般的软组织损伤疾病的范畴，对于重新认识一些慢性疾病具有重要意义。

针刀医学经过大量的临床实践，认为导致慢性软组织损伤的根本原因在于各种原因引起了生物力学系统解剖结构的形态变化，从而导致了生物力学平衡失调。针刀通过对软组织病灶点、线、面的整体治疗，消除异常的生物力学结构，将治疗的目的明确为扶正调平，显著提高了临床疗效，降低了疾病的复发率。

第四节　经络理论

针刀医学与经络学说有着密切的联系。经络理论是中医理论体系的重要组成部分，是研究人体经络系统的组织结构、生理功能、病理变化及其与脏腑形体器官、气血津液等相互关系的学说。

理论上，针刀医学关于人体弓弦力学解剖系统的理论与经络循行分布有相似性和可比性。他们均强调点、线、面、体的有机结合，而不是只注重局部。

针具上，针刀是将针灸的"针"和外科手术的"刀"融为一体的产物，与古代某些"九针"相似。针刀不仅可以发挥对腧穴的刺激作用，还可以切割、松解、剥离病变组织。

原理上，针刀治疗的整体松解与经络的整体调节有相似性和可比性。

靶点上，针刀和针灸治疗靶点的选取具有相似性。针刀治疗定点，以应力集中部位的粘连瘢痕和挛缩为主，结合力学传导的点、线、面，在全身上下定点；针灸治疗定点，在经络脏腑辨证指导下，以病变局部选穴为主，结合经络联系在全身上下选穴。

因此，深入研究针刀医学与经络学说的关系，对促进针刀医学的发展和完善有着重要作用。

第五节　肌筋膜链理论

近年来，国外学者先后提出了"肌肉链""肌筋膜链""解剖链"和"肌筋膜经线"等概念。传统解剖学从直观上认识肌肉，并没有充分揭示肌肉与肌肉之间的筋膜连接和力学关系。

在日常活动中，人体的运动往往是由一组肌群共同协调完成的。人体结构是恒定的，运动规律也是相对恒定的。因此，特定的动作是由相对特定的一群肌肉协调完成的。

全身筋膜系统是一个网络。尽管每块肌肉都可以独立发挥作用，但分布于筋膜网络中的肌肉，可以通过筋膜网络影响功能上整合的全身结构。特定的肌群在筋膜的相互贯穿和连接下，整合而形成了有迹可循的肌筋膜链。这些肌筋膜链在神经系统的协调下，控制着人体的姿势和运动。肌筋膜链理论提高了人们对经筋的认识水平，对于针刀疗法有着重要的指导作用。

第三章 针刀的疗效机制

针刀的疗效机制主要是在非直视下松解病变的软组织，从而起到分离粘连、延长挛缩、减张减压、局部毁损和疏通经络的作用。下面进行具体介绍：

一、分离粘连

在粘连部位，针刀可进行直接切开，起到锐性分离的作用。也可以通过纵行疏通和横行剥离等方式，通过牵拉粘连的组织，使其钝性分离或松弛。

二、延长挛缩

在挛缩的组织上，用针刀可切开小切口，然后配合牵拉的方式，使挛缩的组织延长。这种方式与外科开放延长术相比，具有创伤小、时间短、出血少、术后恢复时间短的优点。

三、减张减压

当腔隙内压力增高时，针刀可切开腔隙的外壁，有效降低腔隙内增高的压力。此外，针刀通过延长挛缩的组织，可降低挛缩组织的张力。

四、局部毁损

针刀的切割操作，可对病变局部产生一定的毁损作用。如使用针刀治疗腋臭，针刀刺至真皮下，向四周平行切开，将汗腺管切割破坏，临床疗效确切；针刀治疗踇外翻，切割紧张挛缩的第一跖趾关节外侧关节囊和踇收肌联合腱，可以起到微整形的作用。

五、疏通经络

针刀刺入人体与毫针刺入腧穴有一定的相似性，均可对经络穴位产生刺激，对刺入部位的神经末梢感受器起到机械刺激。因此，针刀还具有与一般针刺类似的疏通经络作用。

六、神经触激

神经触激是利用针刀在神经的根、干、丛、末梢周围，摆动牵拉刺激神经鞘膜，诱发神经的逃逸和应激反应，从而改善神经轴流和代谢，在神经走行路线及支配区域，出现酸麻胀痛和放电样感。神经触激能迅速改善神经支配区域的血液代谢，增强肌肉弹性，消除肌肉痉挛，从而去除局部疼痛。

操作篇

第四章　器械准备

第一节　针刀的构成

　　针刀由针刀柄、针刀体和针刀刃三部分组成。针刀刃是针刀体前端的楔形平刃，针刀体是针刀刃和针刀柄之间的部分，针刀柄是针刀体尾端的扁平结构。针刀柄与针刀刃在同一平面内，当针刀刃进入人体后可通过暴露在体外的针刀柄调整针刀刃的方向。

　　现在临床最多用的针刀为一次性针刀，这种针刀的针刀柄由塑料制成，针刀体为不锈钢材质（图4-1）。

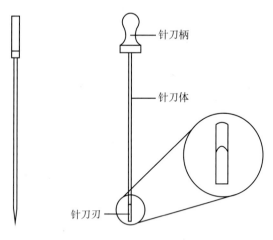

图4-1　常用针刀结构示意图

第二节　针刀的型号

一、Ⅰ型针刀

　　Ⅰ型针刀是应用最为广泛的针刀，适应于各种脊柱关节病损伤以及其他杂病

的治疗（图4-21）

根据尺寸不同分为四种型号，分别为Ⅰ型1号、Ⅰ型2号、Ⅰ型3号、Ⅰ型4号。

Ⅰ型1号针刀：全长15cm，针刀柄长2cm，针刀体长12cm，针刀刃长1cm。针身为圆形，直径0.4~1mm，刀口为齐平口，刀口线和针刀柄在同一平面内。

Ⅰ型2号针刀：结构与Ⅰ型1号相同，针刀体长度为9cm。

Ⅰ型3号针刀：结构与Ⅰ型1号相同，针刀体长度为7cm。

Ⅰ型4号针刀：结构与Ⅰ型1号相同，针刀体长度为4cm。

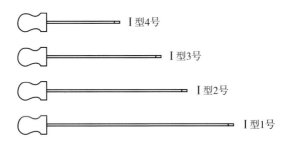

图4-2　不同规格的Ⅰ型针刀图

二、Ⅱ型针刀

全长12.5cm，针刀柄长2.5cm，针刀身长9cm，针刀刃长1cm。针刀体为圆柱形，针刀体直径3mm，刀口线0.8mm。Ⅱ型针刀适用于软组织紧张度过高的患者或骨折畸形愈合凿开折骨术（图4-3）

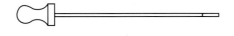

图4-3　Ⅱ型针刀结构示意图

三、其他类型

为了适应各种不同的临床需求，各种不同样式的针刀器械被设计出来，到目前为止获得国家专利授权的针刀有300多种。如镰刀形针刀、斜口针刀、钝头针刀、圆刃针刀、凹刃针刀、剑锋针刀、注射针刀、鸟嘴刃针刀、剪刀刃针刀、芒针刀、旋转刃针刀、探针式针刀、弯形针刀、套管针刀、电热针刀等。

第五章　患者准备

第一节　一般准备

一、心理准备

对于初次接受针刀的患者，容易产生害怕的情绪。甚至，部分患者会误以为针刀就是开刀手术。主治医师要在治疗前，给患者必要的说明，以消除患者的疑虑，使之能更好地配合治疗。为了方便患者理解治疗原理，了解治疗过程，可以提前制作科普文章和视频，以利于患者了解针刀疗法。

二、皮肤准备

建议患者在治疗前充分清洁皮肤，可以提前洗澡更衣，以利于针刀治疗后创口保持48小时干燥，从而防止术后感染。对于四肢关节的针刀治疗，更是需要提前告知患者，清洁皮肤的重要性。对于头面部、后枕部、会阴部等毛发浓密影响消毒者，还需要提前备皮。

三、其他准备

患者如果合并有其他疾病，需要在病情稳定的前提下，进行针刀治疗。部分患者长期服用华法林、波立维等抗凝药，需要在相关专业医生指导下，在监测血凝情况的前提下，谨慎选择针刀治疗。

第二节　体位选择

针刀操作时患者应选择适当的体位。患者体位的选择是否适当，对于正确定点和操作都有很大的影响，而且还关系到治疗效果。如所选择的体位不适当，可造成医师治疗点确定困难，不便于操作，轻则引起患者疲劳，重则发生晕针。

因此，针刀操作时体位的选择，一方面要便于医师施术，同时以让患者感到舒适自然为原则。尽量选用一种体位，使所选取治疗点都能操作治疗。

临床常用的体位有仰卧位、侧卧位、俯卧位和俯伏坐位。凡体质虚弱、年老、精神过度紧张和初诊的患者，应首先考虑卧位。

一、仰卧位

仰卧位适用于定点位于头、面、颈、胸、腹部和四肢等身体前方部位的患者。患者仰卧，头下垫枕，双手放在腹部或者身体两侧，腘窝下方可垫枕，使膝关节适当屈曲（图5-1）。

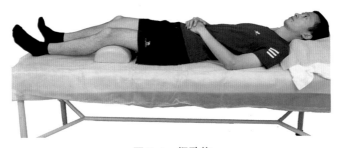

图5-1　仰卧位

二、侧卧位

侧卧位适用于定点位于侧头、侧胸、侧腹、臂和下肢外侧等部位的患者。患者侧卧，头下垫枕，上肢放在身体前方，髋关节和膝关节微屈（图5-2）。

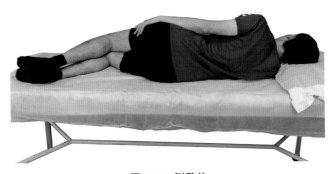

图5-2　侧卧位

三、俯卧位

俯卧位适用于定点位于头、项、肩、背、腰、骶和下肢后面等部位的患者。患者俯卧，面部可放在治疗床前方的洞里以使颈部放松，上肢放在体侧或者从床的两侧垂下（图5-3）。

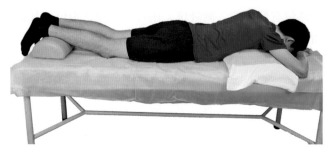

图5-3　俯卧位

四、俯伏坐位

俯伏坐位适用于定点位于头顶、头后、项、肩、背部等部位的患者。俯伏坐位一般需要特制的针刀治疗椅或者靠背椅。令患者俯伏坐在特制的针刀治疗椅上，或者令患者倒坐在靠背椅上，双手并列放在椅背上，前额放在自己的手背上（图5-4）。

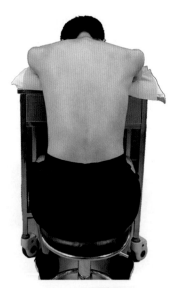

图5-4　俯伏坐位

第六章　消毒与无菌操作

针刀治疗作为一种闭合性手术，尽管伤口和对组织的损伤很小，但仍是有创操作，并且常在较深的组织中操作，有时甚至深达关节腔、骨髓腔。因此，在施术过程中，必须严格执行无菌操作要求。

第一节　消毒准备

一、治疗室的消毒

针刀操作应具有专门的针刀治疗室。治疗室内应具备紫外线消毒灯、治疗床、治疗椅、器皿柜、操作台、急救设备等器具。有条件的医疗机构，建议配置空气循环消毒机，保证空气洁净和流动。治疗室的地面和墙面应当容易清洁，治疗室内应保持清洁干燥。

治疗床上的床单要经常换洗、消毒，最好使用一次性床单。每日中午和晚上应空气消毒两次，每次不低于30分钟。每日工作结束后，彻底洗刷地面。每周大扫除一次。定期做空气细菌培养，发现问题及时处理。

二、治疗器械的消毒

针刀操作需要使用一次性针刀、手套、洞巾、纱布等。如果重复使用器械，必须严格消毒灭菌，最好使用高压蒸气消毒法。将针刀等器械用纱布包扎，放在密闭的高压消毒锅内。一般压力在1.2kg/cm^2，温度120℃保持15分钟以上，即可达到消毒的目的。

三、医师和助手消毒

医护人员应穿干净的手术衣，戴帽子和口罩。操作时应戴无菌手套，治疗过程中严格遵守无菌操作原则。

四、患者施术部位消毒

标记治疗点以后，用碘伏棉球涂擦治疗点局部皮肤。从中心点向外绕圈擦拭

2遍，由内向外擦拭，且不留空隙，擦拭范围半径不低于15cm。然后覆盖无菌小洞巾，露出治疗点，使治疗点正对洞巾的洞口中间。消毒之处须避免接触污物，以防重新污染。

第二节　无菌操作

一、术中无菌操作

医师和护士均应严格执行无菌操作原则。医师洗手后不能接触未经消毒的物品，护士不可在治疗医师的背后传递针刀和其他用具。一支针刀只能在一个治疗点使用，一般不可在多个治疗点使用同一把针刀，以防感染。

二、术后注意事项

治疗结束后，迅速用无菌敷料覆盖针眼。若同一部位有多个针眼，可用较大的无菌敷料或纱布覆盖。患者48小时内，针眼不可沾水。

穿过皮肤。穿透皮肤以后，进针点处凹陷基本消失，神经血管即膨起在针体两侧。此时，可继续进针到达病灶，根据需要施行针刀操作。

第三节　常用针刀操作技法

针刀技法是指在针刀治疗过程中，采用不同的术式实施具体治疗的操作方法。它是针刀操作技术的核心部分，也是取得治疗效果的根本手段。

一、提插切割法

将针刀刀口线与肌肉纤维或附近神经、血管等走行方向平行进针达病变位置，然后在病变位置一提一插反复进行操作。提插的幅度一般以达到或刚刚超过病变软组织的厚度为宜。

二、纵行疏通法

将针刀刀口线与肌肉纤维或附近神经、血管等走行方向平行进针达病变位置，顺着刀口线方向在一定的幅度内摆动针体，即达到纵向的分离效果。

三、横向剥离法

将针刀刀口线与肌肉纤维或附近神经、血管等走行方向平行进针达病变位置，垂直于刀口线方向在一定幅度内摆动针体，即达到横向的剥离效果。

四、通透剥离法

当某处有范围较大的粘连时，将刀锋及刀体深入至粘连组织的两层之间，刀口线与两层组织正常间隙平行，以扇形的轨迹予以剥离，将大片粘连松开。

五、铲切撬动法

针刀到达病损部位时，针刀刃紧贴病损表面施行铲切的方法。如将粘连在骨面上的肌肉、韧带从骨面上铲起，或将肌腱表面的粘连铲开，或水平铲断浅筋膜中的粘连，当针下有松动感时即可出针。

六、神经触激法

当神经周围的软组织发生病变，刺激或压迫神经时，可在神经的体表投影处进针。刀口线与神经走行方向平行，一边摆动针身，一边探索进针。当针刀摆动牵拉神经，或触激神经时，可出现沿神经循行的放电感，即可出针刀。神经触激法完全不同于针刺神经或切割神经，故能迅速缓解神经痛，同时能避免神经损伤。

第四节　出针刀法

针刀操作完成后，以押手持无菌纱布或棉球，按压住针眼周围皮肤，刺手将针刀轻巧地向外拔出，押手随即按压针眼。待确认针眼无出血后，用创口贴或无菌敷料覆盖针眼。

第八章 异常情况的处理和预防

第一节 晕 针

晕针是指在针刀治疗过程中患者突然出现精神疲倦、头晕目眩、面色苍白、恶心欲吐、多汗、心慌、四肢发冷、血压下降等现象，严重者神志不清，甚至晕厥。

晕针原因：多与患者体质偏弱、精神紧张、饥饿疲劳或者手法刺激量大等有关。

一、晕针的处理

发生晕针时立即停止治疗，拔出针刀。扶患者去枕平卧，抬高双下肢，松开衣带。症状轻者，静卧片刻，或给予温开水送服，即可恢复。症状重者，在上述处理的基础上，点按或针刺人中、合谷、内关穴。必要时，温灸关元、气海，一般2~3分钟即可恢复。如果上述处理仍不能使患者苏醒，可考虑吸氧或做人工呼吸，静脉推注50%葡萄糖10ml，或采取其他急救措施。

二、晕针的预防

为了预防晕针的发生，要向初诊患者做好解释，详细询问病史，排除禁忌证，治疗时选择患者舒适体位，治疗点应选择精而少，手法要稳准轻巧。

第二节 出 血

出血是指在针刀治疗中切开、剥离病变组织出现针眼出血。细小的毛细血管被刺破造成的出血是不可避免的，但刺破大血管或较大血管引起大出血，或造成深部血肿的现象应引起临床工作者的高度重视。

造成出血的原因主要是对施术部位血管分布情况了解不够，或对血管分布情况的个体差异估计不足，或者治疗手法粗暴，未及时按压针眼。

一、出血的处理

出现出血时，出血点可用消毒干棉球按压片刻。治疗部位出现剧烈疼痛，尤其是臀部、腘窝等软组织疏松处，出现治疗后疼痛，要高度怀疑血肿。及时发现血肿，持续按压出血灶，能防止进一步出血，并促进血肿吸收。无法采取压迫止血的血肿，可先冷敷后热敷，并采用内服、外用活血化瘀药物，以加速瘀血的消退和吸收。

二、出血的预防

为了预防严重出血的发生，要求医生要熟练掌握解剖知识，治疗前要仔细询问患者有无凝血障碍等，术中严格按照四步进针规程操作，操作切忌粗暴，应中病则止。在超声、CT等可视化设备引导下操作，能提高安全性，减少副损伤。需要说明的是，针刀松解部位少量渗血有利于病变组织修复。

第三节　断　针

断针是指在针刀手术操作过程中，针刀突然折断没入皮下或深部组织里。

出现断针的原因主要是针刀刀具质量不好，医者治疗手法偏重，患者精神过于紧张，肌肉收缩强烈，体位改变幅度大等。

一、断针的处理

出现断针后，术者要保持冷静，嘱患者切勿乱动。若断端尚留在皮肤之外或与皮肤相平或稍低，但仍能看到残端，可用左手拇、示指下压针眼两侧皮肤，使断端突出皮外，然后用止血钳夹持断端拔出体外。若针刀断端完全没入体内，则考虑手术取出。

二、断针的预防

为了预防断针的发生，治疗前要检查针具，在治疗时操作手法要稳、准、轻、巧，切忌用力粗暴。

第四节　气　胸

气胸是指针具刺穿了胸腔且伤及肺组织，气体积聚于胸腔。患者可突然出现胸闷、胸痛、气短、心悸，严重者出现呼吸困难。

出现气胸的原因是主要是针刀刺入胸部、背部和锁骨附近的穴位过深，针具刺穿了胸腔且伤及肺组织，气体积聚于胸膜腔而造成气胸。

一、气胸的处理

出现气胸后应立即出针刀，要求患者心情平静，采取半卧位休息、吸氧等。一般而言，气胸占单侧肺30%以下，且无进展迹象者，可自然吸收。若漏气量较大，症状较重者，应立即急诊处理。

二、气胸的预防

为了预防气胸的发生，在胸背部进行操作时，应熟悉胸腔解剖，并仔细触诊，摸清肋骨等骨性标志，勿进针过深。

第五节 感 染

感染是指在针刀治疗术后，患者体温升高，针眼处3~4天后疼痛不减轻反而加重，切口组织发硬肿胀，压痛，甚者形成脓肿。

感染发生的原因，主要是治疗过程中未进行严格的无菌操作，或者患者已有深部或浅部感染灶，如深部原有炎症，或浅部有毛囊炎、窦道等未被发现或未予重视。抑或适应证选择不当，患者全身状态不佳，对疾病抵抗力及抗感染能力低下，如体质衰弱，患有糖尿病、贫血等疾病，针眼有污染时，更易造成感染。

一、感染的处理

出现感染后要对症治疗，内服可给予敏感的抗生素，外敷可用碘伏、消炎药、罗红霉素软膏，定时换药。有脓者予以及时切开引流。

二、感染的预防

为了预防感染的发生，要严格实行无菌操作，术前消毒，术后用无菌敷料，嘱患者1~2日内针眼不可沾水。

第六节 神经损伤

神经损伤是指因医师针刀操作不规范，术后手法过于粗暴而出现神经损伤。

轻者可无其他症状，较重者可同时伴有该神经支配区内的麻木、疼痛、温度觉改变或运动功能障碍。

神经损伤的原因主要是操作的医师解剖知识不全面，盲目追求快针，强刺激，采用重手法，患者没有避让反应或避让反应不明显而被忽视。

一、神经损伤的处理

一旦出现神经损伤后，应立即停止针刀操作。若患者疼痛、麻木明显，可局部先行以麻药、类固醇类药、维生素B族药配伍行神经阻滞。24小时后，给予热敷、理疗、口服中药，按照神经分布区行针灸治疗。

二、神经损伤的预防

为预防神经损伤，医生应熟悉局部解剖，掌握施术点的神经走行，同时在神经周围施术时，操作手法应轻柔，切勿过度松解。

第七节　内脏损伤

内脏损伤是指针刀刺入内脏周围过深，出现各种内脏损伤的症状，如肝区或脾区疼痛，肾区叩击痛，呈血尿等。

内脏损伤的原因主要是术者缺乏解剖学知识，对施术部位及其周围脏器的解剖关系不熟悉，加之针刀刺入过深。

一、内脏损伤的处理

出现内脏损伤后，严重或出血明显者，应密切观察，注意病情变化，特别是要定时检测血压。患者一旦出现休克、腹膜刺激征，应立即采取相应措施进行抢救。

二、内脏损伤的预防

为预防内脏损伤，医生要掌握重要脏器部位的解剖结构。操作时，注意凡有脏器组织和重要血管神经处，都应避免深刺。肝、脾、胆囊肿大及心脏扩大的患者，胸、背、胁、腋的部位不宜深刺。

临床篇

第九章　临床概述

清晰了解适应证和禁忌证是针刀治疗的前提，也是针刀技术规范化和保证治疗安全的基础。随着针刀技术的发展，针刀的适应证也会发生变化，本章所列举的适应证和禁忌证是被大多数人公认的。此外，针刀治疗属于有创治疗手段，要求保证整体与局部兼顾，控制治疗量与度，以及与手法康复等结合治疗。

第一节　适应证和禁忌证

针刀具有切开和剥离软组织粘连的作用，同时也有类似针灸腧穴的机械刺激作用。因此，针刀治疗具有明确的适应证和禁忌证。

一、适应证

（一）软组织损伤

四肢和躯干肌、腱、腱围结构、筋膜、韧带等组织的慢性损伤。比如，腱鞘炎、网球肘、提肩胛肌损伤、冈上肌损伤、菱形肌损伤、第3腰椎横突综合征、臀中肌损伤、梨状肌损伤、坐骨结节滑囊炎、陈旧性踝关节扭伤、足跟痛等。

（二）脊柱疾病

颈椎病、腰椎间盘突出症、脊柱侧弯、脊柱骨关节炎、脊柱小关节紊乱、骶髂关节炎等。

（三）关节疾病

冻结肩、肩袖损伤、肘关节强直、膝骨关节炎、膝关节内外侧韧带损伤、股骨头无菌性坏死、类风湿关节炎等。

（四）神经卡压综合征

枕大神经卡压综合征、肩胛上神经卡压综合征、腕管综合征、臀上皮神经卡压综合征、股外侧皮神经卡压等。

（五）脊柱相关疾病

部分表现为内科或妇科疾病，但发病原因在脊柱结构失调的疾病：如眩晕、高血压、冠心病、哮喘、痛经、月经不调等。

（六）儿科疾病

痉挛性脑瘫、先天性斜颈等。

（七）皮肤科疾病

鸡眼、瘢痕、胼胝、腋臭、带状疱疹等。

（八）头面五官疾病

面肌痉挛、耳鸣、慢性鼻炎、过敏性鼻炎、三叉神经痛等。

（九）肛肠科疾病

肛裂、痔疮等。

二、禁忌证

（一）全身禁忌证

1. 严重内脏病的发作期

此时患者应积极行内科治疗，待病情稳定后再择期行针刀治疗。

2. 有出血倾向者

如选择针刀治疗，可能出现治疗部位止血困难，甚至形成血肿。长期使用华法林、阿司匹林、波立维等抗凝药物者，接受针刀治疗时应向医师说明，以使医师做出恰当的处理。

3. 体质极度虚弱不能耐受者

相对而言，针刀治疗刺激量要比针灸更大，虽然医师通常会采用局部麻醉措施，但还是会有一些不适感。因此，体质极度虚弱者，不能实施针刀治疗。

4. 妊娠妇女

如接受针刀治疗，可因疼痛刺激有流产的风险。

5. 精神紧张不能合作者

如勉强接受针刀治疗，可能出现晕针，或者出现相反的治疗效果。

（二）局部禁忌证

1. 施术部位有感染、坏死、血管瘤或肿瘤

若施术部位有感染、坏死则容易加重病情；若有血管瘤则容易出现大量出血；

若有肿瘤可能造成肿瘤增生、扩散。

2. 施术部位有红肿、灼热，或在深部有脓肿者

施术部位有红肿、灼热，说明患者局部可能有急性感染，应积极查明原因，对症治疗。若深部有脓者，针刀治疗可使脓肿扩散到周围软组织，使病情加重。

3. 施术部位有重要神经、血管，或有重要脏器者

如果在施术时无法避开时，不能采用针刀治疗，避免损伤重要神经和血管。

第二节　针刀治疗的基本原则

一、控制针刀治疗的量和度

（一）控制治疗的频次

一般情况下，同一部位的针刀治疗，常用频率为1周1次，5次为1个疗程。一个疗程结束后，评估疗效。非同一部位的针刀治疗，可每日连续治疗。

虽然与外科手术相比，针刀治疗运动系统慢性损伤，治疗的创口小得多，但在治疗过程中也不可避免地产生一定损伤。因此，要求根据具体病情选择适当的治疗次数，在达到最佳治疗效果的前提下，尽可能减小伤害。

（二）控制刺入的深度

《灵枢·刺齐论》载："刺骨者无伤筋，刺筋者无伤肉，刺肉者无伤脉者，刺脉者无伤皮，刺皮者无伤肉，刺肉者无伤筋，刺筋者无伤骨"。

控制针刀刺入的深度，是为了避免盲目操作，减小不必要的伤害。如果病变层次在浅筋膜，针刀刺入的深度就要限制在浅筋膜；如果病变层次在肌组织，针刀刺入的深度就要限制在肌组织层次；如果病变层次紧贴骨面，针刀刺入深度一定要到达骨面，避免损伤浅层组织。

（三）控制切割的范围

少切割，多摆动，是保障治疗的安全，提高疗效的关键。

避免不必要的切割，可以减轻术后反应。针刀侵入人体的过程，本身就是形成微小损伤的过程。在针刀治疗后，针刀创口附近组织会有不同程度的水肿。治疗切割松解的范围越大，术后水肿的程度也就越严重，持续时间也就会越长。

避免不必要的切割，可以减少对关节稳定结构的损伤。为保持脊柱关节的动态和静态稳定，脊柱关节周围的软组织，长期处于力学负荷状态。当这些组织出现慢性损伤后，其力学稳定功能是下降的。如果针刀切割过多，势必影响他们的稳定

关节能力。在治疗肌腱和腱周围结构损伤时，针刀应沿肌腱走行方向，在肌腱周围进行扇形摆动剥离，而不是切割已经损伤的肌腱。这点是需要引起大家注意的。

针刀操作时应多摆动剥离，有效分离病变组织的粘连挛缩，改善局部微循环；通过摆动牵拉触激神经，改善神经信号传导。

二、兼顾局部与全身的关系

经筋痹证的治疗原则是"以痛为输"。针刀治疗运动系统慢性损伤，也遵循"以痛为输"的治疗原则，即寻找病灶部位的压痛点治疗，这是针刀治疗最常用的定点方法。

人体是一个各部位各系统紧密联系的有机整体。在生理功能上，各部位互相关联；在病理变化上，各部位互相影响。局部和整体建立联系的渠道有神经网络、血管网络和肌筋膜网络等。

肌筋膜网络具有传递并调整全身力线的作用，对运动系统的影响尤其明显。因为人类两足直立行走，力线从足一直贯穿身体到头。一个部位的结构或功能出现异常，可以通过生物力学传导影响到其他部位。如长期存在的腰椎侧弯，可带来颈椎侧弯代偿，颈椎长期侧弯会使面部两侧不对称。再如，股四头肌肌力失衡，可造成髌股关节吻合不良，出现膝关节疼痛等等。

因此，临床治疗要在"以痛为输"的基础上，分析局部病症和全身整体之间的关系。既要针对出现症状的部位进行治疗，还要通过神经、血管、肌筋膜网络究其根源，对根源问题进行治疗。

三、针刀术后结合必要手法

针刀治疗非常重要的一个原则就是与必要的其他方法相结合，即"针刀为主，手法为辅，药物配合，器械辅助"。

针刀术后手法是在针刀治疗以后，根据患者病情需要，通过手法加强针刀治疗作用的一种辅助方法。因为针刀刃一般只有1mm左右，形成的切口很小。对某些患者来说，针刀松解的作用有限。所以，在针刀治疗达不到松解要求时，需要手法牵拉病变的组织以增强松解作用。

针刀有切开和牵拉作用，手法也有牵拉作用。切开作用和牵拉作用相辅相成、互相促进。当两者结合起来时，可以把松解效果发挥到最大。即先用针刀切开挛缩的病变组织，然后对被切开的挛缩组织施加牵拉手法，可以起到最佳的松解延长作用。另外，如涉及关节微小移位的疾病，也必须施以恰当的手法进行辅助治疗，才能达到"骨正筋柔，气血以流"的健康状态。

在手法的施术过程中，应遵循以下要求：

第一、手法操作的定位要准确，使之能准确地作用到病变位置。

第二、手法操作要以安全为前提，不允许盲目和过度使用手法。

第三、针刀手法不注重手法外形。通常要根据治疗所需要的作用来选择或设计手法，要求医师对解剖结构和人体力学有充分了解。

四、针刀术后配合康复训练

康复训练可最大程度地恢复和发展患者的身体和心理等方面的潜能。对运动系统慢性损伤而言，很多患者都存在肌肉和神经功能不良的情况，存在运动能力和运动控制方面的问题。

如椎间盘突出患者，脊柱的核心肌肉力量不足；膝骨关节炎患者，股四头肌力量不足；陈旧性踝关节扭伤患者，踝关节不稳。上述病态情况，要求在针刀和手法治疗后，要配合康复训练，以使神经和肌肉功能恢复到较好状态。

五、配合必要的支具与药物

（一）必要的支具

对肢体畸形的患者，针刀矫形后，需要用特定的支具固定。首先用针刀将挛缩的组织松解延长，然后通过特定的支架或石膏将畸形的肢体固定在正常位置上一段时间，就可以达到矫正畸形的目的。比如，姆外翻针刀松解以后需要穿特制的矫正鞋；痉挛性脑瘫针刀松解以后需要石膏固定一段时间；跟腱挛缩针刀松解以后也要使用特制的支架一段时间。

（二）必要的药物

此外，针刀治疗后，适当应用药物可以改善微循环，促进渗出和出血的吸收，预防感染等。

常用的药物有以下3大类：

1. 非甾体抗炎药

广泛用于骨关节炎、类风湿关节炎、各种疼痛症状的缓解治疗。

2. 抗生素

必要时，用于针刀术后预防感染。

3. 活血化瘀药物

使用温经散寒和活血化瘀药物，可以温经通络，活血化瘀，舒筋活络，改善临床症状。

第十章　头颈部疼痛

第一节　颈源性头痛

一、概述

颈源性头痛是指由颈椎或颈部软组织的器质性或功能性病变引起的以单侧头部慢性疼痛为主要表现的综合征，属于继发性头痛。颈源性头痛常被误诊为"偏头痛""血管神经性头痛"等。颈源性头痛发病率约占头痛患者发病率的14%。发病人群以30~50岁多见，男女比例为1∶4。

本病的主要病因是颈椎结构异常，包括神经、关节、肌肉筋膜等。C1~C3神经根和（或）其支配的组织结构，是诱发颈源性头痛的解剖基础。椎间盘退行性改变引起的神经压迫和伴随的局部无菌性炎症是直接病因。

针刀疗法通过解除局部软组织对颈神经后支的压迫刺激，改善甚至消除颈源性头痛的相关症状，是临床上疗效较好的治疗方法之一。

二、应用解剖

（一）颈椎骨及骨连接

颈椎（cervical vertebra，C）共7节，椎骨间通过椎间盘、椎间关节和韧带等结构相连，上端接颅骨，下端接脊柱胸段，是脊柱活动度最大的部位。颈椎由椎体、椎弓、突起（棘突、横突和上、下关节突）三部分组成。

第1和2颈椎结构较特殊。第1颈椎，又称寰椎，由前弓、后弓和两个侧块构成，寰椎的上、下关节突的关节面均呈凹形，上关节面与枕骨髁相关节，下关节与枢椎上关节面相关节。第2颈椎，又称枢椎。其特点是其椎体上的指状突起，即齿突，与寰椎前弓的关节面形成关节，枢椎下关节面是典型的颈椎关节突关节面（图10-1）。

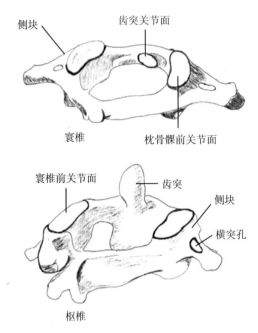

图10-1 寰椎和枢椎解剖示意图

椎体位于椎骨的前部，颈椎椎体呈短圆柱状，上部凹陷，两侧稍后方有唇样翘起，称钩突，与上一椎体的侧方斜坡结合，构成椎体侧关节，称钩椎关节，或Luschka关节。上下相邻两个椎体之间通过椎间盘连结。椎弓位于椎骨的后部，呈半圆形，其上下缘各有一个较狭窄的凹陷，分别称为颈椎骨上切迹和下切迹，两个相邻椎体上下切迹之间形成了椎间孔，有脊神经和血管通过。椎体与其后方的椎弓围成椎孔，呈椭圆形或三角形，各椎孔连接成椎管，脊髓在其中间走行。椎管前壁为椎体、椎间盘和后纵韧带，后壁为椎弓板和黄韧带，侧壁为椎弓根，后外侧为关节突关节。颈椎的突起主要有棘突、横突、上关节突和下关节突。颈椎的棘突在椎弓的正中，向下倾斜，末端分叉。横突短而宽，其上有横突孔，内有椎动脉、椎静脉穿过。横突末端有横突前、后结节。前结节为颈前肌的起始，后结节为颈后肌起始和附着。两结节之间的深沟为脊神经沟，有脊神经从中通过。

椎弓根和椎体交界处有短柱状突起，上下左右各一个，称关节突，上位颈椎的下关节突与下位颈椎的上关节突构成关节突关节，又称椎间关节，能引导和限制颈椎节段运动方向。关节面呈卵圆形，上下关节突呈叠瓦状，覆盖有一层透明软骨，关节囊附着于关节软骨的边缘，较为松弛，关节囊外面有关节囊韧带（图10-2）。

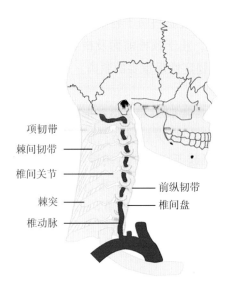

项韧带
棘间韧带
椎间关节
棘突
椎动脉

前纵韧带
椎间盘

图 10-2　颈椎的骨连接示意图

（二）颈部肌肉

颈肌是颈椎运动的动力因素，维持着颈椎的动态平衡，根据颈部肌肉的起止点及功能的不同，分头 - 颈肌、颈 - 颈肌、颈 - 肩肌、头 - 肩肌四组。

1. 头 - 颈肌群

主要包括枕下肌、头夹肌、头长肌、头棘肌和头半棘肌。

头后小直肌起于寰椎后结节，止于枕骨下项线内 1/3；头后大直肌起于枢椎棘突侧面，止于枕骨下项线中 1/3；头上斜肌起于寰椎横突，止于枕骨下项线外 1/3；头侧直肌起于寰椎横突，止于枕骨颈静脉突下面；头前直肌起于寰椎侧块前，止于枕骨；与起于枢椎棘突侧面、止于寰椎横突的头下斜肌（属于颈 - 颈肌）共同组成脊柱颈段特有的枕下肌群，对枕寰、寰枢关节的稳定性有重要意义。

头后大直肌、头上斜肌和头下斜肌形成三角形间隙，称枕下三角。枕动脉及枕下神经由此间隙穿出，枕大神经由头下斜肌的下方穿出。

头夹肌起于颈 3~7 项韧带和胸 3~6 棘突，止于枕骨上项线外侧一半和乳突后缘；头长肌起于颈 3~6 横突前结节，止于枕骨下缘；另外骶棘肌的头棘肌起于胸 1 至颈 5 棘突，止于枕骨项面；头半棘肌起于下段颈椎关节突与上位胸椎横突，止于枕骨上下项线之间。

2. 颈 - 颈肌群

主要包括骶棘肌的颈段，棘横间肌，横突间肌及颈长肌。项棘肌、项最长肌起于胸 2 至颈 6 棘突、横突，止于颈 4~2 棘突、横突；项半棘肌起于上数胸椎横突，止于上数颈椎棘突；多裂肌斜跨于各椎横突与棘突之间；颈长肌起于颈椎横突及上数胸椎前面和侧面，止于颈椎前面及横突。主要作用为伸展颈椎，维护颈椎生理曲度，是保持椎间稳定性最重要的肌肉。

3. 颈－肩肌群

主要包括颈夹肌，肩胛提肌，大、小菱形肌，前、中、后斜角肌。颈夹肌起于T3~T6的棘突，止于C1~C3横突后结节；肩胛提肌起于C1~C4横突后结节，止于肩胛内上角；小菱形肌起于C6~C7项韧带，止于肩胛内上缘；大菱形肌起于C7、T1~T4棘突，止于肩胛内下缘；前、中、后斜角肌分别起于C3~C6横突前结节、C1~C6横突后结节、C5~C7横突后结节，止于第1肋骨斜角肌结节、中部及第2肋外侧（图10-3）。主要作用为协助颈椎前屈，侧屈，耸肩和缩肩。

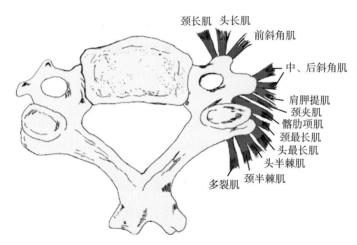

图10-3 颈椎横突关节突的软组织附着示意图

4. 头－肩肌群

主要包括颈阔肌，斜方肌及胸锁乳突肌。颈阔肌位于颈部皮下，为薄薄的皮肌，起于胸筋膜，止于口角；胸锁乳突肌起于胸骨柄及锁骨胸端，止于颞骨及乳突；斜方肌起于枕骨结节外侧上项线，项韧带及胸椎棘突，止于肩胛冈，肩峰及锁骨肩峰部。

（三）颈部神经

C1神经自寰枕之间发出，C2~C8神经均自相应上下椎间孔发出，并按下一椎骨的序列数命名。颈神经穿出椎间孔后，即分为3支：脊膜支、后支和前支。

1. 颈神经脊膜支

又称窦椎神经，为一极小支，在脊神经分出前支和后支之前分出，经椎间孔返回椎管，在椎管内分成较大升支和较小降支，各相邻的升支与降支相互吻合，形成脊膜前丛和脊膜后丛，遍布于脊膜全长，并伸入颅内。分布于脊膜、椎管、椎骨的韧带及脊髓的血管，亦从椎管内分布于椎间关节的关节囊。它在椎间孔内有数个分支，一支是主窦神经，由脊神经根和交感神经根组成，主要支配硬膜前间隙及周围组织，另有3~6支较细的副窦椎神经主要支配硬膜外间隙及其周围组织，包括椎间盘纤维软骨环、关节突、黄韧带、侧隐窝等，通常与血管伴行，分布在椎管内壁的组织。

2. 颈神经后支

除C1、C2神经后支较粗大外，其余各颈神经后支均较前支细小。后支分出后，向后绕过椎间关节，由横突间穿过并分为内侧支和外侧支，分布于附近的骨、关节及肌肉，其末梢穿至皮下形成皮神经。

C1神经后支：又称为枕下神经。由C1颈神经发出，行于寰椎与椎动脉第三段之间，并穿过枕下静脉丛，呈弧形进入枕下三角，发出终末支，支配头后大、小直肌和头上、下斜肌。

C2神经后支：为所有颈神经后支中最大者，起于寰枢关节处的C2颈神经根，呈弧形绕过头下斜肌下缘返向上走行，并发出内侧支、外侧支、上交通支、下交通支和头下斜肌支，内侧支即枕大神经。

C3神经后支：向背侧穿过横突间骨纤维孔进入横突间区，并发出内侧支、外侧支和交通支，其内侧支进入上下关节突关节之间的骨纤维管并发出2条内侧支，一支是内侧浅支，又被称为第3枕神经，另一支为内侧深支。

C4~C8神经后支：在颈部均呈横向略向外下方走行，绕过相应的椎间关节后分为内侧支及外侧支。

3. 颈神经前支

颈神经前支相互连接组成颈丛和臂丛。

颈丛：由C1~C4神经前支组成，发出以感觉为主的4支皮神经和膈神经（图10-4）。

枕小神经：在胸锁乳突肌后缘中点附近浅出，然后沿着胸锁乳突肌后缘向上走行达枕部皮肤。

耳大神经：在胸锁乳突肌后缘中点附近浅出，然后与胸锁乳突肌纤维成45°角斜行或横行越过该肌前上方走行至耳下，分布于耳垂及耳后皮肤。

颈横神经：由胸锁乳突肌后缘向前分成数支达颈部皮肤。锁骨上神经由臂丛向后下方行走，止于胸部和肩部皮肤。

膈神经：沿前斜角肌下行，穿过锁骨下动、静脉之间降至膈肌中心腱附近到达膈肌。

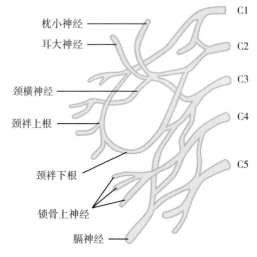

枕小神经 —— C1

耳大神经 —— C2

颈横神经 —— C3

颈袢上根 —— C4

颈袢下根

C5

锁骨上神经

膈神经 ——

图10-4　颈丛示意图

臂丛：由C5~C8神经前支和T1神经前支组成。在锁骨平面以上相互连结组成上、中、下三干。

第5、6颈脊神经根组成上干；第7颈脊神经根组成中干；C8、T1神经根组成下干。每干又分为前、后两支，上干和中干的前支构成外侧索，下干的前支延续为内侧索，上、中、下三干的后支组成后索。外侧索向下构成肌皮神经，内侧索向下构成尺神经，外侧索、内侧索各分一股，合成正中神经，后索向下构成桡神经（图10-5）。

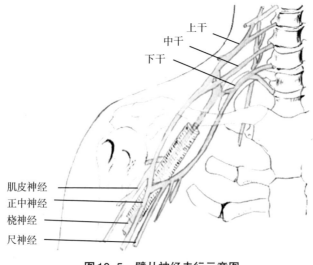

上干

中干

下干

肌皮神经

正中神经

桡神经

尺神经

图10-5　臂丛神经走行示意图

颈交感干位于颈椎前外方和颈动脉鞘的后方，每侧通常各有3~4个神经节，分别称为颈上、颈中和颈下神经节。

颈上神经节是最大的一个神经节，呈梭形或扁圆形。位于第2、3颈椎横突的水平，前面覆盖椎前筋膜和颈内动脉，后方有颈长肌及其筋膜。

颈中神经节位于第6颈椎水平，形态不定，偶尔缺如。

颈下神经节位于第7颈椎横突与第1肋骨头之间。

颈下神经节与胸1神经节组成较大的星状神经节。其节后纤维形成与椎动脉伴行的椎神经。颈部交感神经分布广泛，不仅分布到头部和颈部，还分布到上肢以及胸腹部的内脏器官。当颈部外伤或患有颈椎病，刺激交感神经时，可引起非常复杂的临床症状。

（四）颈部韧带

1. 项韧带

项韧带由棘上韧带在颈部移行而成。项韧带为倒三角形弹力纤维膜，底部向上、尖端向下平铺于枕部及上颈部正中线两侧，上方附着于枕外隆突和枕外嵴，尖部向下附着于寰椎后结节及以下6个颈椎棘突的尖部，后缘游离而肥厚。斜方肌附着在项韧带上，因此项韧带成为两侧项肌的纤维隔。项韧带有协助肌群支持头颈部的作用。

2. 棘间韧带

棘间韧带位于相邻两椎骨的棘突之间，向前与黄韧带融合，向后移行于项韧带。颈椎和上胸椎棘间韧带较松弛而薄弱。

三、发病机制

人体头面部绝大部分表面和深层都由C1~C3脊神经及三叉神经分布支配。而C1~C3脊神经的走行及分布较为复杂。加之颈部组织分层多，纵横交错，病变复杂，易导致脊神经受到周边组织的刺激或压迫而引发疼痛不适。

（一）肌肉痉挛机制

肌肉痉挛是颈源性头痛的直接原因。不良坐姿、伏案工作、高负担的体力劳动或先后天畸形，使颈肌痉挛。当长期处于慢性痉挛、缺血的状态时，局部血管、韧带等组织血氧供应不足，产生的炎症介质有致痛效用，又会进一步加重肌肉痉挛，形成恶性循环。颈部肌肉痉挛也会直接压迫、刺激穿行其间的神经组织，出现相关神经支配区域出现疼痛。

（二）机械刺激机制

颈椎退行性变、椎间盘病变、小关节紊乱使颈部生物力学失衡，颈椎生理曲度变直，穿行其间的神经根受到卡压，直接刺激和压迫产生疼痛。当卡压刺激的神经为支配头颈部的枕大神经、枕小神经、耳大神经时，则疼痛会延伸到头面部。

（三）炎性水肿机制

颅外痛觉感受器广泛存在于枕大神经、枕小神经、耳大神经、高位颈神经、颈动脉、椎动脉、及头颈部的肌腱、筋膜、韧带、软骨等组织。外力作用、姿势不当破坏生物力学平衡，导致颈椎间盘变性、突出，颈椎小关节的关节紊乱等，都有可能刺激相关组织出现局部性无菌性炎性损害，释放炎症介质和化学因子，刺激相应神经纤维，出现局部疼痛、神经根痛及神经根支配区域疼痛。

（四）神经会聚机制

高位颈神经（C1~C3）相关肌肉、颈椎关节等组织结构受到损伤、压迫及缺血等刺激时，产生疼痛信号，经C1~C3传入神经传入中枢。因该部分传入神经与三叉神经发生汇聚，当传入冲动混乱，则出现头面部疼痛。这是颈源性头痛的疼痛性质以牵涉痛为主的主要理论依据。

四、临床表现

（一）症状

单侧后枕部头痛，或双侧交替发作的单侧头痛。若颈部两侧结构同时受累，也可为双侧头痛。头痛起于颈枕部，沿颈枕放散到顶颞部，少数发生在前额或眶上。疼痛持续数小时到数周。头痛初期多呈阵发性，以后则变为慢性头痛。疼痛性质多为跳痛、刺痛、胀痛、烧灼痛，亦可为刀割样或放射性、牵扯样。少数患者伴耳鸣、眩晕、恶心、呕吐等症状，需要与偏头痛、丛集性头痛及紧张头痛等鉴别。

（二）体征

颈源性头痛的主要体征是颈枕部的压痛及放射痛。

1. 枕大神经痛的压痛点

位置一：位于第2颈椎横突尖；位置二：枕外隆突与乳突连线的中内1/3交界处。

2. 枕小神经痛的压痛点

位置一：枕外隆突与乳突连线的中外1/3交界处；位置二：位于第2颈椎棘突与乳突连线的中点。

3. 第3枕神经痛的压痛点

位于枕外隆突下缘两侧，后正中线旁开1cm处。

4. 耳大神经卡压的压痛点

位于乳突尖下缘与胸锁乳突肌后缘中点，伴向同侧耳廓的放射痛。

五、影像学检查

影像检查可协助颈源性头痛定位诊断、病情评估。

（一）X线

X线可有寰枢关节、小关节的双边影和钩椎关节的不对称等。

1. 颈椎正侧位

颈椎关节的局部弯折以及紊乱关节数目明显多于健康者（图10-6）。病人头痛程度（VAS评分）与颈曲弓深（Borden法测量）呈负相关性。

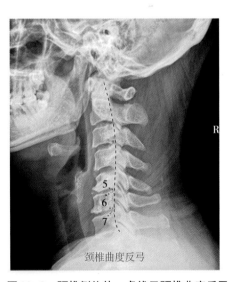

图10-6　颈椎侧位片。虚线示颈椎曲度反弓

2. 过伸过屈位

可发现颈椎失稳，主要发生于C2/3或C3/4节段（图10-7）。疼痛程度与C2/3和C3/4的稳定性密切相关。节段失稳越严重，疼痛越剧烈。过屈位，还可发现寰枕间隙狭窄、寰枕间隙消失（图10-8）。

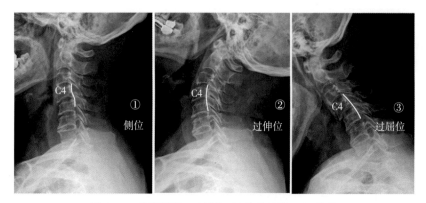

图 10-7 颈椎侧位、过屈、过伸位 X 线。C4 失稳

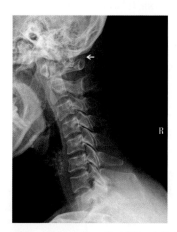

图 10-8 颈椎过屈位 X 线。箭头所示寰枕间隙变窄

3. 张口位

可发现寰枢椎存在侧方移位，寰齿关节两侧不对称等改变（图 10-9）

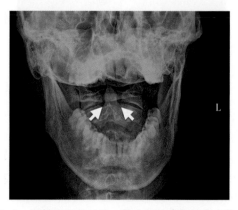

图 10-9 颈椎张口位 X 线。箭头所示寰枢关节左宽右窄

（二）MRI

MRI可发现高位颈椎椎间盘突出或膨出，以C2~C5节段为主。

六、诊断依据

（一）病史

有长期低头伏案史，少数患者有头颈部外伤史。

（二）症状

患者一侧后枕部疼痛，持续时间不定，疼痛可放射至头部。

（三）体征

颈枕部的压痛，头部放射痛，压痛及放射痛的位置与受压神经相关。

（四）辅助检查

X线可见颈椎曲度变直，甚至反弓；过伸过屈位可见颈椎失稳，寰枕间隙狭窄；张口位可见寰枢关节不对称。MRI可发现高位颈椎椎间盘突出或膨出。

七、针刀治疗

（一）体表标志（图10-10）

1. 寰椎横突
位于乳突尖与下颌角连线的中点。乳突下触摸到的第1个骨性突起，即为寰椎横突。

2. 第2颈椎棘突
位于颈部后正中线上，从枕外隆突沿后正中线向颈部触摸到的第1个骨性突起，即为第2颈椎棘突。

3. 第7颈椎棘突
从枢椎棘突沿后正中线向下触摸，可扪及第3~7颈椎棘突。其中最高凸者为第7颈椎棘突。

4. 关节突关节
位于后正中线旁开1.5~2.5cm处。第1~2颈椎关节突关节位于第2颈椎棘突上缘水平线，其他的颈椎关节突关节位于相应下位颈椎的棘突水平线（如第2~3颈椎关节突关节位于第3颈椎棘突水平线）

5. 颞骨乳突

是颞骨的组成部分，位于颞骨后面，为圆锥形突出，位于外耳道的后面和茎突的外面。

6. 枕外隆突和上项线

枕外隆突是枕骨外面后正中部的骨性隆起。枕外隆突向两侧的弓形骨嵴，称上项线，为枕额肌枕腹和斜方肌的起点。

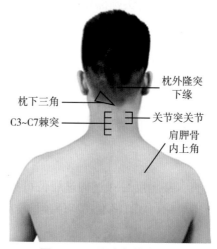

图10-10 颈肩部体表标志

（二）针刀定点

1. 枕大神经点

枕外隆突与乳突尖连线的中内1/3交界处（图10-11）。

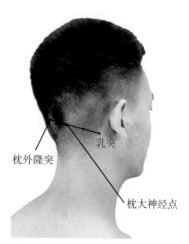

图10-11 枕大神经点的针刀定点

2. 枕小神经点

位于第2颈椎棘突与乳突连线的中点（图10-12）。

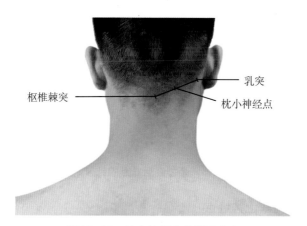

图10-12 枕小神经点的针刀定点

3. 耳大神经点

乳突尖下缘与胸锁乳突肌后缘的中点（图10-13）。

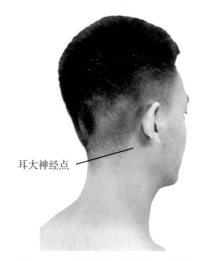

图10-13 耳大神经点的针刀定点

4. 颈神经后支点

第2~7颈椎棘突旁开1.5~2.5cm区域的压痛点，提示颈神经的关节支受压（图10-14）。

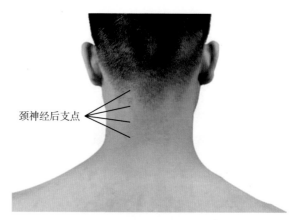

图 10-14　颈神经后支点的针刀定点

5. 眶上神经与滑车上神经点

眶上神经点约为眉中线与眶上缘的交点。滑车上神经点约为眉内侧端与眶上缘的交点（图 10-15）。

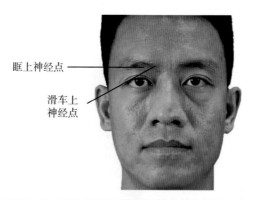

图 10-15　眶上神经与滑车上神经点的针刀定点

（三）患者体位

患者取侧卧位，患侧朝上，充分暴露操作部位，或选取俯伏坐位。患者俯伏坐在特制的针刀治疗椅上，或倒坐在靠背椅上，双手并列放在椅背上，前额放在自己的手背上。

（四）消毒与麻醉

常规消毒，铺无菌洞巾，戴无菌手套。押手拇指固定治疗点，刺手持注射器在每个治疗点注射 0.5% 利多卡因 1~2ml，注入麻药时，必须先回抽注射器确认无回血，行退出式浸润注射。

（五）针刀操作

本病针刀定点，宜根据患者的症状、体征和影像学检查，确定责任神经后，灵活选择针刀定点。

1. 枕大神经点

目的：松解与枕大神经粘连的筋膜组织。

方法：取枕外隆突与乳突尖连线的中内1/3交界处（即压痛点），术者押手拇指固定进针点，刺手持针刀使刀口线与躯干纵轴呈外30°，针尖朝向颅骨骨面刺入。边摆动，边进针，缓慢通过皮肤、浅筋膜、斜方肌腱膜。在进针过程中，仔细询问患者有无触电感。如有触电感，则调整针刀位置，至触电感消失方可继续操作。刀口接触到骨面时，停止进针。横向摆动剥离3~5下，至针下有松动感时出针刀。

2. 枕小神经点

目的：松解与枕小神经粘连的筋膜组织。

方法：取枢椎棘突水平后正中点与乳突尖连线的中点。操作过程同"枕大神经点"。

3. 耳大神经点

目的：松解与耳大神经粘连的筋膜组织。

方法：取乳突尖下缘与胸锁乳突肌后缘的中点。术者押手压迫进针点，便于准确掌握进针深度。刀口线与额状面呈45°角，刀体与皮面垂直刺入。边摆动，边进针，缓慢通过皮肤、浅筋膜、深筋膜、胸锁乳突肌表面（中等身材者，进针深度约1cm）。在进针过程中，询问患者有无触电感。如有触电感则要调整针刀位置至触电感消失，方可继续操作。进针深度一般不超过1.5cm，不必深达骨面。横向摆动剥离3~5下，至针下有松动感时出针刀。

4. 枢椎横突点

目的：松解枢椎横突点的筋膜组织。

方法：取第2颈椎横突尖于体表的投影点（即压痛点）稍内侧处，术者押手拇指紧紧按压枢椎横突，刺手持针刀，刀口线与躯干纵轴平行，使刀体与皮面垂直刺入。探索进针，缓慢通过皮肤、浅筋膜、深筋膜、胸锁乳突肌，感觉刀口接触到骨面时停止进针。在进针过程中询问患者有无触电感，如有触电感则要调整针刀位置至触电感消失方可继续操作。轻提针刀1~2mm，沿横突上、下及外侧缘各切割1~2下，使针下有松动感，退出针刀。

5. 颈神经后支点

目的：松解项韧带两侧的区域（颈神经后支穿行其中）及关节突关节囊。

方法：术者持 I 型4号针刀，刀口线与人体纵轴平行，穿过浅筋膜、肌肉、项韧带至关节突关节面后，将针刀提至皮下再切割至骨面重复3~4下，以松解各层肌肉及项韧带张力。然后在关节突关节骨面调转刀口线方向约90°，使之与水平面平行，探索寻找关节突关节的间隙，轻提针刀2~3cm至关节囊表面，再切割至骨面2~3下以松解关节突关节囊，操作完毕后出针刀。

6. 眶上神经及滑车上神经点

目的：松解与眶上神经及滑车上神经粘连的筋膜组织。

方法：眉内侧端（滑车上神经走行区域）、眉中部（眶上神经走行区域）定点后，刀口线与身体纵轴平行，快速刺入皮肤。探索进针至骨面，进针过程中询问患者有无触电感，如有则向侧方偏移刀锋。轻提针刀1~2mm，纵向线形切割至骨面1~2下，松解眶上神经及滑车上神经走行区域的筋膜及眼轮匝肌。

（六）术后处理

治疗结束，拔出针刀，局部压迫1~3分钟，确认无出血后，无菌敷料覆盖。

（七）疗程

1周治疗1次，5次为1个疗程。

八、手法治疗

两点一面颈椎复位手法是针刀临床医生较多选用的手法之一。

具体操作为：患者取仰卧位，头下垫枕，先令其头向右旋转至极限位置。术者左手掌面托在患者头下，右手掌面按于其左侧下颌处。在确认患者颈部完全放松的状态下，运用瞬间闪动力使其颈部向右闪动1~2下，闪动幅度小于5°。多数患者可出现颈部的弹响。向右侧闪动完毕后，再依法向左侧闪动1~2下。

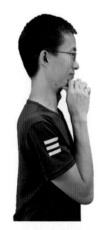

九、康复训练

颈椎稳定性训练将有助于稳定与控制颈肩部肌群，达到改善疼痛、增强耐力，促进针刀治疗后康复。

常用的康复训练法为：

（一）颈深屈肌群训练

站位或坐位，双拇指托住下颌，下颌抗阻下压。注意不能激活胸锁乳突肌（图10-16）。

图10-16　颈深屈肌训练示意图

（二）头颈伸肌训练

站立位或坐位，双手重叠置于枕部，颈部发力抗阻后伸，保持5秒后放松，反复训练（图10-17）。

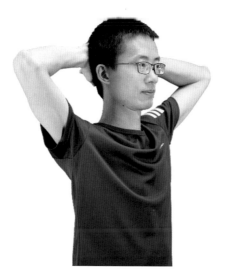

图10-17　头颈伸肌训练示意图

十、注意事项

（一）逐层松解

针刀透过皮肤后，先以针刀试切，以感知肌筋膜的状态。如感觉肌筋膜较硬且坚韧，说明肌筋膜高张力，应在此层面对肌筋膜刺切4~5下，针下有松动感后，再将针刀深达骨面进行松解。

（二）摆动进针

在C2~C7关节突附近进针时，应边进针边沿身体纵轴方向摆动针身，以探知椎板的位置，避免针刀穿越椎板间隙。

（三）横突尖操作不离骨面

枢椎横突的上、下、外侧均临近神经血管组织。第2颈神经后支在其上缘穿出，第3颈神经后支在其下缘穿出，颈内动静脉和迷走神经紧邻其外侧由上至下走行。因此，进针时务必准确由体表直达枢椎横突尖骨面，松解时务必注意刀锋始终不要离开骨面。

第二节 颈源性眩晕

一、概述

颈源性眩晕是指由于颈椎退行性改变，颈部血管和神经受到刺激，从而引起椎-基底动脉供血不足，出现以眩晕为主的综合征。

颈椎病患者合并眩晕者占9.4%~18%。颈性眩晕会严重影响人们的正常工作，降低生活质量，给患者带来极大的痛苦。针刀通过疏通粘连，减轻软组织张力，改善局部微循环障碍，恢复颈部肌肉的动态平衡，从而解除血管、神经的压迫和刺激，在治疗颈源性眩晕方面有独特疗效。

二、应用解剖

（一）椎动脉

椎动脉是锁骨下动脉的分支，发出后上行依次经过C6~C1横突孔，再上行入颅。根据其行经位置将其分为四段：第一段（颈段）指自锁骨下动脉发出，至进入颈椎横突孔之前的部分。第二段（椎骨段）穿经颈椎横突孔的部分。第三段（枕段）指自寰椎横突孔穿出到进入颅腔的部分。第四段（颅内段）指进入颅腔的部分（图10-18）。

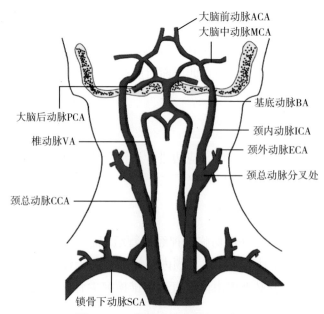

图10-18 椎动脉应用解剖示意图

（二）颈椎横突

横突对颈椎侧屈和旋转起杠杆作用。横突孔呈卵圆形，内有椎动脉、椎静脉、椎静脉丛、交感神经丛等通过。颈椎退行性改变、颈椎间关节紊乱引起椎骨间不稳定，横突孔易受牵拉和挤压。横突孔内骨质增生、上关节突增生等结构改变，均可影响横突孔的大小，使椎动脉受压，引起椎–基底动脉供血不足导致眩晕。

三、发病机制

颈源性眩晕的发病机制尚无公认的认识。综合目前的研究进展，主要有以下几种机制：

（一）颈部感受器与前庭核机制

有上颈段关节感受器受损后，异常刺激传入前庭核，可引起眩晕和共济失调。胸锁乳突肌和斜方肌发生痉挛，与本体感受器传入的异常刺激之间存在紧密的联系。

（二）体液因子机制

已知最强的内源性缩血管因子是血浆内皮素 ET，舒血管因子是降钙素基因相关肽 CGRP。它们协同发挥稳定血管形态的作用。二者血液中含量的动态变化，是颈椎病患者出现眩晕的重要原因之一。研究发现与普通人相比，颈性眩晕患者血液中 ET 含量显著升高而 CGRP 含量显著降低。

（三）椎–基底动脉系统供血不足

椎–基底动脉系统主要供应脑干、小脑、颞叶下面和枕叶内侧面皮质的血液，对缺血非常敏感。引起椎动脉供血不足的原因主要包括血管因素及外在因素。血管因素主要是由动脉壁硬化和弹性降低或血管畸形变异引起的椎动脉狭窄。外在因素主要是指椎动脉在外在原因压迫下引起的狭窄。

颈椎骨质增生、颈椎失稳、椎间孔狭窄等，使椎动脉被挤压、牵张、扭曲，使交感神经受到刺激，从而导致椎–基底动脉供血不足。

（四）颈交感神经受到异常刺激

颈交感神经刺激学说最早由 Barre 和 Lieon 两位学者提出。越来越多的临床研究表明，交感神经受激惹是导致椎–基底动脉缺血的原因之一。颈部交感神经分布广泛而又复杂，与椎动脉共同走行于横突孔中，其细小分支终止于椎动脉外膜，形成椎动脉的神经丛。颈椎间盘突出、钩椎关节增生等，均可刺激交感神经而使其功能亢进，导致椎动脉收缩引起椎-基底动脉供血不足。此外，还可以出现交感神经功能亢进的其他症状，如恶心、呕吐、多汗、心悸、心慌等。

四、临床表现

（一）症状

发作性剧烈眩晕，可伴有颈枕部疼痛、恶心呕吐、心慌心悸、耳鸣、视物模糊，甚至出现猝倒等症状。晨起多见，也可为慢性持续性眩晕。

（二）体征

旋颈试验阳性。

检查方法：患者取坐位，检查者立于患者身后，一手扶其头顶，另一手扶其后颈部，使其头后仰并向左或右旋转45°，约停顿15秒。若患者出现眩晕、视物模糊、恶心、呕吐等反应则为阳性。同时，患者颈椎棘突、棘突间、横突、棘突旁颈肌、枕外粗隆外下方、肩胛上区可触及压痛、紧张、坚硬或硬结（图10-19）。

临床意义：旋转颈部时，使椎动脉受到牵拉，而引起椎-基底动脉供血不足。检查过程中切忌用力过猛，以防造成患者晕厥。

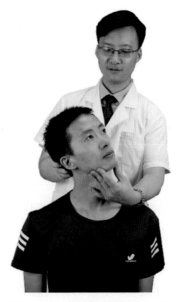

图10-19　旋颈试验操作示意图

五、影像学检查

（一）X线

颈椎正位片可见颈椎间隙变窄、钩椎关节骨质增生、横突肥大或变尖、钩突唇样改变（图10-20）。颈椎侧位片可见颈椎生理弧度变直、反弓、过曲，关节突关节及病变节段韧带等增生肥厚、钙化（图10-21）。颈椎斜位片可见椎间孔孔径减小、钩椎关节骨质增生（图10-22）。过伸过屈侧位片可见椎间隙开口及闭口，棘突间距拉开和聚拢，椎间关节细微移位改变（图10-23）。

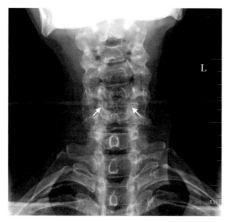

图10-20　颈椎正位片。箭头所示钩椎关节增生

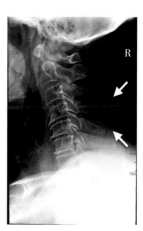

图10-21　颈椎侧位片。箭头所示项韧带钙化

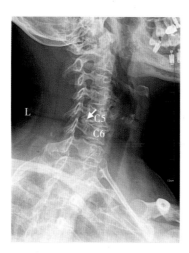

图10-22　颈椎斜位片。箭头所示C5/6椎间孔狭窄

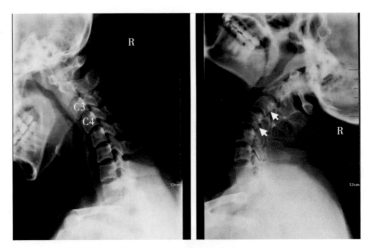

图10-23　颈椎过伸过屈侧位。箭头示C3、C4失稳

（二）CT

颈椎CT可检查横突孔形态、大小、有无孔内骨赘，能正确判定椎动脉横突孔段是否存在压迫因素（图10-24）。

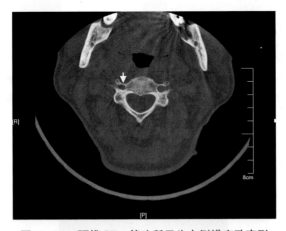

图10-24　颈椎CT。箭头所示为右侧横突孔变形

（三）经颅多普勒超声（transcranial doppler，TCD）检查

TCD是目前常用的诊断方法，具有无创性、操作简便的特点，能够直接评判椎-基底动脉血流动力学指标与脑部供血状况，还可以此依据对颈椎病行简单分型。有利于颈椎病的鉴别诊断，排除椎动脉本身的疾病，对分析椎-基底动脉血流状态具有重要意义。

（四）数字减影技术（digital subtraction angiography，DSA）检查

DSA能判断椎动脉与颈部其他组织器官的关系，明确椎动脉病变的原因及部位，对治疗方案的选择具有较高的价值。可见椎动脉局限性折角扭曲、局限性弧形压迹、蛇形扭曲及椎动脉全段管腔变细等。

六、诊断依据

（一）病史

患者常有伏案工作史，发病前多有慢性颈痛史。

（二）症状

发作性剧烈眩晕，可伴颈枕部疼痛、恶心呕吐、心慌心悸、耳鸣、视物模糊。

（三）体征检查

旋颈试验呈阳性。颈椎棘突、棘突间、横突，颈枕部压痛。

（四）辅助检查

颈椎X线、CT、TCD常有异常改变。

七、针刀治疗

（一）体表标志

参考《颈源性头痛》章节。

（二）针刀定点

1. 头上斜肌止点
在上下项线之间，后正中线旁开5cm处。

2. 头后大直肌止点
在上下项线之间，后正中线旁开3.5cm处，位于头上斜肌止点的内下侧。

3. 寰椎横突点
在乳突尖与下颌角连线的中点，乳突下触摸到的第1个骨性突起即为寰椎横突。

4. 枢椎棘突点
自枕外隆突沿后正中线向颈部触摸到的第1个骨性突起，即枢椎棘突。

（三）患者体位

可选择俯卧位或俯伏坐位。

（四）消毒与麻醉

常规消毒，铺无菌洞巾，戴无菌手套。押手拇指固定治疗点，刺手持注射器在每个治疗点注射0.5%利多卡因1~2ml，注入麻药时，必须先回抽注射器确认无回血，行退出式浸润注射。

（五）针刀操作（图10-25）

1. 头上斜肌止点

目的：松解头上斜肌止点，降低头上斜肌张力。

方法：术者押手拇指固定操作点，刺手持Ⅰ型4号针刀，刀口线与矢状面平行，针体垂直于颅骨切面刺入皮肤，穿过浅筋膜至颅骨骨面，然后调转刀口线90°向上摆动针柄，使刀锋向下并紧贴颅骨骨面，沿骨面切割3~4下，切割幅度为3~4mm，将头上斜肌痉挛挛缩的部分肌纤维切断，手下松解后出针刀。

2. 头后大直肌止点

目的：松解头后大直肌在颅骨上的止点。

方法：术者押手拇指固定操作点，刺手持Ⅰ型4号针刀，刀口线与矢状面平行，针体垂直于颅骨切面刺入皮肤，穿过浅筋膜至颅骨骨面，然后调转刀口线90°并向上摆动针柄，使针刀向下并紧贴颅骨骨面，沿骨面切割3~4下，切割幅度为3~4mm将头后大直肌痉挛挛缩的部分肌纤维切断，达到降低张力的目的。

3. 寰椎横突点

目的：松解头上斜肌与头下斜肌在第1颈椎横突上的止点。

方法：术者押手拇指固定寰椎横突处，刺手持Ⅰ型4号针刀，刀口线与躯体纵轴平行，针体垂直于寰椎横突尖端骨面的切面，将针刀沿左拇指尖端按压处刺入皮肤，穿过浅筋膜、胸锁乳突肌、头夹肌至寰椎横突骨面，移动刀锋至寰椎横突上缘，同时调整刀口线方向使之平行于横突边缘，轻提针刀1~2mm，沿骨面切割2~3下以松解头上斜肌张力，然后移动刀锋至寰椎横突下缘，重复上述动作以松解头下斜肌张力。操作完毕后出针刀。

4. 枢椎棘突点

目的：松解头后大直肌、头下斜肌在枢椎棘突上的止点。

方法：术者押手拇指固定枢椎棘突处，刺手持Ⅰ型4号针刀，刀口线与躯体矢状面平行，针体垂直于皮肤表面，将针刀沿左拇指尖端按压处刺入皮肤，穿过浅筋膜、项韧带至枢椎棘突骨面。

注意：因枢椎棘突存在分叉现象，进针刀后分别向两侧摆动刀锋寻找棘突的分叉，以下操作需在两侧骨突缘，轻提针刀1~2mm，沿骨突之上缘及外侧缘分别切割2~3下，操作完毕后出针刀。

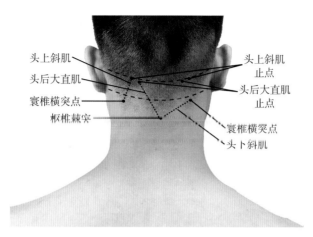

图10-25 颈源性眩晕的针刀定点

（六）术后处理

治疗结束，拔出针刀，局部压迫1~3分钟，确认无出血后，无菌敷料覆盖。

（七）疗程

1周治疗1次，5次为1个疗程。

八、手法治疗

针刀术后，部分患者还需进行颈椎复位手法。颈椎复位手法有很多种，掌握准确均可以达到恢复颈椎正常解剖结构的目的。可参考《颈源性头痛》章节的"两点一面复位手法"。

需要注意的是，并不是所有患者都适合手法治疗。是否适合手法治疗，应有颈椎旋转移位的影像学证据。颈椎骨折、肿瘤、椎管狭窄、骨质疏松、椎体不稳（滑脱）等禁止手法治疗。

九、康复训练

可参考《颈源性头痛》章节。

十、注意事项

（一）配合药物治疗

颈源性眩晕患者头晕症状较重时，宜配合药物治疗。可以选择血管扩张剂、钙离子拮抗剂、抗血小板凝聚、神经营养等药物，减轻局部炎症水肿，消除肌肉痉挛,使神经兴奋性下降,以缓解眩晕症状。

(二)配合物理疗法

中频和超短波通过消炎消肿,减轻神经根以及椎动脉受压,均可以选择运用。非手术治疗效果不显,症状迁延不愈或眩晕严重者,应多学科联合诊疗。

第三节 颈椎病

一、概述

颈椎病,又称颈椎综合征,是指颈椎间盘退行性改变及其继发病理改变累及颈椎周围组织结构(神经根、脊髓、椎动脉、交感神经及脊髓前中央动脉等),并出现与影像学改变相应的临床表现者。根据症状体征的不同,颈椎病分为六型,包括颈型、神经根型、脊髓型、交感型、椎动脉型、混合型。

颈椎病是中老年人的常见病、多发病。资料显示颈椎病的患病率为3.8%~17.6%,50岁以上人群中97%出现椎间盘退变。近年来出现颈椎病低龄化的趋势,常见于长期使用电脑、手机等伏案工作的人群。

针刀医学从颈椎力学平衡失调入手,通过调整颈部软组织,恢复颈椎的力学平衡,达到治疗目的。针刀对各种类型的颈椎病均有治疗作用,对颈型颈椎病和神经根型颈椎病效果尤为明显。

二、应用解剖

详见《颈源性头痛》章节,此处不再赘述。

三、发病机制

(一)颈椎退变机制

随着年龄的增加,椎间盘逐渐退变,髓核水分丢失,弹性下降,椎体边缘骨质增生,关节和韧带退变等病理变化,最终引起相应症状。

(二)外伤创伤机制

颈部运动损伤、摔伤、车祸等意外事故,引起的颈椎急性损伤,可造成颈部软组织损伤和/或关节半脱位等,这些损伤破坏颈椎的力学平衡,加快颈椎退变。

（三）慢性劳损机制

长时间伏案工作、姿势不当或错误睡姿，常造成慢性劳损，使椎旁肌肉、韧带及关节的力学关系失衡。颈椎软组织慢性劳损，随着损伤的积累，筋病及骨，最终可导致椎管内、外的力学平衡失调。

四、临床表现

（一）颈型颈椎病

1. 症状

颈部、肩部及枕部酸胀、疼痛、僵硬。遇寒凉、劳累或长时间伏案工作后加重，休息后缓解。

2. 体征

颈肩部软组织僵硬、压痛，头颈部可因疼痛、僵硬而导致活动受限。

（二）神经根型颈椎病

1. 症状

具有较典型的根性症状，其范围与受累颈脊神经所支配的区域相一致。主要表现为颈肩部疼痛，僵硬、活动受限，疼痛可放射至腕部或手指，出现疼痛或麻胀不适，颈部后伸或侧屈时症状加重。病程久者，可出现肌力异常、肌肉萎缩等。

2. 体征

体格检查时可见颈肩部僵硬、压痛、活动受限。

臂丛神经牵拉试验可见阳性：患者取站位或坐位，头稍前屈。检查者立于患侧，一手推压患者侧头部，另一手握住患者腕部进行牵拉。两手向反方向用力，若患者出现上肢放射性疼痛或麻木则为阳性（图10-26）。

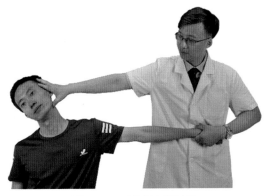

图10-26　臂丛牵拉试验

椎间孔挤压试验可见阳性：患者坐位，头向患侧倾斜并后伸。检查者立于患者后方，以一手扶患者下颌，另一手掌压其头顶，若患者感觉颈部疼痛，且疼痛放射到上肢，即为阳性（图10-27）。

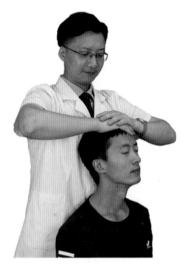

图10-27　椎间孔挤压试验

腱反射异常：受累脊神经参与的腱反射可出现异常。早期表现为活跃或亢进，中后期则减弱或消失。

（三）脊髓型颈椎病

1. 症状

出现颈段脊髓损害的表现，以四肢运动、感觉及反射障碍为主。颈部僵硬疼痛，肢体麻木沉重，持物无力，行走不稳，甚至跛行，双脚踩棉花感，易摔倒。严重者可出现大小便障碍或胸腹部束带感。

2. 体征

上肢或躯干部可出现节段性浅感觉障碍区，深感觉多正常。下肢可出现深浅感觉异常。腱反射异常，早期多为活跃或亢进，后期则减弱或消失。浅反射可减弱或消失。病理征阳性，如上肢Hoffmann征、下肢Barbinski征、髌阵挛和踝阵挛等。

（四）交感型颈椎病

1. 症状

交感型颈椎病症状繁多，多数表现为交感神经兴奋症状，少数为交感神经抑制症状。

（1）神经心理症状

失眠、记忆力减退、注意力不集中等。

（2）五官症状

头晕、头痛；眼胀、眼干、视物不清；耳鸣、耳聋；鼻塞、流涕；咽部异物感、嗳气、味觉改变等。

（3）胃肠道症状

恶心、呕吐、腹胀、腹泻、消化不良等。

（4）心血管症状

心悸、胸闷、血压异常波动，面部、胸背部、一侧肢体出现多汗、无汗、畏寒或发热。

临床上易误诊，目前无客观的诊断指标。需要除外其他耳源性、眼源性、心源性、脑源性、血管源性病变的症状。

2. 体征

颈部活动多正常。颈椎棘突间或椎旁小关节周围的软组织压痛。查体可见心率、血压等体征的变化。影像学可见颈椎增生、颈椎不稳。

（五）椎动脉型颈椎病

1. 症状

颈肩部疼痛伴颈性眩晕，常见猝倒发作，可伴头痛、耳鸣、听力障碍、视力模糊等。

2. 体征

旋颈试验阳性。操作方法见《颈源性眩晕》章节，此处不再赘述。

（六）混合型颈椎病

同时合并两种或两种以上类型颈椎病症状者称为混合型。多见于病程久、年龄较大者。

五、影像学检查

（一）X线

1. 颈型颈椎病

可见颈椎生理曲度变直或消失，颈椎椎体轻度退变等。可辅助排除颈椎结核、骨肿瘤等疾病。相关的影像学改变可参考《颈源性头痛》《颈源性眩晕》章节。

2. 神经根型颈椎病

可见颈椎生理曲度变直或消失，颈椎椎体退变、增生、椎间隙变窄，斜位片可见钩椎关节增生，椎间孔变窄等。相关的影像学改变可参考《颈源性头痛》《颈源性眩晕》章节。

3. 脊髓型颈椎病

可见颈椎生理曲度变直或消失，颈椎椎体退变、增生、椎间隙变窄，继发椎管狭窄等。

4. 交感型颈椎病

可见不同程度的前后纵韧带钙化和颈椎不稳等。

5. 椎动脉型颈椎病

开口位片可见寰枢关节间距不对称，寰枕间隙变窄等。

（二）CT与MRI

1. 颈型颈椎病

CT或MRI可无明显变化，或见颈椎生理曲度变直或消失，颈椎轻度退变。

2. 神经根型颈椎病

CT或MRI可见椎间盘突出或骨质增生致相应神经根受压，且与临床表现相符。可排除脊髓受压、骨肿瘤、骨结核等其他疾病。

3. 脊髓型颈椎病

颈椎CT或MRI见椎间盘突出或黄韧带肥厚致脊髓受压表现（图10-28），并与临床症状相吻合。脊髓压迫严重时可致髓内高信号（图10-29）。可除外肌萎缩性脊髓侧索硬化症、脊髓肿瘤、继发性粘连性蛛网膜炎等。

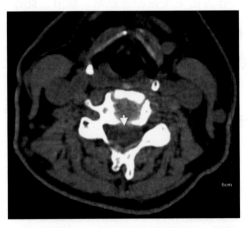

图10-28　颈椎CT。箭头所示椎间盘突出，椎管变窄

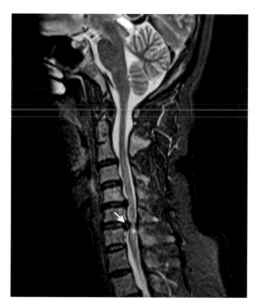

图10-29 颈椎MRI。箭头所示C5/6椎间盘突出，邻近脊髓内高信号

4. 交感型颈椎病

颈椎CT、MRI可见不同程度的颈椎骨质增生、退行性变、前后纵韧带钙化、颈椎不稳等征象。

5. 椎动脉型颈椎病

椎动脉CTA可见椎动脉有局限性狭窄或扭曲征（图10-30）。

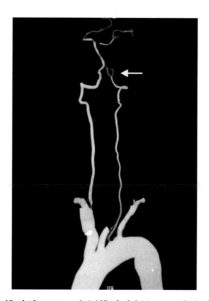

图10-30 椎动脉CTA。左侧椎动脉纤细，且有多个扭曲狭窄

六、诊断依据

（一）病史

慢性损伤史，或长期伏案工作者，呈慢性发病。

（二）症状

颈肩背部疼痛或僵硬，可伴头痛、头晕，或行走不稳，或上肢麻木等。

（三）体征

颈部活动受限，颈肩背部压痛，神经根型颈椎病可见椎间孔挤压试验、臂丛牵拉试验阳性，椎动脉型颈椎病可见旋颈试验阳性，脊髓型颈椎病可见病理征，交感型颈椎病可见心率、血压变化。

（四）辅助检查

X线、CT、MRI可见颈椎曲度改变、椎间盘退变、骨质增生等改变。椎动脉CTA或B超可见椎动脉扭曲或狭窄。

七、针刀治疗

（一）体表标志

参见本章《颈源性头痛》《颈源性眩晕》章节。

（二）针刀定点

1. 颈型颈椎病（图10-31）

（1）棘突间隙点

位于颈部后正中线上，棘突与棘突之间的间隙。在病变节段的棘突间隙定点。

（2）后方关节突点

后方关节突的定点位于后正中线旁开1.5~2.5cm处。C1/2关节突关节位于第2颈椎棘突上缘水平线。其他的颈椎关节突关节位于相应下位颈椎的棘突水平线。

（3）肩胛骨内上角点

位于背部，沿肩胛冈向内侧按压，最内侧的上方即为肩胛骨内上角，与第2胸椎棘突处于同一水平线上。

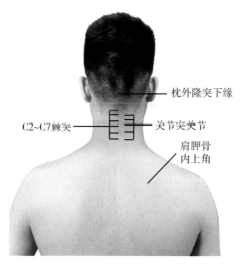

图 10-31　颈型颈椎病的针刀定点

2. 神经根型颈椎病（图 10-32）

（1）棘突间隙点

同颈型颈椎病。

（2）横突后结节

在颈侧部，以左手自胸锁乳突肌的前缘向后仔细触摸，可摸到较明显的一排后结节，此处附近可触及颈椎侧方的条索样肌束。胸锁乳突肌的后缘与颈浅静脉的交叉处，多为 C4 的后结节，其他颈椎的后结节以此类推。

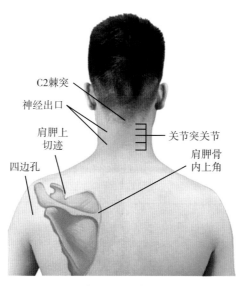

图 10-32　神经根型颈椎病的针刀定点

（3）肩胛上神经点

锁骨肩峰后缘中点与肩胛冈中外三分之一交界处连线中点。

（4）四边孔

位于肩关节后侧，肩胛骨外上侧。

（5）颈神经出口

患侧C4~C6横突后结节处。

（6）喙突内侧

喙突内下缘，胸小肌止点处。

3. 脊髓型颈椎病

（1）椎枕肌点

参照《颈源性眩晕》的针刀定点。

（2）棘突间隙点

同颈型颈椎病。

（3）第六颈椎横突

位于颈前甲状软骨旁，将颈动脉及软组织向外推开，即可触及第六椎体横突，为颈交感神经节所在处。

（4）T1~4椎间外孔

T1~4棘间旁开1.5cm。

具体定点方法，可参考《带状疱疹后神经痛》章节的胸椎椎间外孔定位法。

4. 交感型颈椎病

（1）棘突间隙点

同颈型颈椎病。

（2）第六颈椎横突

同脊髓型颈椎病。

（3）T1~T4椎间外孔

同脊髓型颈椎病。

5. 椎动脉型颈椎病

该型颈椎病的针刀治疗请参照颈源性眩晕的针刀治疗。

（三）患者体位

俯卧位，或侧卧位，或仰卧位。充分暴露颈项部，注意保证呼吸通畅。

（四）消毒与麻醉

常规消毒，铺无菌洞巾，戴无菌手套。押手拇指固定治疗点，刺手持注射器在每个治疗点注射0.5%利多卡因1~2ml，注入麻药时，必须先回抽注射器确认无回血，行退出式浸润注射。

（五）针刀操作

1. 棘突间隙点

目的：松解棘间韧带。

方法：刀口线与矢状面平行，针体垂直于皮肤表面，按四步规程进针刀达棘突间隙。调转刀口线方向90°，沿棘突上缘或下缘，刺切棘突间韧带3~5下，幅度2~3mm。针下有松动感后，出针刀。

2. 关节突关节点

目的：松解关节突关节的关节囊。

方法：刀口线与矢状面成45°，针体垂直于皮肤表面，按四步规程进针刀达关节突关节骨面。在关节突关节骨面调转刀口线，使之平行关节突关节缝隙，轻提针刀2~3mm至关节囊表面，再刺向关节突关节囊3~5下。针下有松动感后，出针刀。

3. 肩胛骨内上角点

目的：松解肩胛提肌在肩胛骨内上角的止点。

方法：患者有两个体位可以选择。体位一：患者可将患侧手搭在健侧肩关节上，令肘部尽量贴近胸部，使肩胛骨内上角翘起，便于医生操作。体位二：患者也可屈肘背伸，做摸健侧肩胛骨的动作。助手按压患者肘关节，令肩胛骨内上角翘起。

医生刺手持针刀，刀口线与肩胛提肌纵轴平行，刀体与皮面垂直加压、刺入。针刀依次通过皮肤、皮下组织、斜方肌、肩胛提肌，到达肩胛骨内上角骨面。提起针刀3~5mm，再刺向骨面3~5下，纵行疏通和横行剥离，针刀下有松动感后退出针刀。操作时刀口切不可偏离肩胛骨内上角骨面，以免引起气胸。

4. 横突后结节点（图10-33）

目的：松解横突后结节附着的中、后斜角肌止点。

方法：用押手食指推开颈动脉鞘或胸锁乳突肌，押手中指用力下压后结节表面的软组织，直至摸到明显的骨性标志为止。仔细触摸后结节的前缘、上、下缘，针刀紧贴押手指甲进针至后结节的中点部位，然后探索式地滑动针刀到病变部位，剥离及切割瘢痕或粘连组织1~3刀。

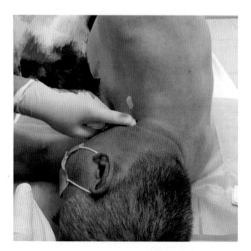

图 10-33　横突后结节针刀体位

5. 肩胛上神经点

目的：触激肩胛上神经在肩胛冈的走行区。

方法：刀口线平行于肩胛上神经走行，垂直进针后，边摆动边进针刀。在接近或抵触冈上窝骨面时，即可触激肩胛上神经，出现肩胛骨背面的放电感。此处操作时须熟悉解剖结构，以免造成医源性气胸。

6. 四边孔点

目的：触激腋神经。

方法：刀口线平行于腋神经走行，沿肱骨外科颈内侧缘进入四边孔。边摆动针身，一边缓慢进针刀，即可触激腋神经，出现肩关节外侧的放电感。

7. 颈神经出口点

目的：触激颈神经。

方法：押手指腹推开横突周围疏松结缔组织，按压在横突后结节顶端。针刀刀平行于人体纵轴，紧贴押指边缘进皮，进针刀约1cm，即可到达横突骨面。松开押指，针刀头端移向横突后结节前缘，作小幅度扇形摆动松解，即可触激相应颈神经，出现神经支配区域的麻木放电感。

8. 喙突内侧缘

目的：松解喙突处胸小肌及腱膜对臂丛的卡压。

方法：押手触摸喙突内下缘，刺手持针刀，紧贴押手指甲缘进针刀，沿着喙突内下缘切割松解2~3下。如果患者麻木明显，可向深面探索行神经触激。

9. 椎枕肌点

参考《颈源性眩晕》章节中对椎枕肌的针刀操作。此处不再赘述。

10. 第六颈椎横突（图10-34）

目的：触激交感神经，调节交感神经兴奋性。

方法：于颈前甲状软骨旁，将颈动脉及软组织向外推开，摸到第六颈椎体横突，针刀于指尖下达第六颈椎横突外下缘，摆动触激交感神经。病人有异样感即可出针。

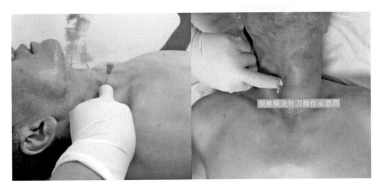

图10-34 第六颈椎横突针刀操作示意图

11. T1~T4椎间外孔

目的：松解T1~T4关节突及椎间外孔。

方法：在定点处进针刀，调转刀头呈水平或斜45°，松解关节突关节2~3下，治疗后稍退针刀，向外下方滑动，有落空感或有窜麻感，即可出针刀。不可过深，以免造成气胸。

（六）术后处理

治疗结束，拔出针刀，局部压迫1~3分钟，确认无出血后，无菌敷料覆盖。

（七）疗程

1周治疗1次，5次为1个疗程。

八、手法治疗

（一）颈椎后仰拔伸侧扳手法

患者坐位，医生先以拿揉手法，放松患者颈项部肌肉3~5分钟（图10-35）。然后医生一手托住患者后枕部，将患者头抬起；另一手托住患者下颌，将患者头部扳向一侧，待转到极限处，双手协同瞬间向上拔伸颈椎。此时，通常可听到"咔咔"声（图10-36），术毕。左右各一次。此法适用于大多数颈椎病患者，脊髓型颈椎病应慎用。

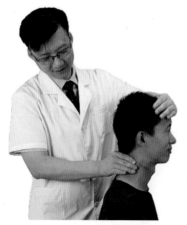
图10-35　拿揉手法放松颈部肌肉

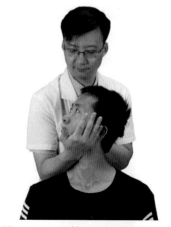
图10-36　颈椎后仰拔伸侧扳手法

（二）颈椎压弹手法

患者俯卧，下颌部超出床沿。术者双手交叉。一手掌按压于上胸段，一手掌按压于后枕部。使患者后枕部肌群被动牵拉1分钟。双手掌瞬间发力，弹拉后枕部1~2下（图10-37）。注意用力不可过猛，以免造成医源性损伤。本手法主要适用于寰枕间隙变窄的患者。

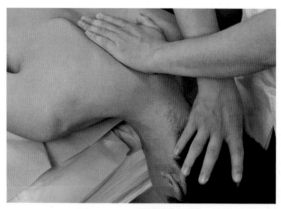
图10-37　颈椎压弹手法

九、康复训练

术后24小时，可进行颈椎操锻炼。

十、注意事项

嘱患者注意保暖，避免寒凉刺激。注意休息，纠正不良姿势，避免长时间伏案工作。选择高低、软硬适宜的枕头，尽量平卧，并将枕头垫于颈部，以保持颈椎的生理曲度。神经根型颈椎病应避免患侧卧位，脊髓型颈椎病尤其要注意避免乘车、运动时颈椎的猛烈甩动。可配合颈部理疗或颈部按摩，以放松颈部肌肉。脊髓型颈椎病症状进行性加重，如肢体力量明显下降或行走不稳或二便异常时，应及时手术治疗。

第四节　颞下颌关节功能紊乱症

一、概述

颞下颌关节功能紊乱症是口腔颌面部最常见的疾病，好发于青壮年，以20~30岁患病率最高。临床分为咀嚼肌紊乱疾病、关节结构紊乱疾病、关节滑膜及关节囊炎症性疾病和下颌关节骨关节病四大类。主要表现为：颞下颌关节区酸胀疼痛、运动时弹响、下颌运动异常等。

颞下颌关节功能紊乱症临床表现复杂，治疗方法也各异。当以咀嚼肌疼痛、关节功能紊乱为主要表现时，针刀可缓解临床症状，疗效显著。当发生关节盘移位穿孔、滑膜嵌顿、关节脱位等器质性改变时，不属于针刀治疗范畴，需要以外科手术为主进行综合治疗。

二、应用解剖

（一）颞下颌关节（图10-38）

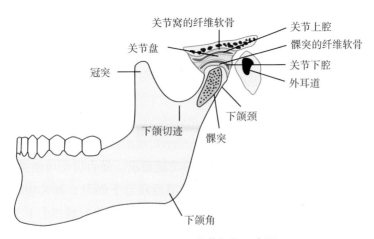

图10-38　颞下颌关节解剖示意图

1. 下颌骨（图10-39）

下颌骨位于上颌骨下方，是人面部最大、位置最低，唯一可移动的骨骼。分为一体（下颌体）和两支（两侧下颌支）。下颌支末端有两个突起，前方称冠突，附着颞肌，后方为髁突。髁突上端的膨大为下颌头，头下方较细处是下颌颈。两突间的凹陷为下颌切迹，呈"U"字形，其内有咬肌血管、神经通过。

髁突又称关节突，呈椭圆形，内外径长，前后径短。髁突上端为关节面，紧邻颞下颌关节盘，髁突顶的外侧端与关节盘相连，并附着关节韧带。髁突下部缩小为髁突颈，颈下部前方有小凹陷，称关节翼肌凹，此处附着翼外肌下头。

2. 颞骨

颞骨位于头颅两侧，延至颅底，形状不规则，左右各一，共两块。分为鳞部、鼓部和岩部三部分。其中颞骨鳞部简称"颞鳞"，呈鳞片状，前下方为颧突，与颧骨颞突共同形成颧弓。颧突根部下方和颞骨鼓部之间为一深窝，称下颌窝。窝的前缘隆起叫关节结节。颞骨下颌窝、关节结节，以及下颌骨的下颌头（髁突）是参与构成颞下颌关节的骨性部分。

3. 关节盘（图10-40）

关节盘由致密的纤维结缔组织构成，是一种非骨化骨。其形状由髁突和下颌窝决定。通常根据厚度将关节盘分为三个区域：中心区（中带）最薄，中带前后分别为前带、后带，二者非常厚，其中后带最厚。生理情况下，髁突关节面位于关节盘中带，与较厚的前、后两带交界。

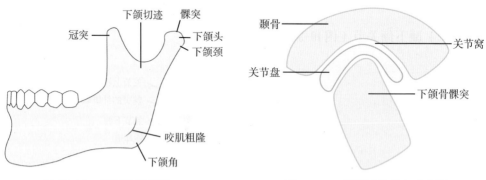

图10-39　下颌骨示意图　　　　　　图10-40　颞下颌关节盘示意图

关节盘具有柔韧性，能适应关节面的功能要求。暴力损伤可使关节内发生破坏，结构改变，引起关节盘形态变化。关节盘联合下颌骨、颞骨构成复合关节，通常将颞下颌关节分为"盘颞关节"和"盘颌关节"。关节盘使上下关节面吻合，同时吸收拉力和压力，保持关节平衡，共同完成复合运动。此外，关节盘双板区的血管能产生滑液，对关节进行润滑和提供营养支持。

4. 关节囊

关节囊由结缔组织组成，包裹整个关节，密封关节腔。其上部较松弛，下部与关节盘内外韧带融合，较坚韧。主要功能是分泌滑液，构成滑膜屏障，保护、润滑和营养关节软骨及关节盘。关节囊的血供主要来自颞浅动脉和颌内动脉，神经支配主要为耳颞神经。

5. 韧带

关节盘韧带：附着于关节盘内、外缘与髁突的两极之间，共两条。内有血管和神经，提供关节位置和运动的相关信息，该韧带受压可以引发疼痛。关节囊韧带：韧带纤维上部附着于颞骨表面的关节窝和关节结节的边界，下部附着于髁突颈部。作用是包绕整个颞下颌关节，存储滑液，防止关节面发生分离或脱位，并通过韧带的本体感觉反馈关节位置和运动信息。颞下颌韧带（外侧韧带）：位于关节囊韧带外侧，强大而致密，分浅、深层：浅层又称"外侧斜行部"，起于颧弓，沿关节结节和颧突表面，向后下方走行，止于髁突颈部后缘和外侧表面，作用是限制开口运动的正常旋转运动；深层又称"内侧水平部"：起于关节结节，从关节结节和颧突表面，向后水平走行，止于髁突和关节盘外侧，起限制髁突和关节盘向后方运动的作用。二者共同防止髁突向外侧脱位。蝶下颌韧带：起于蝶棘，向下延伸，止于下颌小舌，对下颌骨运动没有明显限制，是颞下颌关节的辅助韧带。茎突下颌韧带：起于茎突，向前下方延伸，止于下颌角和下颌升支后缘，下颌前伸时该韧带拉紧，开口时该韧带松弛，作用是限制下颌骨过度前伸，防止下颌骨向前移位。是颞下颌关节的第二条辅助韧带。

（二）咀嚼肌

颞下颌关节相关肌肉主要为咀嚼肌，包括：咬肌、颞肌、翼内肌、翼外肌等。

1. 咬肌（图10-41）

呈矩形，起自颧弓下缘和内侧面，向下延伸至下颌支下缘的外侧。其肌束分为：浅层，行向下后，止于下颌角及下颌支外面的下半部；中层，止于下颌支的中分；深层，行向下，止于下颌支外侧面及冠突。

功能：咬肌收缩时，上提下颌骨，使上、下牙咬合接触，静止时作用甚微。咬肌肌力非常强大，提供有效咀嚼所需的力量。

2. 颞肌（图10-42）

较大，呈扇形，位于颞骨和颞筋膜之间。起自颞窝和颅骨侧面，肌束下行，延伸到颞骨，在颧弓和颅骨外侧表面之间聚集成一个肌腱，经颧弓深面，止于下颌骨冠突前缘和下颌支前缘。颞肌接受下颌神经前干的颞深神经支配。颞肌可分为三部：前部，由几乎垂直走行的纤维组成，收缩时垂直抬高下颌骨；中部，包含斜穿过颅骨侧面的纤维，收缩时下颌骨抬高后再后移；后部，由几乎水平排列的纤维组成，在耳朵上方向前延伸，在其他颞肌纤维穿过颧弓时与之相连，收缩时理论上会后移下颌骨，但尚存争议。

功能：全颞肌收缩时，上提下颌骨，使上、下牙齿接触；部分颞肌收缩，下颌骨的运动取决于收缩部肌纤维的走行方向。由于肌纤维的角度和功能不同，颞肌能够协调闭合运动，它对维持下颌骨的位置有重要作用。

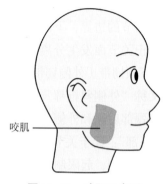

图 10-41　咬肌示意图

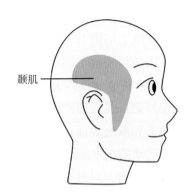

图 10-42　颞肌示意图

3. 翼内肌（图 10-43）

起自翼状窝，行向下后外，止于下颌角内侧面，和咬肌一起形成一个肌肉悬吊结构，在下颌角支撑下颌骨。

功能：肌纤维收缩时，抬高下颌骨，使上、下牙咬合接触。并牵伸下颌向前；单侧收缩，下颌骨中位运动。此肌接受下颌神经分支的支配。

4. 翼外肌（图 10-44）

位于颞下窝内，呈扇形，短而厚，分为上、下两部分。

上部为上外翼肌，较小，起于蝶骨大翼的颞下面和颞下嵴，纤维向后外方走行，止于关节囊、关节盘和髁突颈部。咀嚼或紧咬运动的闭口和咬合时，上翼外肌收缩。开口动作时，下翼外肌收缩，上翼外肌不收缩。

下部为下翼外肌，较大，起于蝶骨翼突外板（外侧翼板）的外侧面，上半部水平向后外，下半部向后外上走行，主要位于髁突颈部。此肌接受下颌神经前干之支的支配。

功能：翼外肌收缩时牵下颌头、关节囊及关节盘向前；单侧肌收缩，使下颌向对侧旋转；双侧肌同时收缩时，下颌骨下降张口和下颌骨前伸；两侧肌交替收缩协助完成咀嚼运动。据对肌电图研究表明，在颞下颌关节的所有运动中，翼外肌都有活动，可能起稳定关节的作用。

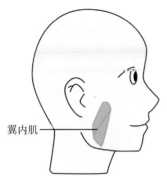

图10-43　翼内肌示意图

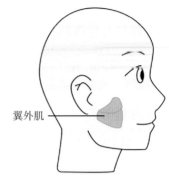

图10-44　翼外肌示意图

（三）下颌关节的运动

下颌关节运动分为开、闭、前进、后退及侧方运动。

（四）神经支配

耳颞神经：从下颌神经分出后，在关节后面，并从侧面和上方向上延伸，环绕着关节后部。提供大部分的神经支配。

三叉神经运动支：控制颞下颌关节的肌肉运动和感觉神经支配。

下颌神经（V3）的分支：提供传入神经。此外，还有一部分神经纤维由颞深神经和咬肌神经提供。

（五）血液供应

颞下颌关节周围的血管供应主要包括：颞浅动脉关节支，脑膜中动脉前支，上颌内动脉下段关节支。

其他重要动脉有：耳深动脉、鼓室前动脉和腭升动脉。髁突通过下牙槽动脉通过骨髓腔接受血管供应，也通过直接从大血管进入髁状突头部的"供血血管"接受血液供应。关节囊纤维层血管稀疏而滑膜层丰富；关节盘中央区无血管而周围密集。

三、发病机制

（一）咬合关系紊乱机制

即咬合因素，如牙尖过高、牙齿过度磨损、磨牙缺失过多、不良的假牙、颌间距离过低等咬合关系紊乱，容易导致关节内部结构功能失衡。

　　长期偏侧咀嚼、夜间磨牙、经常咬食硬物、长期嗑瓜子、咀嚼口香糖、打呵欠张口过大等不良生活习惯引起关节负荷过重。

（二）精神心理机制

　　长期紧张焦虑、急躁易怒、易激惹以及睡眠障碍等精神因素，可引起咀嚼肌痉挛，导致颞下颌关节紊乱。

（三）其他因素

　　自身免疫因素，关节局部受寒，高龄关节囊及肌肉退变等。

四、临床表现

（一）症状

1. 疼痛

　　一侧或双侧面部、太阳穴、耳内或耳前区域，甚至头部酸胀或疼痛。张口、说话、咀嚼、咬牙等下颌关节运动或用力时疼痛出现或加重。

2. 关节弹响

　　张口活动时出现。可发生在下颌运动的不同阶段，为清脆的单响声或碎裂的连续响声。

3. 运动障碍

　　生理情况下，人体自然开口时，口型中正不偏斜，开口度大约4cm。当颞下颌关节紊乱时，常出现开口度变化。表现为开口过大或过小，以开口受限最常见。也可出现张口过大时，下颌偏斜。严重时出现关节绞索、甚至关节脱位。

4. 伴随症状

　　可伴有颞部疼痛、头晕、耳鸣等症状。

（二）体征

1. 触痛和压痛

　　颞下颌关节局部或关节周围有轻重不等的压痛。咀嚼肌触诊紧张，伴压痛，严重时伴有条索和硬结；最大开口位疼痛。

2. 关节活动异常

　　关节杂音、弹响，严重时关节绞索，影响说话和咀嚼；开口运动障碍，最大开口度减小，下颌运动偏斜。

五、影像学检查

（一）X线（图10-45）

X线可初步了解关节位置，明确关节结构是否破坏。临床常选择闭口位、开口位，对照观察关节活动。

曲面体层X线片主要用于骨关节病的临床筛查。一般在修复或正畸治疗前拍摄，用于初步观察和判断有无骨关节病，同时进行左右对比。

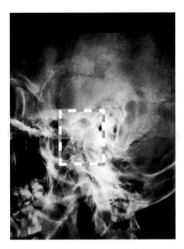

图10-45　颞颌关节的X线片。虚线框示颞颌关节半脱位

（二）CT（图10-46）

CT可发现髁突变平、骨质增生等关节骨结构异常，以及张口闭口位髁突运动受限。

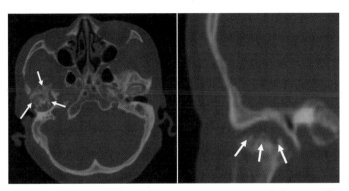

图10-46　颞下颌关节CT。箭头所示右侧髁突增生，骨质被破坏，关节间隙增宽

（三）MRI（图10-47）

常用于明确诊断颞下颌关节功能紊乱症各种类型的关节盘移位。可见关节盘变形，关节盘前后、侧向、旋转移位，关节腔积液，翼外肌附着点增厚等。

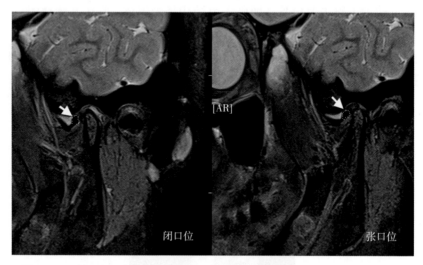

闭口位　张口位

图10-47　颞下颌关节MR。闭口位：箭头示下颌骨髁突后位，关节腔积液；张口位：箭头示关节盘向前下移位，髁突与关节盘对位差

六、诊断依据

（一）病史

局部创伤史，如外力直接或间接撞击；不良咀嚼史，如咬硬物、单侧咀嚼习惯等，平时张口过大，夜间磨牙等；感受风寒等均可引起关节挫伤或劳损、咀嚼肌群功能失调和关节紊乱。

（二）症状

疼痛：主要表现为咀嚼肌疼痛和关节区疼痛，如局部酸胀、疼痛，张口及咀嚼时诱发疼痛或原有疼痛加重；关节弹响：张口活动时出现弹响声或关节摩擦声；关节运动障碍：张口受限多见，也可有张口过大或张口时下颌偏斜；伴随症状：颞部疼痛、头晕、耳鸣等。

（三）体征

触诊可及关节区压痛；视诊可见开口运动时髁突突出明显及颜面不对称。

（四）辅助检查

X线片或CT可发现关节间隙改变和骨质硬化、骨质增生，甚至骨破坏囊样变等骨性改变。对比开口和闭口两个不同状态时髁状突的位置，可以了解关节的运动状态。MRI检查可评估关节盘的病变。

七、针刀治疗

颞下颌关节病形成因素繁多，症状复杂。针刀治疗属于对症治疗，临床治疗除对症治疗外，更需结合对因治疗，以减弱及消除致病因素。若关节出现明显器质性改变，需行外科手术，关节脱位需手法整复，并非针刀适应证。

（一）体表标志（图10-48）

1. 颧弓

是面部的重要支撑和骨性标志。位于面中部外侧，由外耳门前方向前延伸到面部前方，呈弓状，由颧骨颞突与颞骨颧突结合形成骨梁，全长居于皮下，可触及。对颅脑和面部肌肉起保护作用，颧弓上缘与大脑半球颞叶前端下缘相平。

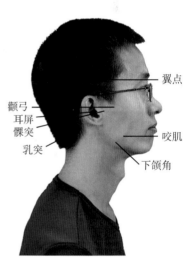

图10-48　颞下颌关节的体表标志

2. 下颌角

是颌面的骨性解剖标志。位于下颌体下缘和下颌支后缘相交处，角度的大小与年龄及咀嚼力的大小有关。下颌角位置突出，骨质薄弱，为下颌骨骨折的好发部位。下颌角外侧有咬肌，内侧附有翼内肌，中部附有茎突下颌韧带，浅层为腮腺、阔筋膜及皮肤，其间有面动静脉、下颌后静脉、及浅面的面神经下颌缘支穿行。

3. 咬肌

咀嚼肌之一，是面颊体表的肌性标志。下颌角前上方，耳下大约一横指处，当上、下颌咬合时呈肌性隆起，有咬肌动静脉、三叉神经颊支和眶下支、面动静脉的分支或属支、耳大神经、面神经及咬肌神经经过。

4. 耳屏

耳屏是指外耳门前面的软骨突起，能遮住外耳门，耳屏上切迹前方为颧弓根部，下方骨性凸起即为下颌骨髁突后缘，张口有凹陷，有颞浅动静脉、耳颞神经、面神经分支穿行。

5. 髁突

耳屏前方，颧弓下方球状骨突即为髁突。

（二）针刀定点

1. 关节囊点

耳屏前方，颧弓下方的球状骨突，即为髁突。髁突与颧弓之间的凹陷，即为关节囊点。

2. 颞肌冠突附着点

位于颧弓深面，下颌骨冠状突和下颌支前缘。

定点：颧突下方凹陷与目外眦直下的交点。张口时有一骨性突起，即为冠突。此处有面横动、静脉分支，面神经及眶下神经走行。

3. 颞肌肌腹压痛点

于头颅两侧，颞窝和颅骨侧面的颞肌肌腹部，寻找阳性压痛点。

4. 翼外肌附着点

面部，耳屏前方正中，下颌骨髁突前方凹陷中，有颞浅动、静脉的耳前支，有面神经及三叉神经的第3支的耳颞神经。

5. 椎枕肌损伤点

在第1颈椎横突、第2颈椎横突棘突、上下项线，寻找椎枕肌的损伤点。通过解除椎枕肌痉挛挛缩，改善头面部供血，减低头面部肌肉张力，从而缓解咀嚼肌紧张。

（三）患者体位

患者侧卧位，患侧朝上，暴露患处；或仰卧位，医者于患侧操作；颈后肌群操作时取俯卧位。

（四）麻醉与消毒

常规消毒。以2%利多卡因注射液1ml局部浸润麻醉，选Ⅰ型4号针刀治疗。

（五）针刀操作

押手手指固定治疗点周围皮肤，防止牵拉移位，刺手持针刀进针。

1. 关节囊点

目的：松解关节囊。

方法：刀口线与髁突表面切线方向平行，针体垂直于皮面进针，透皮缓慢进针，达髁突骨面，纵行疏通剥离，至刺手下有松动感出针刀。

2. 颞肌冠突附着点

目的：松解颞肌。

方法：刀口线与肌腱走行方向平行，针体垂直于皮面进针，透皮后倾斜向内上方，缓慢进针，达冠突骨面，纵行疏通剥离，至刺手下有松动感出针刀。

3. 颞肌肌腹压痛点

目的：松解颞肌。

方法：押手按住阳性反应点，刀口线与肌腱走行方向平行，针体垂直于骨面缓慢进针，达反应点后有抵抗及滞涩感，纵行切割，横行疏通剥离3~5下，至抵抗感消失或减轻后出针刀。

4. 翼外肌附着点

目的：松解翼外肌。

方法：刀口线与身体纵轴平行，针体垂直皮面进针，透皮后调整针体向髁突后内侧缓慢进针，达骨面后再行剥离，触及紧张痉挛组织或有硬结处可切割2~3下。

5. 椎枕肌损伤点

参考《颈椎源性眩晕》章节，此处不再赘述。

（六）术后处理

治疗结束，拔出针刀，局部压迫1~3分钟，确认无出血后，无菌敷料覆盖。

（七）疗程

1周治疗1次，5次为1个疗程。

八、手法治疗

包括肌肉松解、关节整复及后项部手法。

（一）肌肉放松手法

可采取点、按、拨、揉等手法，于颞肌、翼状肌、咬肌、颈后肌群处，进行肌肉放松。通过缓解肌肉紧张和痉挛，降低疼痛感，有助于改善张口受限情况。

（二）关节整复手法

主要用于颞下颌关节脱位。

患者端坐，头后部支撑并固定。医生戴口罩、检查手套和护目镜。拇指缠绕纱布垫以防咬伤。双手拇指伸入患者口内，置于磨牙后区，其余手指托住下颌骨。拇指轻轻下压下颌骨，使之与颞骨分离，作持续柔和牵引约1~5分钟，直到髁突移动后，拇指及其余四指向后上方轻轻推动下颌，直到髁突滑入关节窝。如果怀疑有颌面部骨折禁用该手法。

（三）后颈部手法

主要为颈后部肌群放松手法。若引起颞下颌关节功能紊乱症的病因为颈椎紊乱，须配合颈椎复位手法。可参考《颈椎病》章节，此处不再赘述。

九、康复训练

（一）侧向偏离训练

将一只笔或者其他物品放在牙齿之间，然后练习下巴从一边运动到另一边的动作。

（二）下颌伸缩训练

将下巴往前伸然后往后缩，交替进行练习，在牙齿中间放一个笔可以更好地寻找下巴伸缩的感觉。

（三）抗阻张嘴闭嘴训练

将拇指放在下巴下面，然后张嘴和闭嘴。这时拇指要给予下巴一定的阻力，缓慢张嘴和闭嘴，通过反复的练习，可以锻炼颞下颌关节周围的肌肉力量。

十、注意事项

行为习惯因素是引起颞下颌关节紊乱病的一大病因，培养良好习惯可以有效控制发病概率及缩短疗程。

（一）控制最大开口度

避免过大张口，避免过度张口打哈欠，避免食用大块食物。

（二）纠正不良咬合习惯

避免偏侧咀嚼、食用硬食、嚼口香糖等加重颞下颌关节负荷的不良习惯。

（三）调节精神心理压力

第十一章 肩部疼痛

第一节 提肩胛肌损伤

一、概述

提肩胛肌损伤，又称为提肩胛肌综合征。以肩背部及颈项部疼痛不适为主要表现，严重时影响颈肩及上肢的活动。

本病往往被误诊为颈椎病、肩周炎或落枕等。慢性发病者为多，常反复发作、经久不愈。中青年患者居多，患者多有长期使用手机电脑或伏案工作史。针刀治疗主要适用于提肩胛肌慢性损伤，且疗效确切。

二、应用解剖

提肩胛肌位于项部两侧，上1/3位于胸锁乳突肌的深面，下1/3位于斜方肌的深面，为一对带状长肌。起自颈椎C1~C4横突的后结节，肌纤维斜向后下稍外方，止于肩胛骨的上角和肩胛骨内侧缘的上部。

颈椎端固定时，使肩胛骨上提内收，并向内旋转。肩胛骨端固定时，该肌单侧收缩可使头颈侧后屈；两侧同时收缩，可使头后仰。提肩胛肌受肩胛背神经（C3~C5）支配。

三、发病机制

长期低头并稍转向一侧，使提肩胛肌过度疲劳，或急性损伤未有效治疗，以及局部感受风寒湿邪等，均可致使提肩胛肌痉挛、缺血、水肿和代谢产物淤积，逐渐形成慢性无菌性炎症。提肩胛肌在肩胛内上角的附着处，进而出现出血、纤维化、机化、粘连、瘢痕等病理改变，从而引起疼痛和一侧颈肩活动受限。

四、临床表现

（一）症状

单侧，或双侧肩胛背疼痛。急性发作时，以肩胛骨内上角疼痛最为明显。在颈部上端也可出现疼痛，肌肉僵硬。耸肩或活动肩关节时，肩胛骨内上方可有弹响声。休息后，疼痛可稍缓解。转为慢性后，迁延难愈。

（二）体征

肩胛骨内上角和颈椎C1~C4横突尖部有压痛。触诊可发现肌筋膜的硬结和条索，压痛剧烈，重按弹拨有弹响声。上肢后伸、上提并内旋肩关节，可使疼痛加剧，或不能完成此动作。

五、影像学检查

颈椎和肩关节X线可无特异性改变。部分患者会出现颈椎曲度变直、寰枢椎旋转移位等表现。

六、诊断依据

（一）病史

有急性损伤史或慢性劳损史。

（二）症状

肩胛骨内上角疼痛最为明显，或在上颈段横突尖部疼痛拒按。耸肩或活动肩关节时，肩胛骨内上方可有弹响声。

（三）体征

在肩胛骨内上角或上四节颈椎横突处有压痛点。触诊可有局部紧张、僵硬，并伴有硬结和条索状物，重按弹拨有弹响声。

（四）辅助检查

颈椎和肩关节X线无特异性改变。

七、针刀治疗

（一）体表标志

1. 第1颈椎横突

在颈椎中，第1颈椎的横突最长。在乳突直下一横指处，可扪及该骨性突起。

2. 第2颈椎棘突

从枕后隆突向下，触及的第一个分叉的骨性突起，即是第2颈椎棘突。

3. 肩胛骨内上角

沿肩胛冈向内，可触及肩胛骨的内缘。再向上，即能扪及肩胛骨的内上角。

（二）针刀定点

1. 肩胛骨内上角

定于肩胛骨内上角的提肩胛肌止点。此外往往有明显的压痛。下列两个体位可以更好暴露患侧肩胛内上角，便于临床操作（图11-1）。方法一：患侧上肢尽量后伸，触摸对侧肩胛骨。方法二：患侧手搭在对侧肩上，肘部贴在胸口。

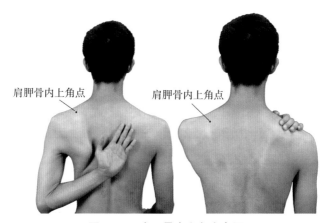

图11-1　肩胛骨内上角定点图

2. 颈椎横突后结节（图11-2）

定点于颈椎C1~C4横突外侧端压痛点，即横突后结节上，可定1~4点。定点时应准确扪清横突后结节骨突。

3. 肌腹损伤点

在提肩胛肌肌腹的走行区上寻找硬结或条索状物，定1~3点。

（三）患者体位

患者侧卧位或俯伏坐位，充分暴露操作区域。

（四）消毒与麻醉

常规消毒。用0.5%利多卡因局部浸润麻醉，每个治疗点注射局麻药1~2ml。合并急性炎症者，可以加适量曲安奈德注射液。

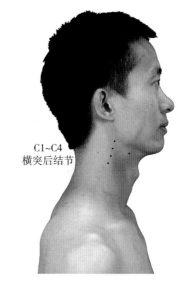

C1~C4
横突后结节

图11-2　颈椎横突后结节定点图

（五）针刀操作

1.肩胛骨内上角的针刀操作

目的：松解提肩胛肌止点的粘连挛缩。

方法：医生刺手持针刀，刀口线与提肩胛肌纤维方向平行，刀体与皮面垂直加压、刺入，依次通过皮肤、皮下组织、斜方肌、提肩胛肌，到达肩胛骨内上角骨面后，调转刀口线90°，向上铲剥2~3下，达肩胛骨内上角的边缘，针刀下有松动感后退出针刀。操作时刀口切不可偏离肩胛骨内上角骨面，以免引起气胸。

2.颈椎横突后结节的针刀操作

目的：松解提肩胛肌起点的粘连挛缩。

方法：医生以押手拇指指甲按在横突的后结节，刺手持针刀紧贴押手拇指指甲，刀口线方向与脊柱纵轴平行，刀体与颈部皮面垂直加压、刺入，依次通过皮肤、皮下组织、胸锁乳突肌、提肩胛肌，到达横突后结节，提插切割2~3下，针刀下有松动感后退出针刀。操作时提插幅度不超过5mm，刀口不可偏离横突骨面，以免损伤椎动脉。

3.肌腹损伤点的针刀操作

目的：松解提肩胛肌肌腹部的粘连和挛缩。

方法：医生刺手持针刀，押手按压在提肩胛肌走行路线的压痛点，刀口线与提肩胛肌肌纤维走行方向平行，针刀体和背面皮肤呈90°刺入，针刀经皮肤、皮下组织，达提肩胛肌肌腹，纵疏横剥2~3下，针下有松动感后出针。

（六）术后处理

治疗结束，拔出针刀，局部压迫1~3分钟，确认无出血后，无菌敷料覆盖。

（七）疗程

1周治疗1次，3次为1个疗程。大部分患者治疗1个疗程后，症状即可明显改善。

八、手法治疗

针刀术毕，患者俯卧位，医生以右手拇指垂直于患者提肩胛肌纵轴用力弹拨3~5下，然后医生一手压在患侧肩部，一手压在患侧后枕部，牵拉提肩胛肌1~2下。

九、康复训练

术后24小时，如无痛即可行肩部功能锻炼。方法：患者取坐位，目视前方，双臂自然下垂，然后内收并上提两侧肩胛骨，同时头后仰，反复20~30次。

十、注意事项

提肩胛肌起点的松解，要准确定位横突后缘，避免损伤椎动脉。提肩胛肌止点的松解，要准确定位肩胛骨内上角，避免造成气胸。避免长时间伏案低头工作或卧位看书等不良习惯。患者避免搬抬或提拿重物等，以免加重提肩胛肌的负担。

第二节 肩峰撞击综合征

一、概述

肩峰撞击综合征，是由于解剖结构原因或动力学原因，在肩关节的上举和外展的运动中，因肩峰下组织发生撞击而产生的一系列症状和体征的临床症候群。

肩部疼痛在一般人群中非常普遍，仅次于腰痛。研究表明，肩峰撞击是肩部疼痛最常见的原因，在肩部疾病中占30%~35%。西医主要有理疗、神经阻滞和肩峰成形手术治疗。针刀治疗本病简单易行，疗效确切。尤其是在超声引导下的肩峰下滑囊注射联合针刀松解，显著提高了本病的疗效。

二、应用解剖

肱骨头在关节盂中的运动，以及肩胛胸廓关节的运动，使得肩关节可以完成多个方向上的运动（屈曲、伸展、内旋、外旋、外展和内收）。这种显著的关节活动度可使肩关节内的结构受压。这些受压的结构，包括4个肩袖肌群（冈上肌、冈下肌、小圆肌和肩胛下肌）、肩峰下滑囊、盂唇和肱二头肌长头腱（图11-3）。

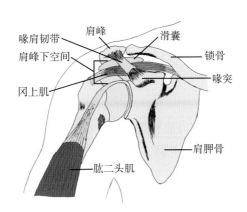

图11-3 肩关节解剖结构

肩峰撞击综合征的发生发展，与肩峰的形态有着密切的关系。肩峰的常见形态有四种：Ⅰ型为扁平型肩峰，Ⅱ型为弯曲型肩峰，Ⅲ型为钩状型肩峰，Ⅳ型为反弧型或者上翘型（图11-4）。

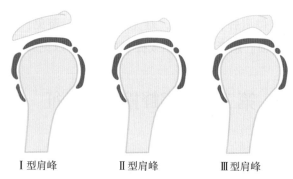

Ⅰ型肩峰　　　　Ⅱ型肩峰　　　　Ⅲ型肩峰

图11-4　肩峰形态分型示意图

肩峰与肱骨所形成的肩峰下间隙越窄，越容易造成肩峰下撞击。因此，Ⅱ型和Ⅲ型肩峰非常容易造成肩峰下撞击。通过拍摄肩关节Y位片，可以观测肩峰形态，并测量肩峰下间隙大小，从而判断是否存在肩峰下撞击的结构异常。

三、发病机制

肩峰外侧骨赘（图11-5），肩峰前外侧端下倾（图11-8），喙肩韧带增生（图11-9），以及其他可能导致肩峰-肱骨头间距减小的原因，均可造成肩峰下结构的挤压与撞击。

由于肩峰-肱骨头间距减小，在肩关节外展和上举活动中，肱骨大结节与肩峰外侧端过度挤压冈上肌肌腱和肩峰下滑囊，导致冈上肌腱和滑囊发炎。这种撞击大多发生在肩峰前1/3部位和肩锁关节下面。如果不能及时治疗，将造成上述组织渗出、水肿，甚至造成肌腱变形和肌腱撕裂。

四、临床表现

（一）症状

肩峰撞击综合征的症状与肩袖肌腱病的症状相似。患者抬举上肢时出现肩部疼痛。疼痛位于三角肌区或上臂外侧，常发生在夜间或以患侧肩膀支撑侧卧时。

（二）体征

肩关节外展、上举障碍。疼痛弧试验阳性。肩关节可能出现异响。

五、影像学检查

（一）X线

下列X线征象，对肩峰撞击综合征的诊断具有参考价值。

1. 肱骨大结节骨赘。

2. 肩峰下不规则的致密影或肩峰骨赘形成（图11-5；图11-6）。

3. 肩锁关节退变、增生，向下形成骨赘。

4. 肩峰-肱骨头间距（A~H间距）缩小。

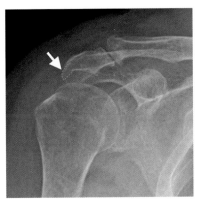 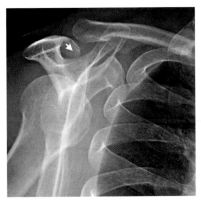

图11-5　肩关节X片-正位。箭头示Ⅱ型肩峰　　图11-6　肩关节X片-Y位。箭头示Ⅲ型肩峰

（二）MRI

MRI可以显示肩峰形态，观察肩峰与肱骨头的间隙（图11-7）。判断肌腱受压源于肩峰（图11-8），还是喙肩韧带（图11-9），并可用于排除肩袖撕裂。

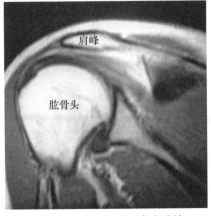 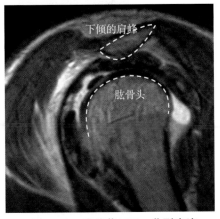

图11-7　肩关节MRI。正常肩峰的MRI　　图11-8　肩关节MRI。Ⅱ型肩峰：肩峰下倾，压迫冈上肌腱

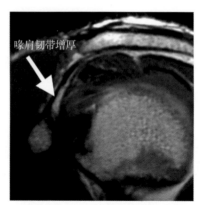

图11-9　肩关节MRI。喙肩韧带增厚，压迫冈上肌腱

（三）超声

肌骨超声可以动态显示肩峰撞击的过程，并动态观察肩袖肌腱的形态和运动轨迹。肩峰撞击综合征患者往往合并肩峰下滑囊增厚（图11-10）和滑囊积液（图11-11）。肩关节疼痛受限，与肩峰下滑囊炎症密切相关。

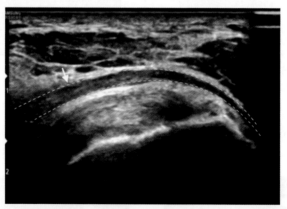

图11-10　肩关节超声。虚线所示肩峰下滑囊增厚，与肌腱界限不清

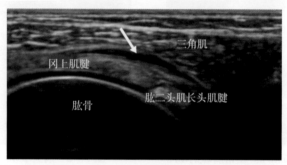

图11-11　肩关节超声。箭头所示肩峰撞击症患者肩峰下滑囊积液增加

六、诊断依据

（一）病史

患者有肩关节外伤或劳损的病史。

（二）症状

患者肩外侧痛，患侧卧加重，夜间疼痛明显。

（三）体征

1. Neer撞击试验阳性

检查方法：检查者用手向下压迫患者患侧肩胛骨，使患臂内旋后，再行上举。如因肱骨大结节与肩峰撞击而出现疼痛，即为撞击试验阳性（图11-12）。

2. Hawkins撞击试验阳性

检查方法：检查者立于患者体侧，使患者肩关节内收前屈90°，肘关节屈曲90°，前臂保持水平。检查者用力使患者前臂向下使肩关节内旋，出现疼痛为试验阳性（图11-13）。

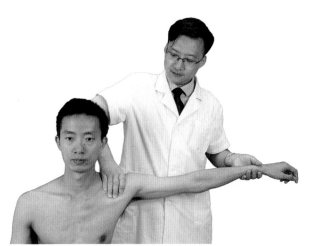
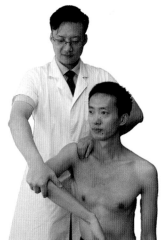

图11-12　Neer撞击试验检查方法　　图11-13　Hawkins撞击试验检查方法

（四）辅助检查

X线、MRI及超声可以发现肩峰形态及肱骨大结节的异常。

七、针刀治疗

（一）体表标志

1.喙突

在肩关节前方，锁骨外侧端下方约2cm，可以触摸到一个状如鸟嘴的骨性突起，即为喙突。喙突上面附着有喙锁韧带、喙肩韧带、喙肱韧带、肱二头肌短头、喙肱肌和胸小肌。

2.肱骨大结节

在肩峰的前下方触摸到的明显骨突。旋转肩关节时，手下有骨突转动即是。能感到的凹陷，是结节间沟。前内侧较小的骨突是小结节。肱骨大结节上分别有冈上肌、冈下肌、小圆肌的止点。此处是这些肌肉的高应力点，往往容易损伤。

（二）针刀定点

1.喙突点

喙突外上缘松解喙肩韧带对肩峰下关节的机械压迫。喙突外侧缘松解喙肱韧带的过度牵拉和挤压（图11-14）。

2.肱骨大结节点

3.肩峰下滑囊点

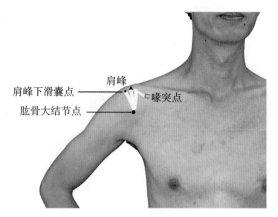

图11-14　肩峰撞击综合征的针刀定点

（三）患者体位

患者采用坐位，患侧手掌插于腰间，或背在后背。通过这个动作，使肱骨大结节充分暴露在肩关节前方，从而便于操作。

（四）消毒与麻醉

常规消毒，铺无菌洞巾，戴无菌手套。押手拇指扪及喙突，在每个治疗点注射0.5%利多卡因，每个治疗点注射局麻药1~2ml。

（五）针刀操作

1. 喙突点针刀

目的：松解附着在喙突外上缘的喙肩韧带。

方法：定点喙突外上缘，押手拇指压在喙突骨面上。刺手持针刀，刀口线与喙肩韧带走行垂直。垂直于皮面，快速进针，抵达喙突骨面。调整针刀角度，使针刀抵达喙突外上缘，连续排切3~5下，松解喙肩韧带。

2. 肱骨大结节点针刀

目的：松解冈上肌腱与肩峰下滑囊的粘连。

方法：刀口线和上肢一致，快速破皮，缓慢探索进针刀。当针刀到达大结节骨面肌腱止点后，卧倒针刀与皮肤呈15°。在皮肤与肌腱之间，做扇形剥离松解，解除冈上肌腱与肩峰下滑囊的粘连。多摆动松解，少切割。

3. 肩峰下滑囊剥离松解针刀操作

目的：松解肩峰下关节间隙，减少关节摩擦阻力。

方法：从肩峰前下缘，肩峰与肱骨头之间的间隙，沿肩峰骨面下缘进入肩峰下滑囊，行扇形通透剥离3~5下。肩峰下撞击综合征患者此间隙往往变小，难以进针。可在助手帮助下，助手握持患侧上肢，保持中立位，向足端用力牵拉，可以增大此间隙。还可向肩峰下滑囊注射含激素的消炎镇痛液，也可联合注射玻璃酸钠，改善肩峰下关节的摩擦阻力。

（六）术后处理

治疗结束，拔出针刀，局部压迫1~3分钟，确认无出血后，无菌敷料覆盖。

（七）疗程

1周治疗1次。3次为1个疗程。

八、手法治疗

治疗结束后，术者一手固定患者肩胛骨，一手握住患者肘部。在向下牵引患侧上肢时，做肩关节的内旋和外旋运动，进一步滑利肩峰下滑囊。

九、康复训练

外旋力量增强训练，有助于增强盂肱关节的稳定性。

具体锻炼方法如下：保持上身直立，双侧上臂（俗称大胳膊）夹紧两侧胸壁，屈肘90°使前臂（俗称小胳膊）与地面平行。双手分别拿住弹力带或拉力器两侧，用力外旋，前臂拉开，在保持上臂夹紧胸壁的前提下，拉开到最大，坚持20秒，缓慢放松弹力带或拉力器，之后彻底放松5~10秒后，再拉到最大。如此反复练习，每天15~30分钟，坚持3个月。

十、注意事项

曾多次肩关节腔注射激素者，应6个月后再行针刀。3次针刀治疗疗效不佳者，建议多学科诊疗。

第三节　钙化性肩袖肌腱炎

一、概述

钙化性肩袖肌腱炎是肩袖病变的一种类型。确切的病因尚不清楚。多见于40~60岁人群，女性多于男性。在超声引导下，针刀穿刺捣碎抽吸治疗本病，疗效确切。

二、应用解剖

钙化性肩袖肌腱炎最易发生在冈上肌。冈上肌起于肩胛骨背面上部的冈上窝，位于肩胛冈上方。冈上肌腱和肩峰下滑囊共同穿过肩峰和肱骨头之间的狭窄间隙。肩峰下滑囊与三角肌下滑囊相通，润滑和保护肩袖肌腱，使之免受肩峰下表面的压力和摩擦。

三、发病机制

钙化性肩袖肌腱炎病变大多发生在缺乏血管区的冈上肌腱。在应力集中、反复使用、慢性劳损或轻微外伤的作用下，最易引起变性和退变，继而局部钙盐代谢异常，导致钙盐（羟基磷灰石结晶）沉积。

钙化形成的早期阶段症状不明显。钙盐结晶沉积于肌腱内，晶体刺激造成局部炎症反应。钙化灶突破肌腱进入肩峰下滑囊，可引起急性滑囊炎。因此，钙盐沉积期和吸收期，会出现剧烈疼痛。

四、临床表现

（一）症状

1期：类似肩峰撞击综合征。患肩运动或上举时，出现肩痛症状，夜间症状加重。

2期：疼痛明显加剧，肩痛拒按，夜间不能入眠，可伴有肩部发热及低热等反应。

3期：症状逐渐缓解。

（二）体征

1期：肩前方及肩峰下区压痛。疼痛弧征阳性，撞击试验阳性。

2期：肩痛拒按。尺骨鹰嘴叩击试验引起肩部传导性疼痛。肩部皮温升高，有时可发现肩峰下区域饱满感。肩关节活动障碍。

3期：肩峰下滑囊穿刺术，可抽得乳白色石灰水样含钙盐的混悬液。

五、影像学检查

（一）X线与CT

X线摄片对明确本病有重要作用。肩关节正位片能显示冈上肌腱走行区内的钙化斑块影（图11-15）。钙化灶密度不均，边缘不规则，提示钙化病灶尚在发展；钙化灶密度高，质地均匀，边缘清晰，提示病情稳定，钙盐已固化。肩关节CT三维重建可以清晰显示钙化病灶（图11-16）。

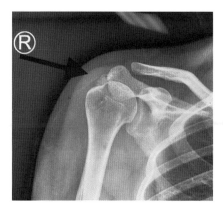

图11-15 肩关节X片。箭头指示处为冈上肌腱走行区的钙化灶，不与肱骨大结节相连

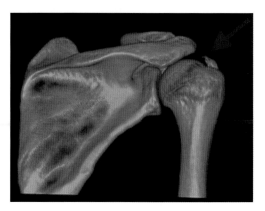

图11-16 肩关节CT容积重建。箭头指示处为冈上肌腱走行区的钙化灶

（二）MRI

MRI通过多序列、多方位成像能清楚显示冈上肌腱及其周围组织形态，也能清楚显示钙化灶及周围改变。另外，MRI能清楚显示钙化灶是否累及肌腱全层，冈上肌腱是否撕裂，也能对局部滑囊是否有积液作出较准确评价。

（三）肌骨超声

肌骨超声是钙化性肩袖肌腱炎诊断和治疗中的重要工具。特别是在超声引导下行针刀穿刺负吸，是主要的治疗手段。高频肌骨超声可显示钙化灶在肌腱中的位置（图11-17，图11-18）、大小（图11-19）和质地，还可以通过钙化灶的回声特点判断钙化灶的分期（图11-20）。

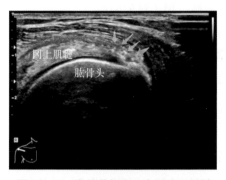

图11-17　肩关节超声。右侧冈上肌腱增厚，回声不均。箭头所示冈上肌腱止点点状强回声斑为钙化灶

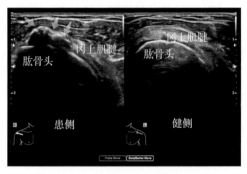

图11-18　肩关节超声。双侧冈上肌腱对比：箭头所示右侧冈上肌腱止点强回声斑为钙化灶

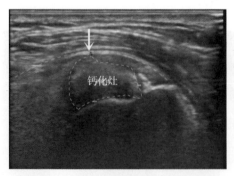

图11-19　肩关节超声。白色虚线框所示冈上肌腱钙化灶即将突破肩峰下滑囊（箭头）

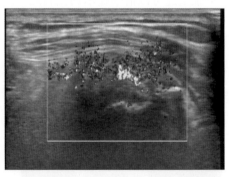

图11-20　肩关节超声。白色框所示钙化灶周围血流丰富，提示炎症反应活跃，分期为钙盐沉积期

六、诊断依据

（一）诊断

1.病史
有肩部外伤或慢性劳损史。

2.症状
早期肩部活动时疼痛，夜间加重。中期肩痛拒按，可伴有夜间发热或低热反应。后期肩部疼痛逐渐缓解。

3.体征
肩前方和肩峰下有明显的压痛，肿胀感，疼痛严重时皮温可增高，肩关节活动障碍。

4.辅助检查
X线、CT、肌骨超声，可用于明确诊断。第2~3期的患者可出现外周血白细胞增多，部分患者CRP增高。

（二）分期

1.静止期（1期）
钙盐沉积局限于肌腱内。当肩关节运动时，肩峰-喙肩韧带-喙突组成的喙肩弓与钙化的冈上肌腱碰撞，使疼痛加重，临床表现与肩峰撞击综合征相似。

2.隆突期（2A期）
肌腱内的钙化灶向肌腱表面发展，在冈上肌腱的肩峰下滑囊形成突起的钙化病灶，使肩峰下滑囊直接受到刺激，滑液囊出现渗出性炎症，出现肩前方刺痛，坐卧不安，精神萎顿，失眠。

3.突破期（2B期）
钙化病灶破入肩峰下滑囊内。钙盐进入滑囊引起化学性及物理性刺激，使肩部疼痛症状达到高峰。钙盐进入滑囊之后，由于滑液渗出物增加，使钙盐得到稀释，疼痛症状逐渐有所减轻。随着血管翳长入钙化灶，钙盐沉积物逐渐吸收，症状趋于缓解。

4.消退期（3期）
随着钙盐被吸收，浸润的肌腱由瘢痕组织修复和替代，肩峰下滑囊炎也逐渐消退，症状缓解。

七、针刀治疗

（一）体表标志

详见《肩峰撞击综合征》。

（二）针刀定点

肱骨大结节冈上肌腱附着点。如果在超声引导下，则以钙化灶为治疗点（图11-21）。

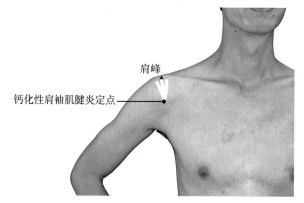

图11-21　钙化性肩袖肌腱炎定点示意图

（三）患者体位

患者采用坐位，患侧手掌插于腰间，或背在后背。通过这个动作，使冈上肌腱充分暴露在肩关节前方，从而便于操作。

（四）消毒与麻醉

常规消毒，铺无菌洞巾，戴无菌手套。从冈上肌腱止点向钙化灶及肩峰下滑囊注射含有曲安奈德注射液的局麻药10ml，可以有效缓解术后的炎症反应疼痛。

（五）针刀操作

目的：点状捣碎钙化灶，剥离肩峰下滑囊。

方法：术者押手拇指扪住钙化病灶。此时患者有明确的压痛感，术者手下有明显的膨胀感。术者持针刀，从进针点垂直皮肤表面，快速破皮，抵达皮下。倾斜针刀，使之与肌腱走行平行，扇形剥离冈上肌腱与肩峰下滑囊的粘连3~5下。

然后，缓慢探索剥离肌腱的钙化灶，做连续点刺，直至钙化灶变小或变软。一次操作，不可追求钙化灶全部消失。过度点刺，往往术后肿胀明显，疼痛反而会加重。

（六）术后处理

治疗结束，拔出针刀，局部压迫1~3分钟，确认无出血后，无菌敷料覆盖。

（七）疗程

1周治疗1次，3次为1个疗程。1个疗程后，钙化灶吸收变小，无明显临床症状，即可停止治疗。

（八）附：超声引导下操作

1.超声引导下针刀捣碎钙化灶

患者采用坐位，患侧手掌插于腰间，或背在后背。常规消毒，铺无菌洞巾，戴无菌手套。超声探头纵轴与肌腱走行一致，穿刺针于平面内进针。从冈上肌腱止点向钙化灶及肩峰下滑囊注射0.5%利多卡因10ml。麻醉满意后，以直径1.2mm针刀，点状捣碎钙化灶，直至钙化灶变小，密度变低。

2.超声引导下抽吸钙化灶

针刀捣碎钙化灶后，取空注射器抽吸钙化灶碎末，状如石灰岩结晶。遇抽吸困难时，注射生理盐水10ml，稀释局部捣碎的钙化灶后，再行抽吸。此时的冲洗液因含有钙化灶碎末，变得十分浑浊（图11-22）。反复在局部注射生理盐水，直至抽吸液不再浑浊。抽吸结束后，在病灶处注射曲安奈德10mg，以缓解治疗后的炎性反应。

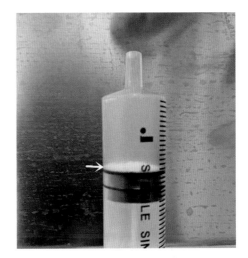

图11-22　钙化性肌腱炎捣碎抽吸出的白色结晶

八、手法治疗

（一）手法一

患者取健侧卧位，术者立于其背侧，先用轻柔的擦法施术于患侧肩背部，再用拿法自上而下拿捏冈上肌、肩部肌肉和上臂肌肉，疏通经络。

（二）手法二

患者改为俯卧位，术者立于其患侧，先用中等力度点或按冈上肌肌腹部及其肌腱附着处的疼痛点，时间约3分钟；再弹拨冈上肌，然后用中等力度拿揉冈上肌，并用拇、食、中指轻柔按压疼痛点，时间1~2分钟；最后采用指推法自外侧向内侧推冈上肌3~5次，时间约6分钟。

（三）手法三

患者取站立位，患肢自然下垂，术者双手握患侧腕关节上部，顺势拔伸牵引患侧肩关节，牵引过程中小范围地摇动患侧肩关节，然后牵抖患肢1~2分钟，每分钟牵抖150~200次。

九、康复训练

（一）肩胛带等张肌力训练

协助患者进行肩胛带前伸与后缩训练，保持肩胛带前伸与后缩动作每组7次，共完成3组。

（二）肩关节闭链稳定性训练

患者把治疗球按压在墙上，保持两侧上肢比肩水平面较低时支撑在治疗球上，并将该姿势保持5分钟。

（三）肩关节肌肉力量训练

保证患者两侧肩关节前屈位向外并对弹力带用力拉伸，保证力度适宜，确保拉伸时不会导致关节疼痛。术者对弹力带中央位置进行震颤晃动，保证每次不超过10秒，一共完成3~5次。术者与患者分别将弹力带两头握住，患者进行肩关节内收、外展、前屈与外旋等动作，术者朝着另一方向用力，保证每个动作完成3次，每次进行3~5秒。

十、注意事项

钙化性肩袖肌腱炎患者锻炼期前应先热敷，或按摩肩部，改善血液循环，并循序渐进，逐渐加大难度。锻炼过程中，如果出现锐痛或撕裂痛，应停止锻炼并及时就医。

除了专业的康复锻炼外，患者可以通过钟摆样拉伸缓解肩部僵硬：即手臂放松并下垂，前后、左右而后绕小圈摆动手臂。

第四节　冻结肩

一、概述

冻结肩，又称为粘连性肩关节囊炎。中医称之为漏肩风、五十肩、肩凝症。是一种以肩关节周围疼痛，各方向活动均受限为主要临床表现的疾病。肩部慢性损伤，急性损伤治疗不当，以及各种疾病造成的肩部长期牵涉痛，是冻结肩的常见病因。

一般人群发病年龄在40~70岁，发病率为2%~5%。女性多于男性。5年内对侧肩患病率为10%。目前，对冻结肩的主要治疗方法有康复锻炼、针灸、推拿等方法。针刀治疗本病创伤小、恢复快，临床疗效确切。

二、应用解剖

肩关节是指上肢与躯干连接的部分，包括上臂、腋窝、胸前区及肩胛骨所在的背部区域。肩关节由肩胛骨和肱骨头构成，属球窝关节，是上肢最大、最灵活的关节。

肩关节囊较松弛，附着于关节盂周缘和解剖颈。关节腔的滑膜层穿经纤维层膨出，形成肩胛下肌滑液囊及包裹肱二头肌长头腱的结节间滑液鞘。正常人肩关节腔容积为15~18ml。

三、发病机制

冻结肩的临床表现主要包括疼痛和关节活动受限。其主要发病机制可以从炎症因素、纤维化因素两方面来分析。

（一）炎性因素

炎症发生时，大量炎症介质释放，包括细胞因子、生长因子、SP物质、缓激肽、组胺、5-羟色胺、细胞外pH值降至5.4。pH值降低是炎症的重要特征，对疼痛症状影响很大。肩周的疼痛很大一部分为炎症诱导的疼痛。

（二）纤维化因素

冻结肩在临床病理上表现为肩关节囊挛缩，主要表现为旋转间隙及肩关节囊的挛缩，这会加重肩周软组织粘连，是造成关节活动受限的主要原因。

四、临床表现

（一）症状

肩关节疼痛，与动作和姿势有明显的关系。随病程延长，疼痛范围扩大。严重时患肢不能梳头、洗面和扣腰带。夜间因翻身移动肩部而痛醒。患者初期尚能指出疼痛点，后期范围扩大。

（二）体征

体检肩关节各方向主动、被动活动均不同程度受限。其中，以外展、外旋和内旋、后伸受限最重。外旋受限，是本病的特异性体征。

五、影像学检查

（一）X线

无明显异常。但可以用于排除骨赘、游离体、钙盐沉积和肿瘤等。

（二）MRI

肩关节MRI检查，可以发现关节囊增厚、关节囊挛缩、喙肱韧带与喙突之间的脂肪三角消失、喙肱韧带增厚（图11-23）和腋窝部隐窝消失（图11-24）。

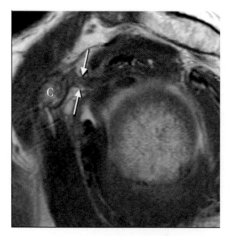

图11-23　肩关节MRI。箭头所示冻结肩患者喙肱韧带增厚（C为喙突）

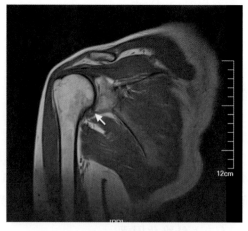

图11-24　肩关节MRI。箭头所示冻结肩患者关节囊腋窝部隐窝消失

（三）肌骨超声

腋下关节囊增厚，腋隐窝缩小或消失，上臂外展上举时，腋窝关节囊也不能随之展开（图11-25）。喙肱韧带增厚（图11-26），喙突下脂肪间隙闭塞（图11-27）。肩关节各滑囊粗糙增厚，边缘模糊，肌腱滑动回缩受限，或不能滑动回缩，反而向上外膨出（图11-28）。大多数患者可同时见到肱二头肌长头腱鞘积液。

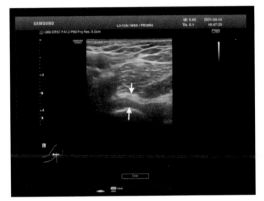

图11-25　肩关节超声。腋下关节囊增厚>4mm，腋隐窝消失

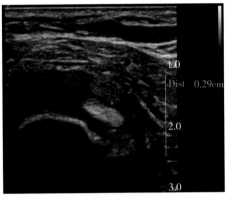

图11-26　肩关节超声。喙肱韧带增厚，于肩袖间隙观察喙肱韧带增厚约2.9mm

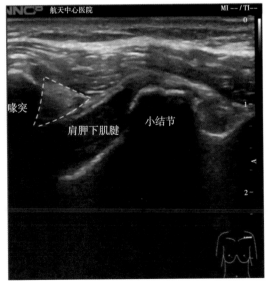

图11-27　肩关节超声。冻结肩患者肩胛下肌腱回声减低。三角形虚线所示喙突下三角高回声区

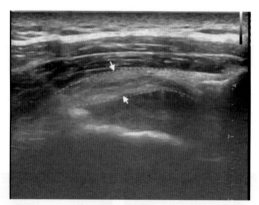

图11-28　肩关节超声。肩峰下滑囊显著增厚，
滑囊腔隙闭塞，与周围组织粘连

六、诊断依据

（一）病史

有肩部外伤或劳损病史。部分患者有糖尿病、血脂代谢异常等。

（二）症状

肩关节疼痛伴活动受限≥4周。

（三）体征

肩关节活动痛、夜间痛、撞击痛；肩关节活动受限，主动及被动均受限。外旋受限最为典型。患者出现"外展扛肩"现象。肩周肌肉萎缩。

（四）辅助检查

X片用于排除骨刺。MRI和肌骨超声可以显示肩周软组织的损伤程度，具有重要的临床价值。

七、针刀治疗

（一）体表标志

1. 肩峰

2. 喙突

3. 肱骨大结节

4. 肱骨小结节

在肱骨头的外侧和前方各有隆起，分别称为大结节和小结节，两者之间的纵沟为结节间沟。上端与体交界处稍细，称外科颈，为较易发生骨折的部位。肱骨体中部外侧有一粗糙的隆起，称三角肌粗隆。在体的后面有自内上斜向外下的浅沟，称桡神经沟，有桡神经通过，故肱骨中部骨折可能伤及此神经。

5.肩胛冈

肩胛冈是位于肩胛骨背侧上1/3、分界肩胛上下窝的一条横行骨嵴，向内侧延伸至肩胛骨的内侧缘，扩大为扁平的三角形，向外移行为肩峰。

（二）针刀定点

1.肩关节囊

（1）肩前入路

选取喙突外下1.5cm（图11-29A）。

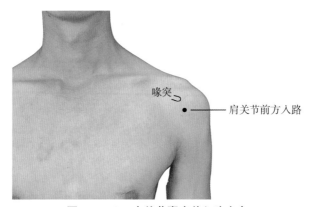

图11-29A 肩关节囊肩前入路定点

（2）肩后入路

选取肩峰后缘下凹陷处（图11-29B）

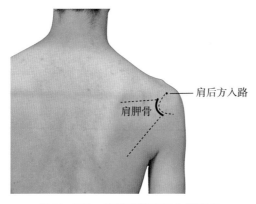

图11-29B 肩关节囊肩后入路定点

2.喙肱韧带

选取喙突外缘。

3.肱骨小结节（图11-30）

肩胛下肌的止点，其宽度约3cm。

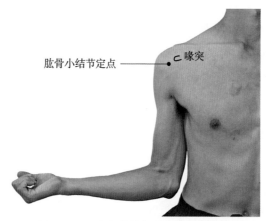

肱骨小结节定点 —————— 喙突

图11-30 喙突外缘与肱骨小结节定点

（三）患者体位

坐位，或侧卧位（患肩向上）。

（四）消毒与麻醉

常规消毒，铺无菌洞巾，0.5%利多卡因局部麻醉，每点注射1~2ml，注入麻药时，必须先回抽注射器确认无回血。

（五）针刀操作

1.肩关节囊针刀松解

（1）肩前入路操作

目的：松解前方关节囊挛缩。

方法：指切进针保护喙突下方的臂丛神经和血管。针刀头端到达关节囊后，穿刺阻力明显增加，常发出"咔嚓"声。向外侧倾斜针刀手柄，使针身与皮面呈60°，沿肩胛盂前下部分关节囊的附着区，做扇形连续切开和摆动松解。

（2）肩后入路操作

目的：松解后方关节囊挛缩。

方法：针刀头端到达后方关节囊后，向外侧倾斜针刀手柄，使针身与皮面呈60°，沿肩胛盂后方关节囊的附着区，做扇形连续切开和摆动松解。

2. 喙肱韧带针刀松解

目的：松解喙肱韧带增生挛缩。

方法：患肩主动内收，被动外旋，使喙肱韧带牵拉紧张。医生押手拇指扪及喙突，指尖顶住喙突外侧骨缘。沿指甲与喙突外侧缘的间隙进针。针刀头端抵达增生挛缩的喙肱韧带时，切割的阻力明显增大。沿喙突外侧缘连续切割3~5下，并做上下摆动剥离，以松解喙肱韧带与冈上肌腱和肩胛下肌腱的粘连。多数患者肩关节外旋即可得到改善。

3. 肱骨小结节针刀松解

目的：松解肩胛下肌腱周围的粘连。

方法：刀口线和上肢一致，快速破皮，探索进针刀，当针刀到达小结节骨面后，卧倒针身，使针刀在肩胛下肌腱与皮肤之间，扇形摆动剥离3~5下，松解损伤的肩胛下肌腱。

4. 关节腔液压扩张术

目的：以冰盐水灌注扩张挛缩的肩关节囊。

方法：关节腔液压扩张术可根据患者疼痛部位，选择穿刺点，如疼痛在肩前的，选择肩前喙突外下一横指垂直刺入，当触及肱骨头或关节盂，将针头稍向外拉出，再沿肱骨头或盂缘滑入关节间隙内；肩后方进针的具体操作方法为：患者取坐位，在肩峰、乳突及肱骨头所形成的肩部凹陷处做一标记为进针点。

笔者常先液压灌注扩张，再针刀扇形剥离松解关节囊。配药方案：2%利多卡因5ml+5℃ 0.9%氯化钠注射液15ml+曲安奈德10毫克，共计20ml。生理盐水可提前冷藏备用。单次注药20~40ml，1周1次，1疗程治疗5次。如液压扩张术后，患者肩关节功能明显改善，则不需要再进行液压扩张。

（六）术后处理

治疗结束，拔出针刀，局部压迫1~3分钟，确认无出血后，无菌敷料覆盖。

（七）疗程

1周治疗1次，5次为1个疗程。1个疗程未愈，休息14天后，可继续下一个疗程。

八、手法治疗

对于冻结肩的患者，通过推拿按摩手法治疗，可以有效地改善肩部肌肉的血液循环，增强肌肉的弹性。在按摩之后，结合中医正骨手法，可以使肩关节的粘连得到改善。初期活血止痛，后期松解粘连，滑利关节。首先用揉法、拿法、拨法等手法，放松患者肩部周围肌肉5~10分钟；取颈、肩、上肢穴位进行点穴治疗

5~10分钟；再用摇法，抖法逐步增加肩关节活动度5~10分钟。

九、康复训练

（一）摇肩练习

两下肢前后开立。健侧下肢伸直在前，患侧下肢伸直在后。前后方向摇动肩关节，摇动幅度由小到大，以不痛为度。15分钟/次，3次/天。

（二）摸高练习

面对墙壁，患肢沿墙壁缓慢向上举起，使患肢尽量触摸高处，然后缓慢向下放回原处，如此反复数次（触摸高度以不痛为度）。15分钟/次，3次/天。

（三）外旋练习

背靠墙而立，患肢握拳屈肘，患侧肘关节贴住胸壁，患肢外旋，尽量使拳背碰到墙壁。15分钟/次，3次/天。

十、注意事项

应慎用强力的牵拉和摇动手法，以免造成肩部软组织撕裂和骨折。注意肩部保暖。锻炼要适度，以不痛为度。

第五节　肩袖损伤

一、概述

肩袖是覆盖于肩关节前、上、后方之肩胛下肌腱、冈上肌腱、冈下肌腱、小圆肌腱的总称。这四块肌肉及肌腱因急性损伤、慢性过度使用或逐渐老化，发生部分或全部的损伤，即称为肩袖损伤。

本病常发生于40岁以上的重体力劳动者和反复肩关节极度外展的人群。肩袖损伤的保守治疗，包括适当休息、药物口服和外用等。损伤严重或肩袖撕裂者，保守治疗效果不好，常需要采用外科手术。

二、应用解剖

肩袖由冈上肌、冈下肌、肩胛下肌和小圆肌的肌腱组成。它们附着于肱骨头并在其周围形成一个套袖样结构。

冈上肌起于肩胛骨背面上部的冈上窝，位于肩胛冈上方，恰好在肱二头肌肌腱后侧，止于肱骨头外上侧的肱骨大结节。冈上肌在其止点近侧和肩峰下滑囊一起穿过肩峰和肱骨头之间的狭窄间隙，可使上臂外展、外旋。

冈下肌起于肩胛骨背面的冈下窝并止于肱骨头外侧（大结节），紧邻冈上肌止点后方，且两者的止点汇合，使下垂的上臂外旋。

小圆肌起于肩胛骨背面下方，和冈下肌汇合并止于肱骨头外侧（大结节），能外旋及内收上臂。

肩胛下肌是四块肩袖肌肉中最大的一块。起于肩胛下窝，止于肱骨头前部（小结节），悬吊肱骨头使上臂内旋。

肩袖损伤最常见的是冈上肌及其肌腱损伤。在肩关节反复外展时，冈上肌容易在大结节与肩峰之间受到夹击。

三、发病机制

肩袖肌腱，特别是冈上肌肌腱，容易受肩峰下撞击的影响，在影响肩部的主要疾病中占主导地位。肩袖肌腱病变几乎总是表现为冈上肌和（或）冈下肌肌腱的慢性损伤。

肩袖损伤的病因是多方面的。损伤机制多归于肌腱退化和微血管受损。因此，退行性病变和过度负荷均有可能造成肩袖损伤的发生。肩袖的低血供区导致肌腱容易发生退行性病变。过度负荷，尤其是需要上肢上举过头的运动和职业导致肩袖损伤的发生率更高。另外，肩关节创伤也是肩袖损伤的危险因素。

Neer将肩袖慢性损伤的病理过程分为3期（图11-31）。

1期：肌腱水肿和出血期。患者年龄往往<25岁，建议采取非手术治疗。

2期：肌腱纤维化和肌腱炎期。患者年龄多为25~40岁，建议非手术治疗为主。

3期：肩袖撕裂、肱二头肌肌腱断裂和骨性结构改变。患者年龄往往>40岁，建议外科手术治疗。

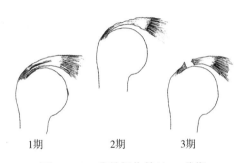

1期　　2期　　3期

图11-31　肩袖损伤的Neer分期

四、临床表现

（一）症状

肩袖损伤1~2期的患者常见肩部疼痛，举手过顶活动疼痛，夜间疼痛，尤其以患侧肩侧卧时。肩袖撕裂者除表现为肩部疼痛外，常见肩关节外展和上举无力。

（二）体征

肩袖损伤表现为肩部疼痛多位于三角肌处，上肢过顶运动和夜间时（可能是侧卧时患侧肩膀受压）疼痛加重。主动疼痛弧试验阳性，落臂试验阳性（不能平稳地控制肩内收），外旋无力，可判断肩袖撕裂。

五、影像学检查

（一）X线

肩部常规X线平片并不能显示肩袖肌腱的1~2期损伤。肩袖撕裂者X线片通常是正常的，但肩部前后位、侧位和出口位片对于评估大面积慢性肩袖撕裂具有一定价值。这些检查能显示肱骨头相对于关节盂和肩峰是否发生移位，从而有助于确诊。

（二）MRI

MRI可准确诊断肩袖全层撕裂以及部分撕裂。MRI通常可显示撕裂程度、肌腱回缩和肌肉萎缩，如冈上肌腱的关节面撕裂（图11-32），冈下肌腱的部分撕裂（图11-33），肩胛下肌腱止点撕裂伴水肿等（图11-34）。

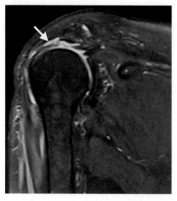

图11-32　肩关节MRI。箭头示冈上肌腱关节面层撕裂（冠状位）

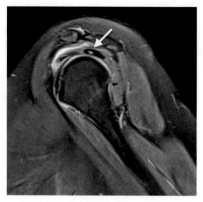

图11-33　肩关节MRI。箭头示冈下肌肌腱损伤（斜矢状位）

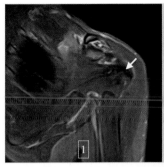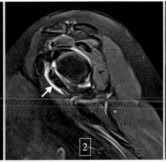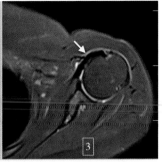

图11-34　肩关节MRI。箭头示肩胛下肌腱损伤①冠状位；②斜矢状位；③轴位

肩袖损伤通过MRI检查结果，还可以进行损伤的分级：

0级：正常。表现为均匀一致的低信号。

1级：T1WI或PDWI：线形或散在高信号，但形态正常。

2级：T1WI或PDWI：高信号。肩袖变细或不规则。

3级：T2WI：高信号涉及整个肌腱，肌腱连续性中断。

（三）肌骨超声

　　根据撕裂的程度，可分为部分撕裂（图11-35）和全层撕裂（图11-36）。部分撕裂主要表现为肌腱局部纤维断裂，呈局限性无回声或低回声。根据受累部位可进一步分为关节侧撕裂（图11-37）、肌腱内撕裂（图11-38）及滑囊侧撕裂（图11-39）。全层撕裂主要表现为自关节侧至滑囊侧的肌腱纤维连续性中断，断端回缩，呈低回声或无回声区。在损伤的肌腱和肌腹移行处，还可以发现肌束膜增厚挛缩（图图11-40）。

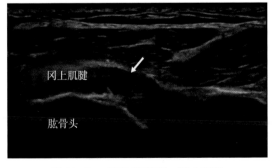

图11-35　肩关节超声。冈上肌腱
部分撕裂（白色箭头）

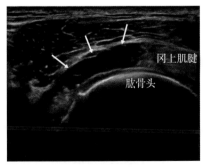

图11-36　肩关节超声。冈上肌腱
全层撕裂（三箭头）

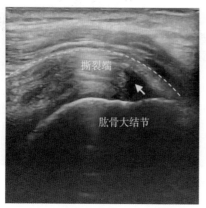

图 11-37　肩关节超声。冈上肌腱关节
面止点撕裂。箭头为肌腱断端

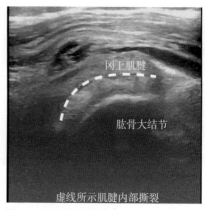

图 11-38　肩关节超声。冈上肌腱中间
层的撕裂。虚线为肌腱裂隙

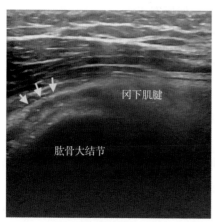

图 11-39　肩关节超声。箭头所示冈
下肌肌腱滑囊侧撕裂

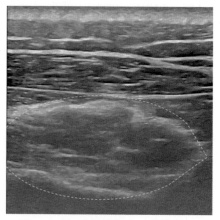

图 11-40　肩关节超声。虚线所示冈
下肌肌束膜增厚挛缩

六、诊断依据

（一）病史

有肩部外伤或慢性劳损史。

（二）症状

患侧上肢上举外展受限，伴有肩痛，夜间痛。肩袖撕裂者可见肩关节活动无力。

（三）体征

1. 冈上肌损伤

患侧疼痛弧、落臂试验和空杯试验阳性。

2. 冈下肌、小圆肌损伤

（1）中立位外旋抗阻试验（图11-41）

检查方法：患者取站立位或坐位。双侧肩关节保持中立位，肘关节屈曲90°，双侧手心相对。检查者立于患者的身后或前方，把双手掌置于患者双手的背侧。嘱患者抵抗检查者的双手，做肩关节外旋动作。出现疼痛或肌力减弱，提示冈下肌有病变。

临床意义：阳性提示冈下肌的损伤。

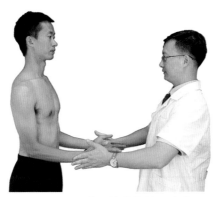

图11-41 中立位外旋抗阻试验

（2）吹号手征（图11-42）

检查方法：用患侧的手触摸自己的口，肘部高于手部为阳性。正常做吹号姿势时，需要一定程度的肩关节外旋。患者为了能接触到口部，首先将肘部抬高到90°以上的水平，这样患侧上肢通过一定限度的内旋，手部才能触碰到口部。因这个姿势像吹号角的样子而得名。

临床意义：冈下肌和小圆肌的功能障碍导致肩关节外旋受限。

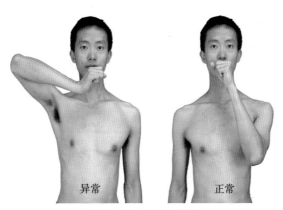

异常　　　　正常

图11-42 吹号手征

3. 肩胛下肌损伤

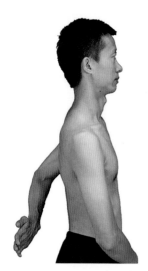

肩关节前方疼痛，肩关节内收、内旋疼痛，患肢后伸运动时疼痛加剧。肩胛下肌止点肱骨小结节处有压痛和钝厚感。

（1）抬离试验（图11-43）

检查方法：患者将手背置于下背部，手心向后。然后嘱患者将手抬离背部，必要时适当给予阻力，肩胛下肌损伤者不能完成该动作。

临床意义：抬离试验是肩胛下肌损伤的特异性体征。

（2）内旋衰减试验（图11-44）

检查方法：将手置于下背部，屈肘约90°，手心向后。检查者将患者的手和前臂向后拉，观察手背远离背部的最大距离，嘱患者自行保持该位置。患肩无力保持者为阳性。提示肩胛下肌受损。

图11- 43　抬离试验

临床意义：评估肩胛下肌功能不全的主要方法之一。

（3）压腹试验（图11-45）

检查方法：患者站位，肘关节屈曲，前臂贴于腹部，手腕保持伸直，臂部对腹部施加压力。压腹试验时腕部屈曲，肘部偏向后外侧为阳性。

临床意义：肩胛下肌损伤，内旋功能受损，肘部在背阔肌和大圆肌作用下偏向后外侧。压腹试验评估肩胛下肌上部分，抬离试验评估肩胛下肌下部分。

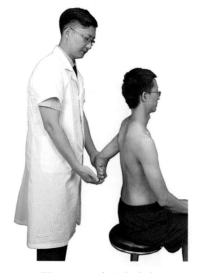

图11-44　内旋衰减试验

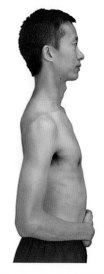

图11-45　压腹试验

（4）熊抱试验（图11-46）

检查方法：患者患侧前臂交于胸前，手搭于对侧肩上，手指伸直以防患者用手抓住肩部，同时肘部置于胸前而不与胸部接触。检查者施加垂直于前臂外旋的力量，尝试将患者的手抬离肩部。手不能保持在肩部，或内旋力量减弱伴疼痛为阳性。

临床意义：熊抱试验是检查肩胛下肌损伤的试验。

（四）辅助检查

MRI和肌骨超声可明确诊断。2~3期的患者，可出现外周血白细胞增多，部分患者CRP增高。

七、针刀治疗

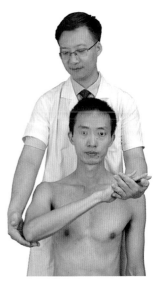

图 11-46　熊抱试验

（一）体表标志

详见《冻结肩》，此处不再赘述。

（二）针刀定点

1. 肱骨大结节

从上而下，依次为冈上肌腱附着点、冈下肌腱附着点、小圆肌腱附着点。

2. 肱骨小结节

肩胛下肌腱附着点。

3. 肩峰下滑囊

上述针刀定点示意图，可以参照（肩峰撞击综合征）（钙化性肩袖肌腱炎）的定点示意图。此处不再赘述。

（三）患者体位

1. 肱骨大结节点操作体位

患者采用坐位，患侧手掌插于腰间，或背在后背。通过这个动作，使肱骨大结节上附着的冈上肌腱、冈下肌腱和小圆肌腱，充分暴露在肩关节前方。

2. 肱骨小结节点操作体位

患者坐位。肩关节内收，屈肘90°，被动外旋至极限位，可充分暴露肩胛下肌腱。

（四）消毒与麻醉

常规消毒，铺无菌洞巾，戴无菌手套。每个治疗点注射含有曲安奈德注射液的局麻药2~5ml，可减轻肌腱损伤导致的炎性渗出，缓解临床症状。

（五）针刀操作

1. 肱骨大结节点针刀操作

目的：依次松解冈上肌腱、冈下肌腱、小圆肌腱与滑囊面的粘连，改善局部微循环。

方法：术者押手拇指指腹摁住大结节处附着肌腱的损伤病灶。此时，术者手下有粘连挛缩感，皮肤与深层组织有粘连滞涩，患者则有明显的疼痛感。术者刺手持针刀。刀口线和上肢一致，快速破皮，缓慢探索进针刀。当针刀到达大结节骨面肌腱止点后，卧倒针刀与皮肤呈15°。在皮肤与肌腱之间，做扇形剥离松解，依次解除冈上肌腱、冈下肌腱、小圆肌腱与周围组织的粘连。注意多摆动松解，少切割。然后，缓慢探索肌腱的损伤病灶，刀口线与肌腱走行平行，做连续点刺3~5下，出针。

2. 肱骨小结节点操作

目的：松解冈下肌腱与滑囊面的粘连，改善局部微循环。

方法：术者押手食指腹摁住小结节处附着肩胛下肌腱的损伤病灶。此时，术者手下有粘连挛缩感，皮肤与深层组织有粘连滞涩，患者则有明显的疼痛感。术者刺手持针刀。刀口线和上肢一致，快速破皮，缓慢探索进针刀。当针刀到达小结节骨面肌腱止点后，卧倒针刀，使针尖朝向近心端，针身与皮肤呈15°。术者摆动针刀，在皮肤与肌腱之间，做扇形剥离松解，依次解除肩胛下肌腱与周围组织的粘连。注意多摆动松解，少切割。然后，缓慢探索肌腱的损伤病灶，刀口线与肌腱走行平行，做连续点刺3~5下，出针。

3. 肩峰下滑囊剥离松解针刀操作

目的：松解肩峰下滑囊，消除滑囊炎症，减轻对肩袖的刺激。

方法：从肩峰前下缘，肩峰与肱骨头之间的间隙，沿肩峰骨面下缘进入肩峰下滑囊，行扇形通透剥离3~5下。冈上肌腱损伤的患者此间隙往往变小，难以进针。可在助手帮助下操作，助手握持患侧上肢，保持中立位，向足端用力牵拉，可以增大此间隙。此外，在肌腱损伤病灶针刀治疗后，可以在每个治疗点注射玻璃酸钠1ml，能起到润滑和营养肌腱的作用。

（六）术后处理

治疗结束，拔出针刀，局部压迫1~3分钟，确认无出血后，无菌敷料覆盖。

（七）疗程

1周治疗1次。5次为1个疗程。

八、手法治疗

患者坐位。

第一步，拿捏松解患侧肩部肌肉5分钟。

第二步，用一指禅法点按穴位（肩髃、肩贞、肩髎、臂臑、曲池），力度以患者感觉微痛即可，每个穴位各1分钟。

第三步，在颈根部至臂臑处做来回滚法操作5分钟。

第四步，手臂过顶被动牵引。

患者取平卧位，术者坐于其患侧方，嘱患者患侧肩部完全放松，术者用一手抓握其患侧肩关节上部，另一手抓握患侧腕部并上举至患者痛点处停止，保持患侧前臂伸直，其后在向上的方向施加一定的力度牵引患者手臂。强度以能耐受，且循序渐进为原则。手法有节奏，持续30秒至1分钟，共5分钟。

九、康复训练

在不造成疼痛的前提下，对肩关节进行主动助力式活动及被动式活动；随着时间延长，逐渐扩大肩关节训练活动范围，对肌力加强练习；最后进行阻抗能力训练，最大程度恢复上肢运动功能。

十、注意事项

肩袖损伤急性期应注意充分休息，上肢三角肌悬吊。加强健侧肩部肌肉的锻炼。患侧上肢应避免过度负重，搬提重物等，避免加重肩袖肌腱的损伤。对于明确肩袖撕裂的患者，应积极采取手术修补。

第十二章　肘部疼痛

第一节　肱骨外上髁炎

一、概述

肱骨外上髁炎，又称为外侧肘肌腱病，是伸肌总腱起始部的损伤或撕裂所产生的无菌性炎症。

由于外上髁附着或走行的肌腱部分轻微撕脱损伤及骨膜炎症性反应引起，进而持续性过度使用或不当使用前臂的伸肌，使得继发性的炎症变成慢性炎症。也称为网球肘。肱骨外上髁炎常发生于前臂反复运动的人，如反复抓握东西（挥手动作）或高扭力的腕部活动，或过多的家务劳动。若诊断明确，针刀疗效可靠。

二、应用解剖

肱骨外上髁处骨膜和深筋膜紧密结合，6块前臂后群浅层肌以伸肌总腱共同起止此处，肌肉排列由内向外依次是桡侧腕长伸肌，桡侧腕短伸肌，指总伸肌，小指固有伸肌，尺侧腕伸肌和肘肌。这些肌肉受桡神经支配，主要功能是伸腕，伸指，还参与伸肘关节，内收及外展腕关节的功能活动。

三、发病机制

当前臂肌群主动收缩或被动牵拉时，导致肌腱附着处受到拉应力，如果应力过大或过于频繁，就会造成肌腱与筋膜的损伤，使局部出现充血、水肿、渗出等损伤性炎症反应，也可有部分肌腱，深筋膜纤维的撕裂或者断裂。

病变范围的大小因人而异，有些局限在肱骨外上髁尖部，有些则在肱骨外上髁与桡骨小头之间。病变的组织以伸肌总腱、旋后肌为主，也可累及肱桡肌、桡神经分支、肱桡关节滑囊等。

四、临床表现

（一）症状

多数患者起病缓慢，逐渐出现肘关节外侧疼痛，尤其是在用力抓握或端提重物时疼痛明显。病情重者，拧毛巾、洗澡都困难。少数患者可累及上臂与前臂。

（二）体征

一般在肱骨外上髁处有明显压痛点，压痛可以沿着伸肌总腱方向扩撒，局部皮肤无红肿，肘关节活动无明显受限，有一部分患者的压痛在肱骨外上髁与桡骨之间。

（三）特殊检查

前臂伸肌腱牵拉试验：前臂稍弯曲，手半握拳，腕关节尽量屈曲，然后将前臂完全旋前，再将肘伸直。如在肘伸直时，肱桡关节外侧发生疼痛，即为阳性，也称Mills征阳性（图12-1）。

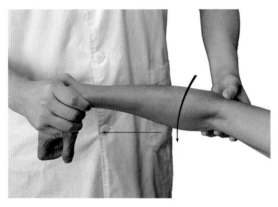

图12-1　Mills试验

伸肌紧张试验：患者握拳屈曲，在检查者将受压于患者手指背侧作对抗的情况下，患者用力伸指、伸腕、发生肘外侧疼痛为阳性（图12-2）。

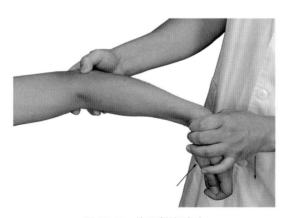

图12-2　伸肌紧张试验

五、影像学检查

（一）X线与MRI检查

肘部疼痛的患者应常规行X线检查，以排除关节内游离体或其他骨科疾病。如果怀疑关节不稳或者肱骨外上髁炎，就需要行肘关节MRI检查。MRI T1WI相：肱骨外上髁伸肌总腱起始处增厚，呈中等或高信号；肱骨外上髁伸肌总腱增厚，尺侧副韧带中等信号。有时肱骨外上髁周围可见低信号游离体和骨折线。T2WI相：肱骨外上髁伸肌总腱起始处高信号（图12-3），腕桡短伸肌呈高信号。

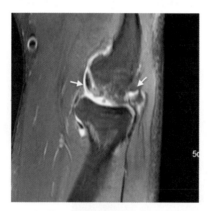

图12-3　肘关节MRI。T2WI相箭头所示肱骨外上髁伸肌总腱附着处损伤，关节腔积液

（二）肌骨超声

超声扫查，可以发现伸肌总腱肱骨外上髁附着处肿胀（伸肌总腱厚度>4.2mm）、回声减低，有时肌腱内伴强回声钙化灶，周围脂肪回声增强，边缘模糊，附着处骨皮质不规则，彩色或能量多普勒其内可见较丰富血流信号（图12-4）。

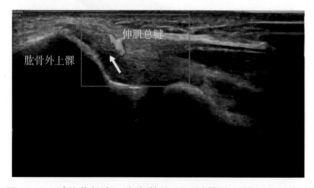

图12-4　肘关节超声。白色箭头所示肱骨外上髁处血流丰富

六、诊断依据

（一）病史

肘关节的慢性劳损史。

（二）症状

肘关节外侧疼痛，尤其是在用力抓握或端提重物时，疼痛明显。

（三）体征

肱骨外上髁处或肌腱走行区有明显压痛点。

（四）特殊检查

伸肌总腱牵拉试验或伸肌紧张试验阳性。

七、针刀治疗

（一）体表标志

肱骨外上髁在上臂远端外侧，屈肘时明显的骨性隆起，前臂旋转时不动的即是。

（二）针刀定点（图12-5）

1.肱骨外上髁下缘
伸肌总腱走行区压痛点。

2.桡骨小头
肱骨外上髁向远端2cm附近的压痛点。

3.肱桡关节间隙
肱桡关节间隙为桡侧副韧带所覆盖，上端止于肱骨外上髁，下端呈扇形分三束分别止于尺骨桡切迹和尺骨鹰嘴外侧缘。沿着间隙找阳性点，一般定3~5个点。

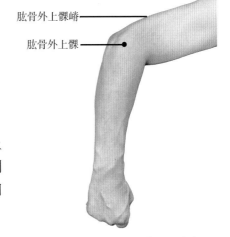

肱骨外上髁嵴
肱骨外上髁

图12-5　肱骨外上髁炎针刀定点

（三）患者体位

坐位，或仰卧位，肘关节微屈，置于治疗床。

（四）消毒与麻醉

常规消毒，铺无菌洞巾，戴无菌手套。用0.5%的利多卡因进行局部麻醉。

（五）针刀操作

目的：松解紧张的伸肌及肌腱，肱桡关节关节囊减压减张，改善局部循环。

方法：

1. 伸肌总腱损伤的针刀操作

针刀垂直于皮肤进针，刀口线与前臂伸肌总腱平行。依次经过皮肤、皮下组织、深筋膜、肌腱，抵达骨面后，沿肌腱的走行，给予摆动剥离松解。

2. 桡骨小头的针刀操作

垂直于皮肤进针刀，刀口线与前臂肌纤维走行方向平行。针刀依次经皮肤、皮下（浅筋膜）、深筋膜、伸肌总腱、旋后肌、环状韧带、关节囊（肱桡关节囊），最后抵达桡骨小头。给予摆动剥离松解桡骨小头附近的损伤。

3. 肱桡关节间隙的针刀操作

刀口线与肌腱平行，横向纵切，有落空感即可。

（六）术后处理

治疗结束，拔出针刀，局部压迫1~3分钟，确认无出血后，无菌敷料覆盖，并以弹力绷带加压包扎。

（七）疗程

1周治疗1次。3次为1个疗程。

八、手法治疗

患者正坐，以右侧肱骨外上髁炎为例。医生站于患者右侧，右手持腕使患者右前臂旋后位，左手用屈曲的拇指端压于肱骨外上髁前方，其他四指放于肘关节内侧。以右手逐渐屈曲患者肘关节至最大限度，左手拇指用力按压患者肱骨外上髁前方，然后再伸直肘关节。同时，术者左手拇指推至患肢桡骨头前面，沿桡骨头前外缘向后弹拨腕伸肌起点，如此反复5~10次。

九、康复训练

术后可行前臂伸直位腕前屈抗阻拉伸与激活康复训练，也可局部热敷。

十、注意事项

患处3个月内曾神经阻滞治疗者，不宜针刀治疗。针刀时切忌过度切割，防止伤及桡神经和伸肌腱。患侧肢体避免端提重物、拧毛巾等加重伸肌负担的动作。

部分患者在治疗后会出现短暂的一过性疼痛加重现象，为正常术后反应。局部可以冷敷或者口服非甾体消炎药对症处理。

第二节　肱骨内上髁炎

一、概述

肱骨内上髁炎，又称为内侧肘肌腱病，或高尔夫球肘、学生肘，是由于前臂的屈肌肌腱受到反复性微创伤而引起的。

肱骨内上髁炎好发于经常反复屈曲肘关节的人群，如建筑工人，提携重物的家庭妇女，打高尔夫球者。针刀治疗本病能直达病所，有确切疗效。

二、应用解剖

肘关节内侧最突出的骨突即为肱骨内上髁。肱骨内上髁为前臂屈肌总腱的附着点，包括桡侧腕屈肌、掌长肌、尺侧腕屈肌肱头、指浅屈肌肱尺头和旋前圆肌肱头。尺侧副韧带的上方亦起自肱骨内上髁的前面及下面。在肱骨内上髁的内后方有一明显的沟，称为尺神经沟，其与弓状韧带围成一个骨纤维管，称为肘管。内有尺神经以及伴行的尺侧上副动、静脉通过。

三、发病机制

该疾病最初是由位于旋前圆肌、桡侧腕屈肌、尺侧腕屈肌和掌骨长肌的起点处发生微撕脱性损伤导致的，进而持续性过度或不当使用前臂屈肌，使继发性炎症变为慢性炎症。

肱骨内上髁炎的疼痛常见于桡侧腕屈肌、尺侧腕屈肌和旋前圆肌的肱骨头端的屈肌总键，附着于肱骨内上髁，较少见于鹰嘴内侧的尺侧腕屈肌的尺骨头端。

四、临床表现

（一）症状

肱骨内上髁持续性疼痛，主动屈曲腕部时疼痛加重。患者握住杯子或者使用铁锤或者螺丝刀会出现肘部内侧疼痛。

（二）体征

肘部活动范围正常，但是患侧的抓握能力减弱。肱骨内上髁或其正下方屈肌肌腱走行区有压痛。屈肌腱走行区内可触及带状增厚。

屈腕抗阻试验阳性：固定患者的前臂，让患者握紧拳头主动屈曲腕部，然后检查者试着用力将患者的腕部伸展，若出现疼痛，则要高度怀疑高尔夫球肘（图12-6）。

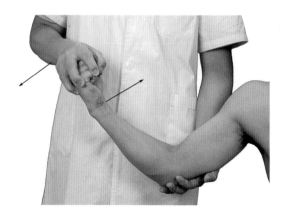

图12-6　屈腕抗阻试验

五、影像学检查

（一）X线

对于所有表现肘部疼痛的患者都应该常规行X线检查。

（二）肌骨超声

超声扫查，肱骨内上髁屈肌总腱附着处肿胀增厚（左图），回声减低、不均，内部正常纤维结构消失，可见点状强回声钙化，能量多普勒显示其内可见较丰富血流信号（右图）（图12-7）。

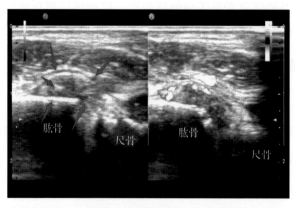

图12-7　肘关节超声。左图箭头示肌腱肿胀，右图能量多普勒显示血流信号

六、诊断依据

（一）病史

长期肘部劳损史。

（二）症状

肱骨内上髁持续性疼痛，主动屈曲腕部时疼痛加重。

（三）体征

在肱骨内上髁或者其正下方沿着屈肌肌腱走行区有压痛。屈腕抗阻试验阳性。

七、针刀治疗

（一）体表标志

肱骨内上髁肘关节内侧最突出的骨点即为肱骨内上髁。

（二）针刀定点

肱骨内上髁明显压痛点，屈肌走行区条索样病变点（图12-8）。

（三）患者体位

仰卧位，肩外展90°，屈肘90°，前臂置于床边。或侧卧位，患侧上肢靠床面，屈肘。

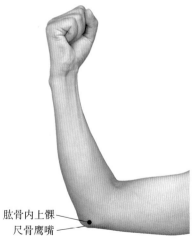

肱骨内上髁
尺骨鹰嘴

图12-8　肱骨内上髁炎针刀定点

（四）消毒与麻醉

常规消毒，铺无菌洞巾，戴无菌手套。每个点注射0.5%利多卡因1~2ml，进行局部麻醉。

（五）针刀操作

目的：松解紧张的屈肌及肌腱，改善局部循环，以缓解疼痛。

方法：押手拇指固定以肱骨内上髁为中心的皮肤，刺手持针刀，针刀刀口线与皮肤垂直，与肌纤维走行方向一致，快速破皮，依次穿透皮肤、皮下、深筋膜，抵达屈肌肌腱表面，疏通剥离紧张的肌腱3~5下。在屈肌走行区压痛点的治疗，如果条索或硬结紧张明显，可调转刀头90°，切割2~3下。

（六）术后处理

治疗结束，拔出针刀，局部压迫1~3分钟，确认无出血后，无菌敷料覆盖，并以弹力绷带加压包扎。

（七）疗程

1周治疗1次，3次为1个疗程。

八、手法治疗

患者取仰卧位或坐位，医生以拇指沿桡骨小头环状关节面弹拨5~10下，可配合前臂的旋前、旋后运动。

九、康复训练

术后24小时，可行前臂伸直位腕背屈抗阻拉伸与激活康复训练。

十、注意事项

嘱患者勿端提重物，勿做剧烈的前臂旋转及屈腕动作。针刀操作勿进入尺神经沟，以免损伤尺神经。

第三节　肘管综合征

一、概述

肘管综合征，是尺神经在肘尺管内被卡压为临床表现的综合征。

肘管综合征发病率较高，仅次于腕管综合征。因肘管附着的肌腱损伤压迫尺神经所致，或因肘部创伤性关节炎而出现尺神经受压。尺侧腕屈肌腱两个头之间的纤维束紧张，致使尺神经被卡压；肘关节骨折肘外翻畸形，尺神经受牵拉，或骨折复位不良，肘管内骨质不平，尺神经受到磨损；肘管内的血管瘤、腱鞘囊肿等占位病变；骨性关节炎，类风湿关节炎等都可以产生并发肘管综合征。

针刀治疗疗效确切。但卡压日久，神经发生变性者，需要外科手术治疗。

二、应用解剖

在肱骨内上髁与尺骨鹰嘴之间，有一弧形窄而深的骨沟，深筋膜横架于上，形成一骨性纤维鞘管，即尺神经沟，也称肘尺管（图12-9）。

弓状韧带为一纤维带，是前臂深筋膜的直接延续，起于肱骨内侧髁，止于尺侧腕屈肌腱膜和尺骨鹰嘴尖。其纤维的方向大致与尺侧腕屈肌筋膜垂直，长度约1.5cm，宽度约1cm。管内为尺神经及尺侧上副动静脉。

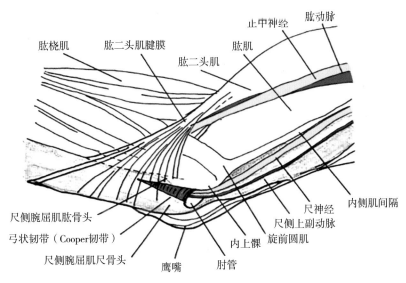

图12-9　肘尺管解剖示意图

三、发病机制

各种不良因素致使尺侧腕屈肌腱紧张，尺侧腕屈肌腱近端的肱骨头和尺骨头之间的腱弓，正好位于尺神经的前方，此腱弓反复被牵拉变性增厚则压迫尺神经。

骨外伤、肿瘤、囊肿等各种原因致使肘管内压力增高，可减慢或中断神经的轴浆运输，使神经束膜水肿。神经受到持续压迫时，可进一步导致神经内膜水肿，神经纤维发生病变。

四、临床表现

（一）症状

患者早期症状为前臂尺侧及无名指、小指、小鱼际区麻木或疼痛。疼痛呈针刺样或刀割样。随着病情的进展，逐渐出现手指无力、精细运动能力差、感觉减退。严重者小鱼际肌及骨间肌萎缩，甚者出现爪形指畸形。

（二）体征

尺神经支配区感觉减退，肘管区压痛；肌力减退，手的握力和捏力均减退，精细动作受影响；肌肉萎缩，严重者小鱼际肌及骨间肌萎缩，出现爪形指畸形。

（三）特殊检查

尺神经Tinel征：叩击肘尺管区域，出现放射性的小指麻木感。

屈肘试验：患者上肢自然下垂，检查侧上肢屈曲120°，保持3分钟出现或加剧尺侧一个半手指麻木或异常感者为阳性。

夹纸试验阳性：让患者环指和小指夹一张纸，手指必须完全伸直，夹紧纸并予以逐渐加强的对抗力，若所夹纸片很容易被抽出，该试验为阳性。

五、影像学检查

（一）X线

肘部X线片可显示是否存在移位骨块或异常骨化等，并用于排除肘部肿瘤、骨折等其他原因引起的尺神经卡压。

（二）肌电图检查

肌电图可明确判断尺神经损伤。

（三）肌骨超声

超声可显示尺神经局部受压变细（图12-10），神经近端增粗（图12-11）。超声检查可显示引起尺神经卡压的某些病因，如骨质增生、滑膜炎、占位性病变等。

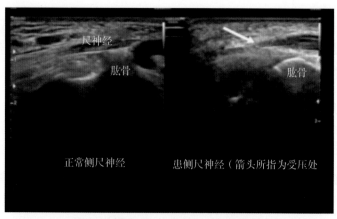

图12-10 肘关节超声。箭头所示尺神经受压，局部变细

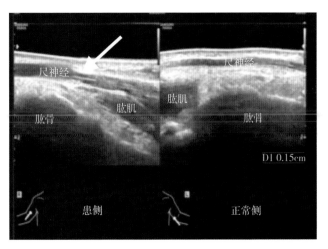

图 12-11 肘关节超声。箭头所示患侧尺神经受压，近端增粗

六、诊断依据

（一）病史

有肘关节骨折病史或劳损病史。

（二）症状

前臂尺侧及无名指、小指、小鱼际区麻木或疼痛。

（三）体征

尺神经支配区感觉减退，肘管区压痛；肌力减退；肌肉萎缩，出现爪形指畸形。

（四）特殊检查

尺神经 Tinel 征、屈肘试验、夹纸试验阳性。

（五）辅助检查

超声可显示尺神经局部受压，还可显示肘关节骨质增生、滑膜炎和占位性病变等。

七、针刀治疗

（一）体表标志

1. 肱骨内上髁

位于肱骨下端内侧，大而突出，屈肘可清楚触及。

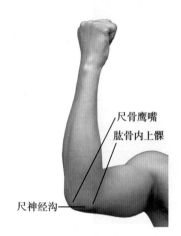

图 12-12　肘管综合征的针刀定点

2. 尺骨鹰嘴

尺骨最上部的尖端，屈肘最明显。

（二）针刀定点

肱骨内上髁弓状韧带点和尺骨鹰嘴弓状韧带点（图 12-12）。

嘱患者平卧，屈肘 90°，前臂旋后，手心向上，肱骨内上髁的下缘压痛点为肱骨内上髁弓状韧带点，鹰嘴内上缘压痛点为尺骨鹰嘴弓状韧带点。

（三）患者体位

仰卧位，肩外展 90°，屈肘 90°，前臂置于床边。或侧卧位，患侧上肢靠床面，屈肘。

（四）消毒与麻醉

常规消毒，铺无菌洞巾，戴无菌手套。用 0.5% 的利多卡因进行局部麻醉。

（五）针刀操作

目的：松解紧张的弓状韧带，解除尺神经的卡压。

方法：医生以押手拇指用力压在治疗点上。刺手持针刀，刀口线与尺神经沟长轴平行，刀体与皮面垂直加压、刺入。针刀依次通过皮肤、皮下组织，到达肱骨内上髁或尺骨鹰嘴骨面，行点状扇形提插切割 3~5 下，并做纵行疏通，针刀下有松动感后退出针刀。操作时宜轻柔缓和，不可偏离骨面，以免损伤神经和血管（图 12-13）。

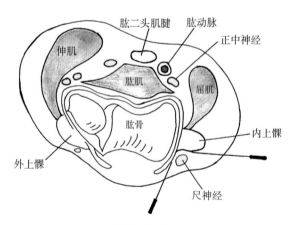

图 12-13　肘管综合征针刀松解示意图

（六）术后处理

治疗结束，拔出针刀，局部压迫1~3分钟，确认无出血后，无菌敷料覆盖。

（七）疗程

1周治疗1次，3次为1个疗程。

八、手法治疗

针刀松解术毕，患者坐位，做被动屈伸活动3~5次。

九、康复训练

术后24小时，可行前臂伸直位，腕前屈抗阻拉伸与激活康复训练，也可局部热敷。

十、注意事项

熟练掌握体表定位，准确定出肱骨内上髁及尺骨鹰嘴内侧缘这两点。严格保持刀口线的方向与尺神经的走行方向一致。针刀操作宜缓慢进行，切记粗暴切割。

第十三章　手腕疼痛

第一节　屈指肌腱狭窄性腱鞘炎

一、概述

屈指肌腱狭窄性腱鞘炎，是由于肌腱与腱鞘反复摩擦，局部渗出、增生、纤维化等，导致腱鞘增厚粘连，肌腱增生肿大，从而出现手指屈伸受限，局部压痛等症状。当肿大的肌腱通过狭窄鞘管隧道时，出现弹拨动作和响声，故又称扳机指或弹响指。

本病为临床的常见病，可发生于任何年龄。多见于40岁以上手工劳动者，及频繁使用手机者，女性多于男性。拇指的发病率最高，食指及中指次之。

外科开放手术创伤大，恢复时间长，容易遗留瘢痕。针刀治疗创伤小，不遗留瘢痕，多数情况几分钟就能彻底解除卡压症状。

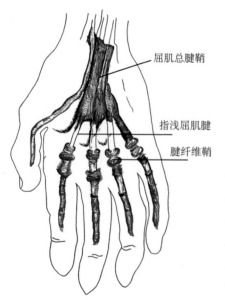

图13-1　屈指肌腱腱鞘示意图

（图中标注：屈肌总腱鞘、指浅屈肌腱、腱纤维鞘）

二、应用解剖

屈指肌腱腱鞘是套在指浅屈肌腱和指深屈肌腱表面的鞘管，其作用是使肌腱固定于一定位置，并减少肌腱与骨面之间的摩擦（图13-1）。

屈指肌腱腱鞘由腱纤维鞘及滑膜鞘组成。腱纤维鞘位于外层，为掌侧深筋膜增厚所形成，附着于指骨关节囊的两侧，具有固定肌腱的作用，并在运动时起到滑车的作用。滑膜鞘位于腱纤维鞘内，是包绕在肌腱周围的双层套管状的滑液鞘，分脏层和壁层。脏层包绕在肌腱的表面，壁层紧贴在腱纤维鞘的内侧面。滑膜鞘的两层之间含有少量滑液，起保护、润滑和营养肌腱的作用。

在内、外层滑膜转折部，其间的结缔组织、血管、神经和淋巴管一起，在贴骨面的一侧相互移行形成滑膜皱襞——腱纽，是滑膜肌腱与周围组织之间的重要联系通道。指神经和指动脉走行于手指的两侧（图13-2）。

手指运动时，为防止肌腱像弓弦样弹起，或向两侧滑移，在跨越关节处，腱纤维鞘增厚将肌腱约束在骨面上。增厚的腱纤维鞘在腱鞘与指骨之间形成了弹性极小的骨纤维管，尤其在掌指关节处增厚最明显，称为环状韧带。

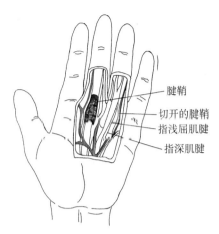

腱鞘
切开的腱鞘
指浅屈肌腱
指深肌腱

图13-2　腱鞘与指动脉的走行关系图

三、发病机制

（一）炎性狭窄

肌腱与腱鞘过度摩擦，使局部腱鞘充血、水肿、增厚，从而造成腱鞘局部狭窄，卡压肌腱。

（二）骨性狭窄

腱鞘和指骨形成弹性极小的"骨-纤维隧道"。病变局部的骨性突起增加肌腱与骨的摩擦，造成局部腱鞘、骨膜充血水肿，形成骨性狭窄。

（三）先天狭窄

胎儿期腱鞘透明变性增厚、拇长屈肌腱外形畸变、籽骨肥大、肌腱表面结节性软骨样变。

四、临床表现

（一）症状

早期，掌指关节掌侧疼痛，晨起或着凉后加重，活动后好转。随病情发展，手掌处疼痛加重，向手指远端及腕部放射，屈伸明显受限，甚至出现弹响和绞索现象。

（二）体征

手掌侧腱鞘处，可摸到痛性结节。手指屈伸时，可感到硬结在滑动，局部压痛明显。如已有腱鞘狭窄，手指屈伸时发生板机或弹响。严重者，手指绞索于屈曲位不能伸直，或绞索于伸直位不能屈曲。

五、影像学检查

（一）X线

一般无明显改变。

（二）肌骨超声

病变处腱鞘增厚（图13-3），回声不均或减低，腱鞘滑膜层薄层液性暗区，肌腱膨胀增粗、滑车处肌腱被挤压变细（图13-4），腱鞘局部血流信号增多（图13-5）。

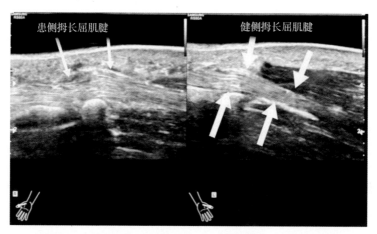

图13-3　手部超声。左图箭头所示腱鞘增厚，边缘不规则

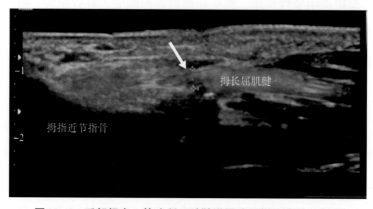

图13-4　手部超声。箭头所示腱鞘增厚致局部肌腱受压变窄

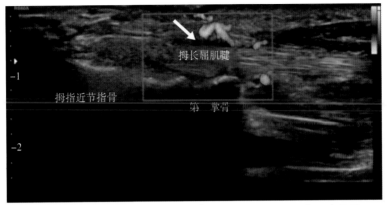

拇长屈肌腱

拇指近节指骨　　　　　第　掌骨

图13-5　手部超声。箭头所示为增厚的腱鞘内可见丰富血流信号

六、诊断依据

（一）临床诊断

1. 病史
既往有手指损伤史或劳损史。

2. 症状
早期为掌指关节掌侧附近局限性疼痛，渐渐出现弹响，逐渐发展为手指交锁现象。

3. 体征
掌指关节掌侧附近触及硬结，压痛，手指屈伸出现弹响或绞锁。

4. 辅助检查
肌骨超声能发现腱鞘增厚，伴肌腱受压的表现。

（二）临床分期

根据有无卡压体征，可以分为三期。

早期（炎性渗出期）：掌指关节部疼痛，屈伸不利，无明显卡压。

中期（鞘管狭窄期）：患指掌指关节部疼痛，活动时反复发作弹响，可扪及结节状物滑动及弹跳感，偶有关节交锁，或需外力才能完成手指屈伸。

后期（弹性固定期）：局部疼痛较轻，手指固定于伸直位或屈曲位，主动及被动活动均受限。

七、针刀治疗

早期患者给予局部抗炎镇痛及中药外洗。中期和后期的患者，适宜针刀治疗。

针刀切割松解狭窄的腱鞘，即可治疗手指屈伸活动受限。

（一）体表标志

1. 拇指屈肌腱

以拇指根横纹中点为标志，可以触及拇指的两个籽骨。腱鞘位于两个籽骨之间。

2. 第2~5指屈肌腱

掌远纹尺侧端与掌中纹桡侧端的连线，为第2指至第5指掌关节的投影，也是屈指肌腱腱鞘的体表投影区。

3. 屈指肌腱走行路线

手指指根横纹中点与腕远侧横纹中点的连线，为第2指至第4指肌腱的走行路线（图13-6）。

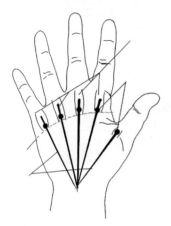

图13-6 屈指肌腱腱鞘体表标志

（二）针刀定点

1. 拇指屈肌腱腱鞘炎针刀定点

定点：在两籽骨之间（图13-7）。

2. 第2~5指屈肌腱腱鞘炎针刀定点

定点：腱鞘增生的硬结正中（图13-8）。

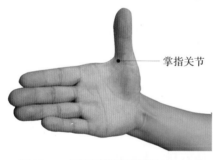

图13-7 拇指屈肌腱腱鞘炎针刀定点

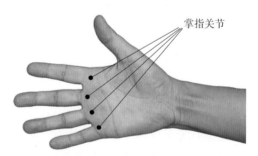

图13-8 第2指至第5指屈肌腱腱鞘炎针刀定点

（三）患者体位

患者采用仰卧位，上肢自然放于身体两侧，患侧手心向上。

（四）消毒与麻醉

常规消毒，铺无菌洞巾，戴无菌手套。从腱鞘的近端注射0.5%利多卡因，每个治疗点注射2~5ml。注射器针头与皮肤呈15°~30°进针，一边缓慢进针，一边缓慢推注麻药，直至针头到达腱鞘与肌腱之间。如果注射器的阻力明显增大，不能继续推注药物，略退出针头1~2mm，并尽量压低针头，使之与肌腱平行，继续注射局麻药。部分患者经过准确的注射后，由于药物的扩张作用，腱鞘的狭窄即能有所改善（图13-9）。

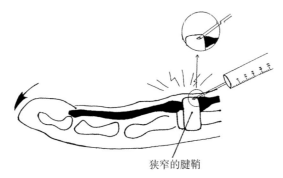

狭窄的腱鞘

图13-9 腱鞘炎麻醉注射示意图

（五）针刀操作

目的：松解紧张的屈指肌腱腱鞘，解除肌腱的卡压。

方法：医生押手食指按在治疗点上，触摸到增厚的腱鞘，患者患指尽量伸直。

医生刺手持针刀（Ⅰ型4号，直径1.0mm或1.2mm），刀口线与屈指肌腱纵轴平行，从近心端定点处与皮肤垂直90°垂直加压、快速刺入。针刀依次通过皮肤、皮下组织、掌腱膜，到达屈指肌腱鞘。一旦针刀下出现落空感，即停止进针，防止损伤肌腱。卧倒针刀，使之尽量与皮肤平行，沿肌腱纵轴向远心端推切增生的腱鞘3~5下，直至针下纤维样阻力感消失，缓慢拔出针刀。操作时，动作宜缓慢轻柔，不可左右偏斜，以免损伤腱纽及动脉神经（图13-10）。

嘱患者主动屈伸手指，检查卡压弹响是否消失。如果患指伸曲仍受限，或有卡压弹响，在腱鞘狭窄处仔细触摸肌腱增生形成的硬结。在硬结最高处定点，刀口线与肌腱走行一致，针刀在硬结上纵行切开3~5下，直至

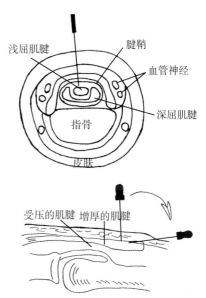

浅屈肌腱　腱鞘　血管神经　深屈肌腱　指骨　皮肤

受压的肌腱　增厚的肌腱

图13-10 针刀治疗腱鞘炎操作示意图

硬结变小或消失。患者的屈伸活动即能明显改善。

（六）术后处理

治疗结束，拔出针刀，局部压迫15分钟。确认无出血后，无菌敷料覆盖，并以弹力绷带加压包扎。

（七）疗程

大多数患者，1次即可治愈。1次未愈者，或术后肿痛明显者，14天后再行治疗。

八、手法治疗

患者取仰卧位或端坐位，医生一手托住患者手背，另一手拇指指腹沿屈指肌腱走行方向推捋3~5次，然后过度掌屈背伸患指3~5下。

九、康复训练

在针眼无渗血、无渗液的前提下，宜尽早屈伸掌指关节，以进一步滑利腱鞘。每天3次，每次5分钟。

十、注意事项

术前严格消毒。术后48小时内，针眼禁水。曾多次注射激素者，应6个月后再行针刀。术后尽早屈伸手指，是防止再次粘连的关键。

第二节　桡骨茎突狭窄性腱鞘炎

一、概述

桡骨茎突狭窄性腱鞘炎，是以手腕桡侧疼痛为主诉的一种疾病，临床以桡骨茎突部疼痛、肿胀、拇指和腕部功能障碍为特征。

本病为临床常见病，女性多于男性，尤其是哺乳期妇女和协助照顾婴幼儿的中老年妇女，俗称"妈妈手"或"奶奶手"，亦常见于手工操作者（如纺织工人、木工、打字员等）。

针刀治疗，直达病灶，切割松解局部腱鞘，疏通剥离肌腱与其他组织的粘连。临床效果较为满意。

二、应用解剖

桡骨下端外侧面粗糙，向下方突出的锥形突起部分称为桡骨茎突。桡骨茎突的基底部为肱桡肌肌腱的止点，在其外侧有两条浅沟，分别有拇长展肌腱及拇短伸肌腱经过（图13-11）。其上有腕背侧韧带覆盖，骨与韧带形成骨纤维管。拇长展肌腱及拇短伸肌腱穿出此骨纤维管后，分别止于拇指及第1掌骨。

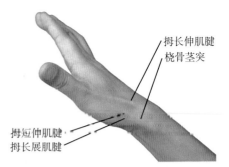

图13-11 桡骨茎突应用解剖

三、发病机制

从解剖上讲，拇短伸肌腱和拇长展肌腱走行于桡骨茎突部的同一个纤维管内，肌腱出鞘管后，呈不同角度分别止于第1掌骨基底和拇指近节指骨基底。背侧由伸肌支持带紧紧包围，故通过部狭窄，且距皮肤极近。

从功能上讲，两条肌腱经过桡骨茎突到第1掌骨时，屈曲角度大约为105°，拇指和腕关节活动时，此处肌腱折角加大，增加了肌腱和鞘管的摩擦。

从病理上讲，持续过度活动及反复轻度外伤，如长时间抱孩子或手指握物，可以摩擦、挤压腱鞘，腱鞘受刺激后发生炎症样改变，如水肿、渗出，纤维鞘管会增厚，这样引起腱鞘内肌腱滑动不自如，出现疼痛。

四、临床表现

（一）症状

本病起病缓慢，主要表现为桡骨茎突部疼痛，握物无力，握持重物时感手腕乏力，并使疼痛加重。劳累后或寒冷刺激后疼痛加剧，疼痛可向拇指和前臂扩散。

（二）体征

桡骨茎突部局限性压痛，肿大突起，有时可触及皮下硬结，拇指伸展及腕部尺偏、桡偏活动受限。

握拳尺偏试验阳性：嘱患者拇指屈曲内收，其余四指握住拇指，然后做腕部尺偏动作，若此时桡骨茎突处出现疼痛或疼痛加重为阳性（图13-12）。

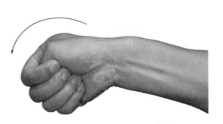

图13-12 握拳尺偏试验

五、影像学检查

（一）X线

手部X线一般无明显改变，或显示桡骨茎突部软组织肿胀。排除肌腱肿瘤、类风湿性疾病等其他疾病引起的肌腱肿大。

（二）肌骨超声

桡骨茎突狭窄性腱鞘炎超声表现为在腕背侧第一腔室的拇长展肌腱、拇短伸肌腱跨桡骨茎突处肿胀增粗、回声减低，腱鞘增厚、回声减低，以拇短伸肌腱的背侧多见，急性期内可探及较丰富血流信号（图13-13），有时桡骨骨皮质不规则，腱鞘内可见少量积液。

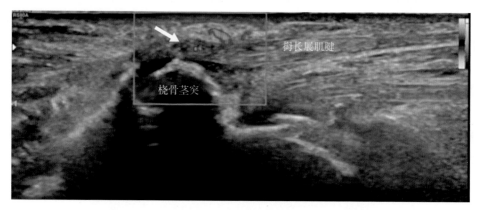

图13-13　手部超声。箭头所示桡骨茎突处腱鞘增厚

六、诊断依据

（一）病史

有手腕部劳损史。

（二）症状

腕关节桡侧疼痛、握物无力、活动受限。

（三）体征

桡骨茎突处压痛，可触及摩擦音，或扪及硬结。

（四）检查

握拳尺偏试验阳性。

七、针刀治疗

（一）体表标志

桡骨茎突桡骨远端，有一个向下方的锥形隆起，称为桡骨茎突。

（二）针刀定点

在桡骨茎突上寻找压痛点，用记号笔标记（图13-14）。

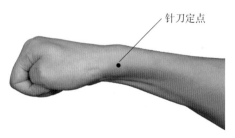

针刀定点

图13-14　桡骨茎突狭窄性腱鞘炎针刀定点

（三）患者体位

坐位，腕部垫软枕，立掌，暴露桡骨茎突。或仰卧位，上肢自然放于身体两侧，患手桡侧在上，暴露桡骨茎突。

（四）消毒与麻醉

常规消毒、铺洞巾，医生戴无菌手套。用0.5%的利多卡因进行局部麻醉。

（五）针刀操作

目的：松解紧张的韧带，减轻肌腱的粘连，改善局部循环，减轻疼痛。

方法：选用Ⅰ型4号针刀进行治疗。医生押手先触及桡动脉，然后用拇指压住并拨开桡动脉，刺手持针刀，刀口线与肌腱纵轴平行，刀体与皮面垂直加压、刺入。针刀依次通过皮肤、皮下组织、腕背侧韧带，到达拇长展肌腱及拇短伸肌腱腱鞘，提插切割2~3下，若伴有拇指活动受限，把针刀探到肌腱下方，疏通剥离肌腱与下方组织的粘连，针毕，退出针刀。操作时注意勿向内侧及远端进针刀，以免损伤桡动脉。

（六）术后处理

治疗结束，拔出针刀，局部压迫15分钟。确认无出血后，无菌敷料覆盖，并以弹力绷带加压包扎。

（七）疗程

1周治疗1次，3次为1个疗程。

八、手法治疗

患者取仰卧位，医生双手抱住患者手部，拇指按在桡骨茎突上，用力沿肌腱走行方向推捋3~5次，然后过度尺偏腕关节2~3下。

九、康复训练

术后24小时，即可行康复训练，主要是做拇指的内收、伸展和腕部的尺偏、桡偏运动。

十、注意事项

针刀操作注意避开桡动脉，以免引起较多出血。疼痛较剧烈，可以少量使用激素类药物，消炎止痛。嘱患者注意保暖，避免寒凉刺激。两周内勿端提重物。必要时，佩戴护腕。

第三节　腕管综合征

一、概述

腕管综合征，俗称鼠标手。由于正中神经在腕管内被卡压，导致手腕部疼痛、麻木，甚至手指无力和大鱼际萎缩等临床表现。

女性发病多于男性。有劳损病史者高发。发病率与职业密切相关，如手工作业者、打字员、画家、音乐家、挤奶工和机动车人员等容易发病。

轻症患者，针刀治疗疗效确切。对于神经卡压明显，或出现肌肉萎缩，需要手术治疗。

二、应用解剖

腕管是一个由腕骨和屈肌支持带组成的骨纤维管。前者构成腕管的桡、尺及背侧壁（后壁），后者构成掌侧壁（前壁）。腕管前部是横跨于尺侧的钩骨、豌豆骨和桡侧的舟骨、大多角骨之间的屈肌支持带。正中神经和屈肌腱由腕管内通过，构成腕管内容物，俗称"十大件"，具体包括：1条正中神经，1条拇长屈肌腱，4条指浅屈肌腱，4条指深屈肌腱（图13-15）。

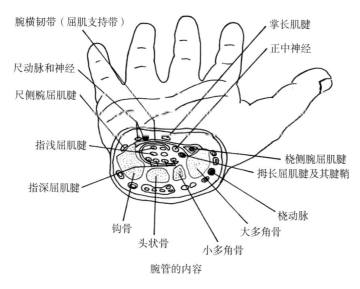

图 13-15 腕管应用解剖图

图中标注：
腕横韧带（屈肌支持带）　掌长肌腱　正中神经
尺动脉和神经　尺侧腕屈肌腱　指浅屈肌腱　指深屈肌腱
桡侧腕屈肌腱　拇长屈肌腱及其腱鞘　桡动脉
钩骨　头状骨　小多角骨　大多角骨　腕管的内容

三、发病机制

无论是腕管容积变小，还是腕管内容物增多，都可以导致腕管内压力增高使正中神经受压，如腕横韧带肥厚，腕骨增生，腱鞘囊肿等最常见。

腕管内压力增高时，可减慢或中断神经的轴浆运输，使神经束膜水肿。当持续压迫时，可使神经内膜水肿，神经内膜、束膜的通透性降低，从而使神经纤维束受压迫，神经内血液供应减少，神经纤维发生永久性的病理变化。

四、临床表现

（一）症状

腕部疼痛，伴桡侧三个半手指麻木、疼痛，夜间或反复屈伸腕关节后症状加重。很多时候夜间手指麻木是腕管综合征的首发症状，许多患者有夜间手指麻醒的经历。手指麻木不适可通过甩手而得到一定程度的缓解。病情较重者可出现手指无力，捏物障碍甚至手持物品时不自主掉落等。

（二）体征

掌根部肿胀，或压痛。沿正中神经走行，在腕管区域叩击时，出现正中神经支配区域的麻木不适感。病程较久可出现大鱼际进行性萎缩。

屈腕试验阳性：腕关节极度掌屈，在60秒内，自觉正中神经分布区手指皮肤麻木加重者为阳性，多提示腕管综合征的可能（图13-16）。

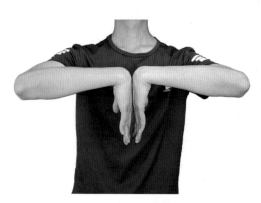

图13-16 屈腕试验

腕部叩击试验阳性：医生三指并拢，叩击患侧腕掌部，若出现正中神经分布区手指麻木或加重为阳性。

五、影像学检查

（一）X线

多为阴性。可作为骨折、脱位、肿瘤、类风湿关节炎等疾病的鉴别。

（二）电生理学检查

肌电图检查提示正中神经损伤。神经诱发电位检查可分段测定神经传导速度，从而发现神经卡压的部位，有利于指导针刀治疗。

（三）肌骨超声

腕管综合征超声表现正中神经在腕管处受压变扁（在钩骨水平横径：纵径>3∶1），进入腕管前增粗（在豌豆骨水平正中神经的平均横截面积>10mm²），呈切迹征（图13-17），屈肌支持带向掌侧膨出（>3.1mm），手指屈伸时正中神经活动度减小（图13-18）。正中神经回声减低，内部结构不清，彩色或能量多普勒其内血流信号增多。此外，超声还可以显示导致正中神经卡压的病变，如肿瘤、腱鞘炎、腱鞘囊肿、创伤、肌肉增生等。

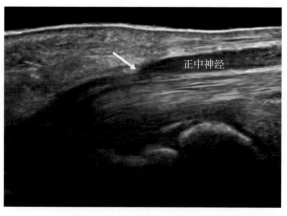

图13-17 手腕超声。白色箭头所示局部正中神经受压

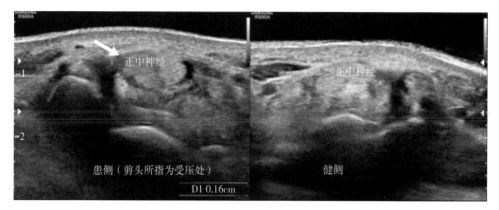

图13-18 手腕超声。白色箭头所示腱鞘增厚致正中神经受压

六、诊断依据

（一）病史

有腕部劳损病史。

（二）症状

桡侧三个半手指麻木为主要症状，中指麻木最重，睡眠和骑自行车可加重麻木症状。

（三）体征

掌根部肿胀，压痛。严重者，可出现大鱼际萎缩。屈腕试验或腕部叩击试验阳性。

（四）辅助检查

肌电图检查提示正中神经损伤。超声检查提示正中神经受压。

七、针刀治疗

（一）体表标志

手舟骨结节：在腕掌面远侧横纹的桡侧摸到。

大多角骨：舟骨结节向远端约2cm，大多角骨结节，即大多角骨掌面的一个嵴状突起。

豌豆骨：位于腕中横纹和腕远侧横纹的尺侧缘的骨性突起，可沿尺侧腕屈肌腱触及。

钩骨钩：位于豌豆骨的外下方（即桡侧），位置较深，用力压才能触摸到。

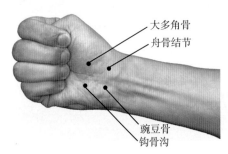

图 13-19　腕管综合征的针刀定点

（二）针刀定点

取4个进针点，分别为腕横韧带尺侧近心端点，桡侧近心端点，尺侧远心端点和桡侧远心端点（图13-19）。

（三）患者体位

患者采用仰卧位，上肢自然放于身体两侧，患侧手心向上。

（四）消毒与麻醉

常规消毒、铺洞巾，医生戴无菌手套。用0.5%的利多卡因进行局部麻醉。

（五）针刀操作

目的：松解紧张的腕横韧带，解除正中神经的卡压。

方法：押手食指按压在腕横韧带尺侧近心端的豌豆骨，或腕横韧带尺侧远心端的钩状骨，刺手持针刀，刀口线与上肢长轴平行，刀体与皮面垂直，加压、快速刺入穿透皮肤层，然后针刀依次通过皮下组织、小鱼际肌，到达豌豆骨骨面桡侧缘或钩状骨桡侧缘，行点状纵形提插切割3~5下，会有突破腕横韧带的落空感，并做纵行疏通。由于腕横韧带比较坚韧，针刀松解时可听到咔咔声响。此处有尺动脉和尺神经通过，操作时宜轻柔缓和，以免损伤动脉和神经。

押手食指按压在腕横韧带桡侧近心端的手舟骨，或腕横韧带桡侧远心端的大多角骨，刺手持针刀，刀口线与上肢长轴平行，刀体与皮面垂直，加压、快速刺入穿透皮肤层，然后针刀依次通过皮下组织、大鱼际肌，到达手舟骨或大多角骨尺侧缘，行点状纵行提插切割3~5下，会有突破腕横韧带的落空感。操作时宜轻柔缓和，不可用猛力提插切割，以免损伤动脉和神经。

（六）术后处理

治疗结束，拔出针刀，局部压迫10~15分钟，确认无出血后，无菌敷料覆盖。

（七）疗程

1周治疗1次，3~5次为1个疗程。

八、手法治疗

患者术毕，先用拇指按压弹拨3次腕横韧带中部，然后双手拇指按压在腕横韧带的尺桡两侧其余四指托在手背部，然后用力背伸患者腕关节1~2次。

九、康复训练

术后24小时，即可行腕部康复训练，以腕部屈伸锻炼为主。

十、注意事项

针刀治疗钩骨沟时，操作要轻柔，以免损伤尺神经。伴有大鱼际肌严重萎缩，手指畸形的腕管综合征，则需要外科手术。

第四节　腱鞘囊肿

一、概述

腱鞘囊肿是一种常见的浅表肿物，多发于关节背侧，尤其是腕关节及踝关节背侧多见。临床以发生于手腕背侧、足背附近的表面光滑、有囊性感的肿块为特征。囊肿多为单房性，也可为多房性。

此病原因尚未明确，大多数学者认为和劳损及关节外伤有关。多见于中青年，女性多于男性。临床多采用手术切除治疗，但腕背部容易遗留疤痕，影响美观。针刀治疗该病直达病灶，破坏囊壁，创伤小且不易复发，是临床治疗腱鞘囊肿的一种简易方法。

二、应用解剖

腱鞘是包绕在某些长肌腱表面的鞘管，多位于活动范围较大的关节处，其作用是固定肌腱并减少肌腱与骨面之间的摩擦。腱鞘由外层的腱纤维鞘和内层的腱滑膜鞘共同组成。腱滑膜鞘呈双层套管状结构，分脏层和壁层。脏层包绕在肌腱的表面，壁层紧贴在腱纤维鞘的内侧面。腱滑膜鞘的两层之间含有少量滑液，起保护、润滑和营养肌腱的作用（参考图13-1）。

腕背侧为伸肌支持带，深面有6个骨纤维管。前臂背侧至手背的各肌腱通过这些骨纤维管，在腕背时与桡腕关节囊毗邻。桡腕关节背侧的韧带非常薄弱，桡腕关节的滑膜易从肌腱间脱出，形成腱鞘囊肿（图13-20）。

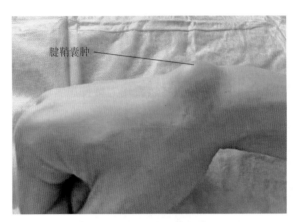

腱鞘囊肿

图 13-20　腕背部腱鞘囊肿

三、发病机制

腱鞘囊肿主要是各种慢性损伤使滑膜腔内滑液增多而形成囊性疝出，或是关节囊、韧带、腱鞘上的结缔组织营养不良形成的良性肿物。由于位于肌腱周围，当囊肿增大到一定程度时，可影响肌腱的正常功能。

四、临床表现

（一）症状

腕关节，或踝关节背侧，或腕掌侧可见浅表囊性肿物。囊肿部位疼痛，活动时酸胀感。

（二）体征

肿物光滑，张力大时有压痛，有囊样感或者波动感，有时用力挤压时可挤破消失，随后仍然鼓出。肿块大小不等，呈半球形，表面光滑，与皮肤无粘连，活动度较大。但若附着于肌腱，活动性较小，重压有酸痛感。囊肿刺激神经时或有麻木症状。

五、影像学检查

腱鞘囊肿的检查，首选肌骨超声（图 13-21）。腱鞘囊肿大部分呈圆形或椭圆形，多为单发，边界清，边缘规则，可见包膜，透声性好（图 13-22，23），彩色多普勒显示囊内无血流信号（图 13-24）。超声检查还可以排除腱鞘巨细胞瘤、脂肪瘤、血管瘤等其他疾病。

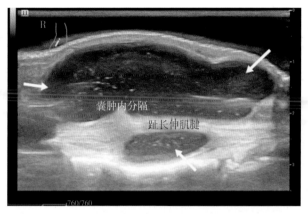

图13-21　踝关节超声。白色箭头指示处为囊肿的囊液

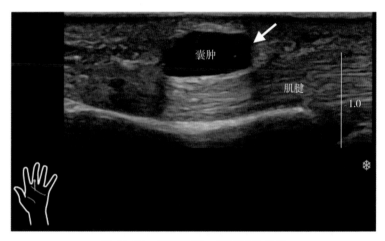

图13-22　手部超声。腱鞘囊肿长轴

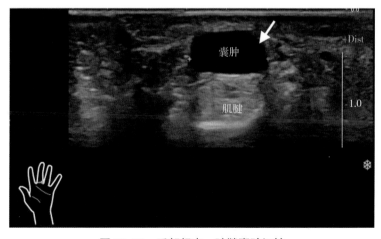

图13-23　手部超声。腱鞘囊肿短轴

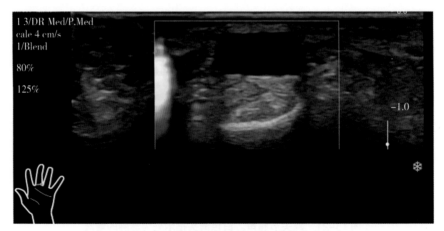

图13-24　手部超声。腱鞘囊肿能量多普勒

六、诊断依据

（一）病史

关节劳损或外伤史。

（二）症状

关节附近囊性肿物。

（三）体征

肿物光滑，张力大时有压痛，有囊样感或者波动感。

（四）辅助检查

肌骨超声，可见囊性改变。

七、针刀治疗

（一）体表投影

囊肿在体表的投影区域，用记号笔标记囊肿轮廓及四个针刀操作点位。

（二）针刀定点

肿物表面看作圆形钟表面，取12点、3点、6点、9点（图13-25）。

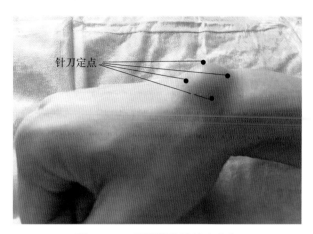

图13-25　腱鞘囊肿的针刀定点

（三）患者体位

患者上肢囊肿一般采用坐位，下肢囊肿多采用仰卧位。易晕针及年老体弱者，多采取仰卧位。

（四）消毒与麻醉

常规消毒、铺洞巾，医生戴无菌手套。用0.5%的利多卡因进行局部麻醉。

（五）针刀操作

目的：刺破囊壁，减张减压，充分放出囊液，改善症状。

方法：取粗号针头注射器，局麻下穿刺，尽量抽出囊内果冻状液体。用针刀刺入12点、3点、6点、9点，适当切割破坏囊壁。用力挤压，使囊液尽可能排出。

（六）术后处理

治疗结束，拔出针刀，局部压迫1~3分钟，确认无出血后，无菌敷料覆盖。用纱布叠成厚实的方形加压垫，置于囊肿部位，以弹力绷带加压包扎。

（七）疗程

1~2次治疗，即可治愈。

八、手法治疗

此病不需要手法治疗。

九、康复训练

此病不需要康复训练，但必须强调针刀术后的加压包扎，减少囊肿复发。

十、注意事项

腱鞘囊肿一般位于腕踝关节背侧表浅部位，操作相对安全。若在腕掌侧操作时，注意保护桡尺动脉及神经。避免囊肿处关节的过度运动，防止囊肿复发。腱鞘囊肿有复发可能，复发可再次治疗。

第十四章　腰背疼痛

第一节　棘间韧带损伤

一、概述

棘间韧带损伤多发生于腰段，以 L4/5、L5/S1 段最为高发，是临床慢性腰背痛的常见原因之一。主要表现为腰痛，特别是下腰部酸痛无力，弯腰或过伸时诱发疼痛或原有疼痛加重，伴腰部活动受限，部分病人疼痛可向骶部或臀部放射，疼痛长期不愈。本病多因长时间弯腰、伏案工作等慢性劳损造成，部分病人有明确的外伤史。针刀治疗效果显著。

二、应用解剖

腰椎位处脊柱腰段，一共5节。和所有椎骨一样，每块腰椎由椎体、椎弓和突起构成。椎弓上一共有7个突起：两侧各1个的横突、上关节突、下关节突，以及正后方由两侧椎弓向后方延伸融合后的1个棘突。棘突是重要的体表标志，可在后背正中线摸到，临床上常用于计数椎骨。棘间韧带是连接脊柱上下相邻两棘突之间的薄层的腱性纤维，起自棘突根部至其尖部，前缘接黄韧带，呈矢状位，向后方移行于棘上韧带。棘间韧带分布于脊柱全程，颈椎部往往发育不佳，胸椎部窄而长，腰部宽而厚，呈四方形（图14-1）。

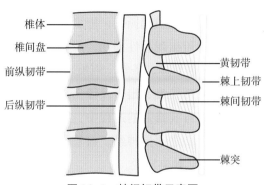

图14-1　棘间韧带示意图

棘间韧带纤维方向具有多向性，从前向后分别分为前、中、后三部分，前部左右分开，附着于黄韧带后缘及下位椎板后1/3，是棘间韧带的关节囊部。纤维走行近乎水平，能稳定椎间关节，防止脊椎过度侧屈和旋转，在腰椎前屈时防止椎体后脱位；出关节囊后，棘间韧带斜向后下移行至椎板，再斜向内上方，又称腹侧部，能防止上位椎体向后脱位，并固定黄韧带，防止压迫脊髓或马尾；后部，也称背侧部，是棘间韧带移行与棘上韧带结合的部分，二者共同起到限制脊柱过度前屈的作用。棘间韧带能够加强脊椎的牢固性，同时限制脊椎活动范围，如脊椎突然过度前屈可造成损伤。

三、发病机制

（一）内源性机制

L5和S1棘突多发育不良，甚至有隐裂，L4/L5、L5/S1是脊柱负重最大、活动度较大的部位，而骶椎相对固定，所以L4/L5、L5/S1的棘间韧带所承受的牵拉力较大，损伤机会多，是棘间韧带损伤的好发部位。

在日常生活工作中，脊柱屈伸旋转随时发生。屈伸时，棘间隙分离靠近，不断牵拉或挤压棘间韧带；旋转时，棘间韧带离旋转中心轴最远，产生较大扭力，加速了退变过程。

（二）外源性机制

1. 慢性劳损

多为慢性牵拉所致，如长期低头伏案、持续弯腰劳作，甚至反复弯腰搬动重物等，使棘间韧带长时间处于紧张状态，过度牵拉，加速退变，造成小纤维断裂。

2. 急性外伤

直接暴力外伤，过度扭转牵拉引起撕裂，极少部分由锐器损伤，如椎管麻醉穿刺损伤棘间韧带组织，当时可出现急性损伤，严重者可有撕脱和断裂。若处理不及时，迁延不愈，可引起韧带粘连、条索、疤痕及挛缩。

上述因素引起棘间韧带局部撕裂、出血及渗出，形成无菌性炎症，刺激腰神经后支的分支，引起腰痛。其自我修复的过程中，腰部因不可避免的活动产生新的损伤，逐渐形成慢性损伤；加之周围神经、血管等受到直接压迫，导致韧带退变、瘢痕甚至钙化，严重者可从棘突滑脱。

四、临床表现

（一）症状

1. 腰部疼痛
典型疼痛表现为腰背部后正中疼痛，痛点位于上下棘突之间。躯干前屈、弯腰、弯腰负重、过度后伸时疼痛明显加重，直立位时疼痛减轻。严重时疼痛向骶部或臀部放散。

2. 活动受限
脊柱前屈、后伸、旋转受限，患者不能持久弯腰工作，不敢转身活动。

3. 感觉异常
开始发病时，可无明显疼痛，表现为腰骶局部的酸困不适，后期逐渐发展为疼痛。疼痛明显时行走时脊柱僵硬感。

4. 其他
局部用利多卡因阻滞后疼痛可暂时性缓解，药效过后仍疼痛。

（二）体征

视诊：局部一般无明显异常，无红肿。严重时局部可见肿胀、瘀血。

触诊：损伤局部的棘突或棘突间隙有明显压痛和叩击痛，较棘上韧带损伤位置深在，慢性损伤或陈旧性损伤患者压痛不明显。严重时可扪及韧带剥离的浮动感。

叩诊：有深层叩击痛。

诱发试验：坐位脊柱屈伸按压检查易诱发。脊柱微屈时被动扭转引起疼痛加剧。

五、影像学检查

（一）X线与CT

X线、CT检查多无明显阳性发现。X线有时可见棘突发育不良。有些患者有吻性棘突，或棘突间隙增大。弯腰位X线片有时可见病变处椎体有滑动。

（二）MRI

MRI可发现受损的棘间韧带部明显水肿，严重时可出现连续性中断（图14-2）。

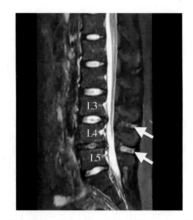

图14-2 腰椎MRI抑脂T2WI相。箭头示L3/4、L4/5棘间韧带水肿

（三）肌骨超声

棘间韧带增厚，形态饱满，回声减低、不均。可以合并棘突骨赘、周围肌肉改变（图14-3）。韧带造影可见韧带断裂、囊腔化、韧带松弛等。

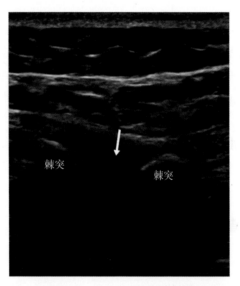

图14-3 腰椎超声。箭头示棘间韧带增厚，形态饱满

六、诊断依据

（一）病史

长期弯腰工作史；或弯腰搬抬重物、急性扭伤或直接暴力外伤史。

（二）症状

下腰疼痛，长期不愈，伴无力感，行走时脊柱僵硬感，前屈、过伸或旋转时疼痛加重，腰部活动受限，偶可向骶部或臀部放射。

（三）体征

损伤韧带上下棘突之间压痛，压痛部位较棘上韧带深在，严重时可触及韧带剥离的浮动感，局部可见肿胀、瘀血。可及棘突肥大增硬，棘突间隙片状或条索状组织。腰部前屈、后伸及旋转受限。腰肌、臀肌紧张痉挛时局部可有压痛。

（四）辅助检查

X线、CT等影像检查多无阳性发现，有时可见有棘突发育不良、棘突间隙增大等。MRI可发现受损的棘间韧带明显水肿，严重时可出现连续性中断。超声可见棘间韧带增厚，形态饱满，回声减低、不均，可以合并棘突骨赘、周围肌肉改变。

七、针刀治疗

棘间韧带损伤多采用保守治疗。急性期应卧床休息，减少活动以利于组织修复。慢性期进行针刀治疗。疼痛严重者，可配合止痛药物及局部神经阻滞。棘间韧带断裂须行手术治疗。

（一）体表标志

腹盆的后面，肋缘下与髂嵴间的区域称为腰部。常用腰臀部的体表标志如下（图14-4）：

1. 髂嵴
髂骨上缘称髂嵴，是腹部与臀的分界标志，骨盆两侧可触及。

2. 髂结节
髂嵴的前、中1/3交界处，向外侧突出称髂结节，是临床进行骨髓穿刺常用部位，也是产科骨盆外测量的重要标志之一。

3. 髂嵴高点
为两侧髂嵴最高点的连线，一般平第4腰椎棘突，是确定下部椎骨序数的骨性标志，脐有时也位于此平面，是腰穿或硬膜外麻醉的标志。

4. 髂前上棘
即髂嵴的前缘，在腹股沟外侧端可以摸到。

5. 髂后上棘

骨盆后侧，髂骨翼后端的突起，与人体腰椎周围软组织的交界处。

6. 肋下平面

通过两侧肋弓最低点所作平面，称为"肋下平面"，经过第3腰椎。

7. 髂嵴平面

两侧髂骨最高点连线的平面，称为髂嵴平面，对应第4腰椎，是计数椎骨的标志。

8. 股骨大转子

为股骨颈与体连接处外上侧，为一方形隆起，是测量下肢长度、判断股骨颈骨折或髋关节脱位的重要标志。股骨大转子后外部血供丰富，有多条血管分布。

9. 坐骨结节

为坐骨上、下两个分支会合处的粗隆，有向后下凸起，是人体骨盆下方的骨性标志。坐位状态下与椅面接触深部骨质即为坐骨结节，是坐位负重的骨性结构。表面有滑囊，能减少组织间压力与摩擦，保护坐骨。

10. 尾骨尖

脊柱最低端，在臀裂之间，尾骨下端尖部。

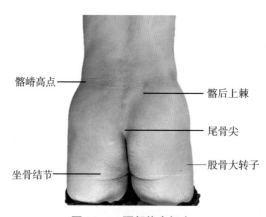

图14-4 腰部体表标志

（二）针刀定点

在棘突间压痛部位定点，用记号笔标记（图14-5）。

1. L4/5棘间点

两侧髂嵴最高点连线与后正中线交点，平第4腰椎棘突，下方凹陷中。

2. L5/S1 棘间点

在两侧髂嵴最高点做连线后，与后正中线交点定位第4腰椎棘突，向下约1.5cm为第5腰椎棘突，下方凹陷中为L5/S1棘间点。

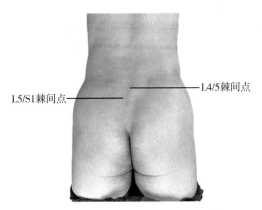

图14-5　棘间韧带损伤的针刀定点

（三）患者体位

取俯卧位，腹下垫枕，充分暴露腰部；或侧卧位，患者屈膝屈髋，充分暴露腰部。

（四）消毒与麻醉

常规消毒，铺无菌洞巾，戴无菌手套。押手拇指固定治疗点，刺手持注射器在每个治疗点注射0.5%利多卡因1~2ml，注入药物时，必须先回抽注射器确认无回血，行退出式浸润注射。

（五）针刀操作

目的：剥离粘连、松解韧带的紧张挛缩、疏通阻滞、改善病变部位微循环，提高局部代谢功能，清除致痛物质、促进损伤愈合。

方法：押手固定进针点皮肤，刺手持针刀，刀口线与脊柱纵轴平行，按四步规程进针刀，垂直刺入皮肤，缓慢经过皮下、筋膜、棘上韧带，达棘突骨面后调转针头方向90°，向内继续缓慢刺入约1cm，提插切刺数刀，针刀下有松动感后出针。

（六）术后处理

治疗结束，拔出针刀，局部压迫1~3分钟，确认无出血后，无菌敷料覆盖。

（七）疗程

1周治疗1次，3次为1个疗程。

八、手法治疗

（一）肌肉放松手法

以点按法、点揉法、拿法、一指禅等手法对病变棘间韧带周围组织进行放松。一般每个部位从上往下反复治疗数遍。

（二）腰部后伸扳法

患者俯卧位，双下肢并拢，医者一手按压于腰部，另一手托抱患者双下肢膝关节上方，缓缓上抬，使腰部后伸。或患者俯卧位，医者一手按压腰部，另一手托抱一侧下肢的大腿前下方，两手协调施力，缓缓摇运数次。主要作用是充分放松棘上和棘间韧带，放松腰部（图14-6；图14-7）。

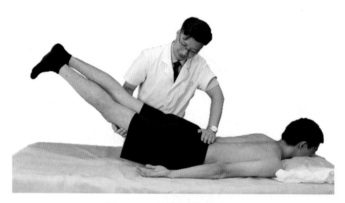

图14-6　腰部后伸扳法一

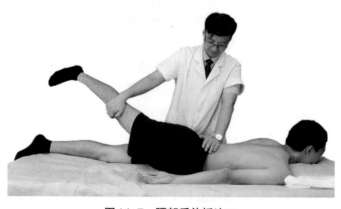

图14-7　腰部后伸扳法二

九、康复训练

急性损伤及针刀治疗后24小时内，减少腰背部活动，避免反复屈伸旋转造成反复损伤。康复训练有助于促进康复，预防腰痛再发，主要训练方法包括：小燕飞、臀桥、死虫动作、平板支撑等，条件允许者可进行瑞士球悬吊训练。

十、注意事项

疼痛期应卧床休息，避免弯腰负重、反复弯腰等损伤姿势，可短期佩戴腰围制动，减少腰部活动。疼痛严重时可配合内服消炎镇痛药。在上述治疗的基础上临床可以配合物理治疗，严重者可行局部阻滞治疗。

第二节 第3腰椎横突综合征

一、概述

第3腰椎横突综合征简称"腰三横突综合征"，是临床引起腰腿痛常见的综合征候群，好发于从事体力劳动的青壮年。临床特征为腰部一侧或两侧疼痛，疼痛向臀部及大腿后侧放射，腰椎前屈受限，第3腰椎横突局部可触及压痛、条索或结节。针刀治疗该病直达病灶，疗效确切。

二、应用解剖

（一）腰椎生理性前凸

脊柱腰段位于胸廓和骨盆之间，呈生理性前凸，是脊柱腰段矢状位向前方腹部突出的弧线。腰椎生理性前凸的形成与人类直立行走和发育有关，是人体脊柱维持姿势的关键基础结构之一。腰椎生理前凸的存在使5个腰椎前后缘承受压力情况各不相同，致使腰椎椎体和椎间盘发生楔形变。

一般情况下，第1、2腰椎位于前凸的起始部，椎体前窄后宽；第4、5腰椎位于前凸的末端，椎体前宽后窄；第3腰椎位于前凸顶部，椎体前后承受压力基本均等，形态上前后宽窄接近一致，是腰椎前屈、后伸、旋转时活动的枢纽。

（二）腰椎横突（图14-8）

腰椎椎弓两侧冠状位各有一个向外侧的突起，位于椎弓根和椎弓板连接处，称为横突。腰椎两侧横突上附着有大小不等、作用不同的肌肉：前侧的腰大肌、腰方肌，横突之间的横突间肌。腹横肌、腹内斜肌、腹外斜肌借胸腰筋膜附着于第1~4腰椎横突。在腰部活动或负重的情况下，腰椎横突所承受拉力主要集中在横突的末端。

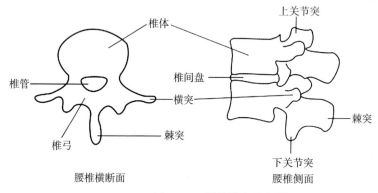

图14-8　腰椎横突示意图

三、发病机制

第3腰椎椎体位于腰椎生理性前凸的顶部，为腰椎活动中心，是腰椎前屈后伸以及左右旋转时活动的枢纽，且第3腰椎横突为中心，长度最长，所受牵拉应力最大，其上所附着的韧带、肌肉、筋膜最多，承受的拉力亦最大，故此处骨与软组织最易损伤。

发病与腰部活动不当有关，比如弯腰负重、运动损伤，或长期反复重复同一个动作，导致局部软组织受损，继而引起局部撕裂、出血、渗出、粘连、瘢痕等病理变化。严重时也会压迫、刺激或牵拉周围穿行的脊神经后支，如臀上皮神经，进而引起腰臀部及下肢症状。

四、临床表现

（一）症状

常有腰外伤史，腰部中段单侧或双侧疼痛，可伴臀部以及大腿后外侧痛，少数人可有大腿根部痛。不能弯腰和久坐、久立，严重者行走困难，劳累后疼痛加重，休息可缓解。

（二）体征

腰前屈受限明显，第3腰椎横突肥大，局部有固定压痛点，瘦弱者局部可触到硬结或条索状物。压痛点用0.5%利多卡因1~2ml注射后，疼痛及压痛可缓解或消失。

五、影像学检查

（一）X线片

可见第3腰椎横突肥大，畸形、双侧不对称（图14-9）。

（二）肌骨超声

患者取俯卧位，采用腹部低频探头做横断面扫查。超声图像依次显示上位椎体的棘突，由上位椎体的下关节突和下位椎体的上关节突组成的关节突关节，以及下位椎体的横突。棘突、关节突关节和横突在声像图上显示为三个台阶样强回声（图14-10）。

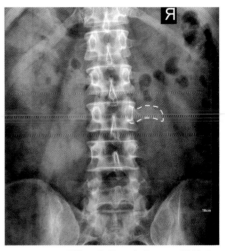

图14-9 腰椎正位片。虚线示L3椎体右侧横突比左侧粗大上翘

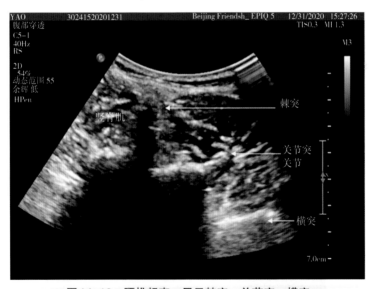

图14-10 腰椎超声。显示棘突、关节突、横突

六、诊断依据

（一）病史

一般有劳损史。

（二）症状

腰部中段酸痛不适。

（三）体征

第3腰椎横突部压痛，可触及条索或结节，腰椎前屈受限。

（四）辅助检查

X线片可见第3腰椎横突肥大，畸形、双侧不对称。

七、针刀治疗

第3腰椎横突综合征病变位于第3腰椎横突末端，病理表现为局部软组织粘连、挛缩、循环障碍，刺激或压迫局部神经。

针刀治疗的原理是松解粘连、解除挛缩，促进局部血液循环。目的是恢复局部软组织的动态平衡，消除其对神经的刺激和压迫。

（一）体表标志

参见本章《棘间韧带损伤》体表标志部分。

（二）针刀定点

1. 第3腰椎横突尖定点方法一

通过肋下平面定位腰3横突，具体操作为：医生张开虎口，置于患者腰肋部，食指桡侧紧贴患者肋弓，拇指所指部即为腰3横突尖部（图14-11）。通过腰3横突，上下一位分别为腰2、4横突。L5横突位于髂后上棘稍外上方。

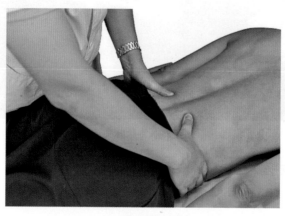

图14-11　第3腰椎横突尖定点方法一

2. 第3腰椎横突尖定点方法二

通过腰椎棘突上缘水平，确定腰椎横突的水平。于两侧髂嵴高点连线，定位 L4/5棘突间隙（图14-12）。向上仔细触摸，确定L3棘突上缘。以L3棘突上缘，后正中线水平旁开35mm，定点。以此点进针，即可抵达横突背侧骨面。

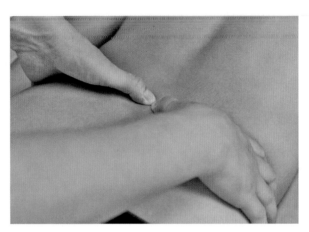

图14-12 第3腰椎横突尖定点方法二

（三）患者体位

俯卧位，腹下垫薄枕，充分暴露腰背部。

（四）麻醉与消毒

常规消毒，铺无菌洞巾，戴无菌手套。押手拇指固定治疗点，刺手持注射器在每个治疗点注射0.5%利多卡因1~2ml，注入药物时，必须先回抽注射器确认无回血，行退出式局部浸润注射。

（五）针刀操作

押手固定操作点，刺手持针刀，刀口线与躯干纵轴平行，刀体与皮面垂直加压、刺入。针刀依次通过皮肤、皮下组织、胸腰筋膜及竖脊肌，到达横突背侧骨面后，先提插切割3~5下，并做纵行疏通和横行剥离，然后调整刀口线，分别在横突末端的上缘、外侧缘、下缘，沿骨与软组织的交界处行弧形切开剥离，针刀下有松动感后退出针刀。

（六）术后处理

治疗结束，拔出针刀，局部压迫1~3分钟，确认无出血后，无菌敷料覆盖。

（七）疗程

1周治疗1次，1~3次为1个疗程。

八、手法治疗

患者立于墙边，双足跟抵墙，医生一手托住患侧腹部令其弯腰，另一手压住患者背部。当患者弯腰至最大限度时，突然瞬间用力压背部1次。然后让患者作腰部过伸，反复2~3次。注意用力压背部时应为瞬间有节制的爆发力，切不可使用蛮力，以免造成医源性损伤。

九、康复训练

术后24小时，可行康复训练：

腰部前屈后伸法：两足分开站立，作前屈后伸动作，活动时要尽量放松肌肉（图14-13）。

腰部侧屈法：两足分开站立，两手叉腰，左右弯曲活动，直至最大限度为止（图14-14）。

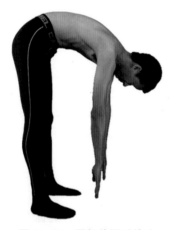 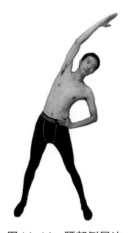

图14-13　腰部前屈后伸法　　　　图14-14　腰部侧屈法

十、注意事项

针刀操作时，定点必须准确，依病人胖瘦选择针刀型号，刀口切不可离开横突骨面。松解手法轻柔，切勿暴力切割，以免引起过度治疗或导致横突下动脉损伤。

注意休息和腰部保暖，尽量避免腰背部受风、寒、湿或外伤，改变不良坐姿。

第三节　腰方肌慢性损伤

一、概述

腰方肌慢性损伤是临床上导致腰痛的常见病症。临床研究发现，约有80%的软组织损伤性腰痛和腰方肌有关。弯腰搬重物，弯腰后扭腰等，都是常见的导致腰方肌劳损的原因。治疗方式有针刀、针灸、推拿和理疗等，其中针刀治疗疗效确切。

二、应用解剖

腰方肌是不规则的扁肌，位于腹后壁脊柱两侧。前方是腰大肌，后方是竖脊肌。腰方肌起于髂嵴后部，止于第12肋骨和第1~4腰椎的横突。按其纤维走行方向，可以将腰方肌分为三束。

髂肋纤维：几乎垂直向下附着于髂嵴和髂腰韧带，向上连接第12肋。腰肋纤维：向下跨越L2~L4的横突，向上附着在第12肋，并对角穿过延伸至髂腰纤维形成交织组织。髂腰纤维：向下经过同侧髂骨附着点，向上经过上方4个腰椎横突，对角穿过延伸至髂肋纤维内侧（图14-15）。

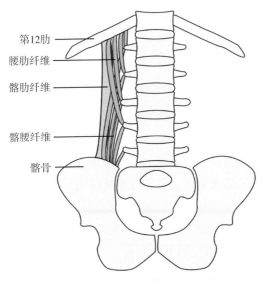

图14-15　腰方肌纤维走行示意图

神经支配：发自脊神经腰丛的第12胸神经至第3腰神经前支。

主要功能：单侧腰方肌收缩：侧屈躯干；双侧腰方肌收缩：挺腰，增加腹压；单侧腰方肌与对侧的臀小肌、臀中肌共同增加骨盆的稳定性；固定脊柱后，单侧收缩，可以抬高同侧骨盆；维持第12肋骨的稳定，辅助膈肌下沉，协助吸气。

三、发病机制

过度劳累可导致腰方肌的损伤。如久坐、搬重物以及外伤等，可引起脊柱两侧肌肉力量失衡，进一步加重腰椎的退变。如果患者存在低位肋骨长短不一、小半骨盆、下肢不等长和短上臂的情况，更容易加重腰方肌的劳损。

腰方肌是维持腰椎稳定的重要肌肉之一。过度屈髋屈膝时腰方肌缩短，此时突然扭转腰部将无法有效地调动肌肉舒缩功能，易致腰方肌损伤。腰方肌损伤时，肌纤维痉挛挛缩，将牵拉提升一侧髂嵴，并限制骨盆的活动，使坐骨神经从闭孔内穿出时受到卡压，出现髋臀部和大腿的疼痛麻木。

四、临床表现

（一）症状

1. 一侧腰痛

静息状态下，一侧腰部持续的深层疼痛。躯干下部的微小动作可诱发刀割样、针刺样锐痛。疼痛可放射到腹股沟、睾丸、阴囊或坐骨神经分布区域。卧位或腰托固定能在一定程度上缓解疼痛。

2. 活动受限

腰椎屈伸旋转困难。咳嗽或打喷嚏加重症状。病人坐立或站立时，常用手支撑上半身以保持身体平衡。

（二）体征

1. 腰方肌紧张压痛

腰方肌损伤后可触及紧张及压痛，常见激痛点分布于：第12肋下或近第12肋处，髂嵴正上方以及深部激痛点，多靠近腰椎横突（图14-16）。

2. 痛性结节和条索

在腰方肌走行区内（由第12肋下缘、第1~5横突尖、髂嵴内侧缘及髂后上棘所组成的区域），可触摸到痛性结节和条索。

3. 高低肩、骨盆倾斜或双侧下肢不等长 >1cm

4. 腰方肌紧张试验阳性

检查方法：患者直立，双足分开与肩同宽，手臂放在两侧。检查者站在患者背后，将双手放在患者臀部两侧，稳定骨盆，使其不会旋转和倾斜。这时嘱患者将手沿腿的外侧自由下滑，不能旋转躯干。观察患者双手是否能沿腿的外侧下滑至膝关节水平。侧弯时，一侧疼痛或紧张，腰方肌紧张试验阳性，提示对侧的腰方肌损伤（图14-17）。

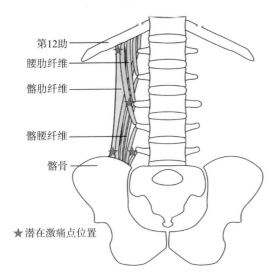

第12肋
腰肋纤维
髂肋纤维
髂腰纤维
髂骨
★潜在激痛点位置

图14-16　腰方肌损伤常见激痛点示意图

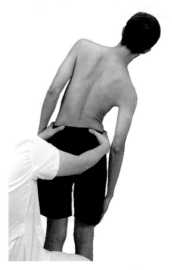

图14-17　腰方肌紧张试验

五、影像学检查

（一）X线

1.腰椎正、侧、过伸、过屈位片

发现腰椎侧弯、棘突旋转、患侧第12肋骨与腰椎形成的夹角变小等（图14-18）。

2.骨盆X线

可以发现骨盆倾斜或旋转。

（二）腰椎CT及MRI

腰椎CT与MRI，可以观察患侧腰方肌是否存在炎性水肿、肌筋膜增生、肌肉体积改变等，同时可以发现腰椎退变、椎间盘退变、脊神经受压等（图14-19，图14-20）。

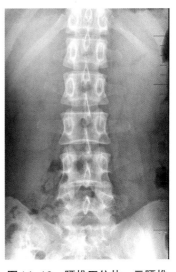

图14-18　腰椎正位片。示腰椎侧弯、棘突旋转

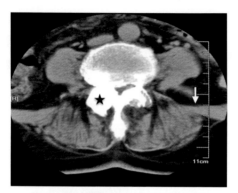

图14-19 腰椎CT。箭头示腰方肌
紧张，星号示骨质增生

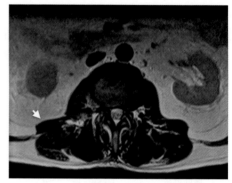

图14-20 腰椎MRI。箭头示腰方肌挛缩

六、诊断依据

（一）病史

腰部外伤史，或慢性劳损史。

（二）症状

静息状态下，一侧腰部持续的深层疼痛。躯干下部的微小动作可诱发刀割样和针刺样锐痛。疼痛可放射到腹股沟、睾丸、阴囊或坐骨神经分布区域。

腰椎屈伸旋转困难。病人坐立或站立时，常用手支撑上半身以保持身体平衡。

（三）体征

腰方肌紧张压痛、腰方肌出现痛性结节和条索、腰方肌紧张试验阳性、双下肢不等长。

（四）辅助检查

腰椎MRI发现腰方肌病变。

七、针刀治疗

（一）体表标志

参见本章《棘间韧带损伤》体表标志部分。

（二）针刀定点（图14-21）

1. L1~L4横突尖
松解腰肋纤维、髂腰纤维在腰椎横突上的附着点。

2. 髂嵴后缘内唇

松解腰方肌在髂嵴后缘内唇附着点上的损伤。

3. 腰方肌肌腹损伤点

根据腰方肌肌腹中的痛性硬结和条索定点。

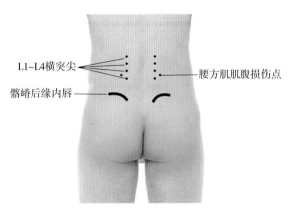

图14-21　腰方肌损伤的针刀定点

（三）患者体位

患者俯卧位或侧卧位。

（四）消毒与麻醉

常规消毒，铺无菌洞巾，戴无菌手套。押手拇指固定治疗点，刺手持注射器在每个治疗点注射0.5%利多卡因1~2ml，注入药物时，必须先回抽注射器确认无回血，行退出式浸润注射。

（五）针刀操作

1. L1~L4横突尖针刀操作

目的：松解横突尖腰方肌附着处

方法：刀口线与人体纵轴平行，局麻后探索进针，至横突尖腰方肌附着处。在横突尖外缘，调转针刀紧贴骨面，切割3~5下，深度不超过3mm，针下松动后出针。

2. 髂嵴后缘针刀操作

目的：松解髂嵴后缘内唇腰方肌附着处

方法：刀口线与纵轴平行，局麻后探索进针至髂嵴骨面内侧缘。针刀手柄向近心端倾斜45°，紧贴髂嵴内侧骨面，沿骨面铲切3~5下，针下松动后出针。

3. 腰方肌肌腹损伤点针刀操作

目的：松解腰方肌

方法：刀口线与人体纵轴平行，局麻后探索进针至肌腹中的硬结和条索，摆动剥离，调转针刀垂直肌肉走行，切开硬结和条索3~5下，硬结条索变小或变软后出针。

（六）术后处理

治疗结束，拔出针刀，局部压迫1~3分钟，确认无出血后，无菌敷料覆盖。

（七）疗程

1周治疗1次，5次为1个疗程。

八、手法治疗

常用的手法有按揉法和弹拨法。嘱患者俯卧位。医生站在患者一侧，在第12肋骨和髂骨之间，触及腰方肌的斜行肌纤维。先以掌揉手法，放松背部的竖脊肌及肌筋膜。仔细触摸寻找腰方肌的激痛点，用弹拨法以80次/分钟的频率，持续刺激5~10分钟。再用拇指点穴手法刺激大肠俞、肾俞等穴位，每个穴位点按1~2分钟，然后以振腹手法进一步放松肌肉。

九、康复训练

（一）等长收缩训练

患者侧卧位，上方腿伸直，下方腿屈曲。嘱患者上提骨盆，抵抗其下肢的牵拉。治疗师的手握住患者踝关节上方，并使其外展20度，嘱患者抵抗该动作，并告知维持该姿势，持续约5~10秒后再放松。放松后拉腿并牵伸腰方肌，重复"收缩–放松–牵拉"动作5组。

（二）瑜伽球训练

俯卧抬腿训练：俯卧，腹部置于球顶端，双手向前扶地，双腿向后伸直，脚趾接触地面。呼气，绷直右腿使脚尖保持向后，缓慢抬离地面；吸气，将右腿缓慢放回原位，接着换左腿做上述动作，如此重复五遍。

侧向伸展训练：端坐在健身球顶端，双臂向两侧伸展，双手手掌向前，贴在球的后部。吸气，将右臂向球的左侧压下，右臂略微抬起，重复做五个呼吸周期，然后恢复端坐位姿势。换左臂做上述动作。

十、注意事项

存在骨盆错位或者长短腿的情况，需要进行手法纠正。在病变比较重的情况下，可以配合中药活血化瘀，舒筋通络。可以运用矫形鞋垫，以求双下肢等长。腰方肌损伤也可以由于其他部位的病变引起，需要积极治疗原发病。

第四节　髂腰韧带损伤

一、概述

髂腰韧带损伤在临床上较常见，主要表现为两侧或一侧的第4、5腰椎旁与髂嵴之间的深在性疼痛，常引起腰部屈伸、侧屈及旋转障碍。患者通常只能指出疼痛部位，但不能指出具体的痛点。髂腰韧带所处位置被骨组织遮挡，疼痛深在，传统针灸、推拿、理疗往往效果不佳。针刀治疗可深入病变部位，直达病灶，效果显著。

二、应用解剖

髂腰韧带是人体最强大的韧带，位于腰部深层，呈三角形，肥厚而强韧。起自L4和L5横突，呈放射状止于髂嵴与髂骨上部前面。内侧与横突间韧带和骶髂后短韧带相混，是连接脊柱与髂骨的重要结构。髂腰韧带分为上束、下束和髂骨束（图14-22）。

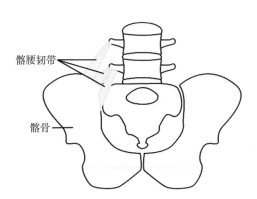

图14-22　髂腰韧带解剖层次结构示意图

髂腰韧带是支撑人体上半身重量的重要组织，主要作用是保护腰部、稳定人体。其通过抵抗自身体重所引起的剪切力，限制L5椎体旋转，防止L5椎体在骶骨上朝前滑动，维持腰椎与骨盆的稳定，稳定骶髂关节（图14-23）。

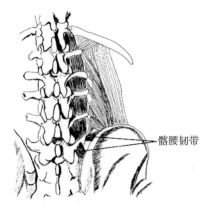

髂腰韧带

图14-23 髂腰韧带与腰方肌解剖示意图

三、发病机制

第5腰椎是腰骶部应力的集中点，当腰部屈伸、侧屈及旋转运动时，髂腰韧带受到的应力增大。经常处于弯腰状态，或弯腰状态下突然旋转腰部，或腰部过度侧屈，均可导致髂腰韧带的慢性累积性劳损，使髂腰韧带纤维撕裂、肿胀，日久机化粘连、挛缩。除此之外，髂腰韧带本身的退行性改变、L5横突的肥大使双侧髂腰韧带应力不对称，也是导致髂腰韧带损伤的重要基础。

四、临床表现

（一）症状

下腰部僵硬钝痛，位置深在，难以指出明确的痛点。疼痛可向同侧腹股沟内侧、臀部和大腿内上方放射，但很少超过膝关节。疼痛性质可呈持续性钝痛、牵扯样痛，也可呈酸痛。腰部前屈、健侧屈、旋转时疼痛加重，久坐久站、晨起或劳累后疼痛加重。以前屈受限更为明显。

（二）体征

在第4腰椎和第5腰椎外侧缘和髂嵴之间有明显的深在压痛，特别是在髂骨及骶髂关节内侧面深压时疼痛最明显。腰部屈伸、侧屈及旋转运动时疼痛加剧。直腿抬高试验及加强试验阴性。

五、影像学检查

（一）X线

腰椎X线一般无明显改变，或显示第4、5腰椎横突肥大。

（二）腰部CT及MRI

髂腰韧带MRI在T1WI及T2WI序列上均表现为条带状低信号结构（图14-24）。

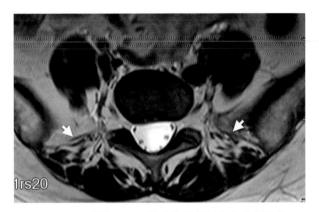

图14-24 腰椎MRI。箭头分别指示左右髂腰韧带

六、诊断依据

（一）病史

有腰部劳累史或外伤史。

（二）症状

下腰部一侧或两侧疼痛、僵硬，腰部前屈、健侧屈及旋转功能受限。

（三）体征

第4、5腰椎外侧缘和髂嵴之间的髂腰角处有深压痛，腰椎前屈受限，直腿抬高试验及4字试验均为阴性。

（四）辅助检查

X线片及CT片等排除腰椎间盘突出症、第3腰椎横突综合征及其他腰部软组织损伤等疾病。MRI水平位可见髂腰韧带信号改变。

七、针刀治疗

（一）体表标志

参见本章《棘间韧带损伤》的体表标志部分。

（二）针刀定点

1. L4、L5腰椎横突尖点

于L2~L3棘间水平线外35mm处定1点为L3横突点，再于L5棘突水平线外3cm处定1点为L5横突点，两点连线中点定1点为L4横突点。

2. 髂嵴内侧边缘点

髂后上嵴内下方凹陷处多有压痛点，即L5横突尖端外下侧，近髂嵴部位（图14-25）。

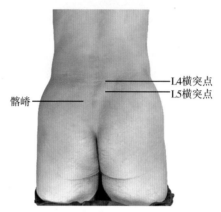

髂嵴

L4横突点
L5横突点

图14-25　髂腰韧带损伤的针刀定点

（三）患者体位

俯卧位，腹下垫薄枕，使腰骶部变平或稍向后凸，充分暴露。

（四）消毒与麻醉

常规消毒，铺无菌洞巾，戴无菌手套。押手拇指固定治疗点，刺手持注射器在每个治疗点注射0.5%利多卡因1~2ml，注入药物时，必须先回抽注射器确认无回血，行退出式浸润注射。

（五）针刀操作

1. 第4、5腰椎横突尖点

目的：松解L4、5横突尖。

方法：刺手持针刀，刀口线与躯干纵轴平行，刀体与皮面垂直加压、刺入。针刀依次通过皮肤、皮下组织、竖棘肌，到达横突骨面，再将刀锋调整到横突外端，刀口线与横突尖端下缘骨面的弧度平行，做提插切割3~5下，然后做纵行疏通和横行剥离，针刀下有松动感后退出针刀。L4和L5横突的操作方法相同。

2. 髂嵴内侧边缘压痛点

目的：松解髂嵴内侧缘，局部减张减压，改善循环，促进修复。

方法：刺手持针刀，刀口线与躯干纵轴平行，刀体与头侧皮面垂直呈70°角，加压、刺入，深达髂骨骨面，将刀锋调至髂嵴边缘内唇后，将刀体沿刀口线方向，向第5腰椎横突方向（即头侧）倾斜，使刀体与头侧皮肤成15°角，令刀锋紧贴髂嵴内侧缘的骨面，进行铲剥2~3下，再疏通剥离，手下有松动感时出针刀。

（六）术后处理

治疗结束，拔出针刀，局部压迫1~3分钟，确认无出血后，无菌敷料覆盖。

（七）疗程

1周治疗1次，3次为1个疗程。

八、手法治疗

针刀联合手法能够改善髂腰韧带和腰肌的应力，达到疏通经络、促进局部循环、解痉止痛的目的。可行揉法、滚法、弹拨法等，于脊柱腰段两侧及腰骶部，进行肌肉放松后，行腰部后伸扳法、腰骶部斜扳法。

（一）腰部后伸扳法

参照"棘间韧带损伤"。

（二）腰部斜扳法

患者侧卧，患侧在上，健腿伸直，患腿屈曲。操作者一手置于上肩部，另一手置于臀部，嘱患者放松，被动旋转腰部至最大限度时，两手向相反方向用力，做推肩、压臀、扳腰动作，可听到腰部响声，提示斜扳成功（图14-26）。

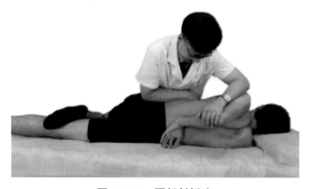

图14-26　腰部斜扳法

九、康复训练

术后24小时，可行腰部康复训练，主要采用增强腰部肌力的训练，训练腰部前屈、后伸、侧屈和旋转功能。

十、注意事项

髂腰韧带处行针刀松解，刀锋应始终紧贴横突和髂骨边缘的骨面，不可离开骨面向深部刺入。术后要注意保暖，休息，避免搬抬重物等加重腰部负担的动作，避免长时间站立和行走，并纠正腰部的不良姿势和习惯。

第五节　腰椎间盘突出症

一、概述

腰椎间盘突出症是指腰椎间盘发生退行性病变，在外界因素作用下纤维环部分或全部破裂，髓核突出，或者连同纤维环、软骨终板突出，刺激或压迫神经根、马尾神经及脊髓等组织的一组症候群。

本病最常见于L4/5和L5/S1椎间盘，约占95%，好发于成年人，以30~55岁的体力劳动者、长期坐位工作以及缺乏锻炼者多见，是临床上引起腰腿痛的常见病因之一。针刀治疗腰椎间盘突出症具有创伤小、恢复快、见效快、患者易于接受的优点。

二、应用解剖

脊柱借助椎间盘、软骨板、关节突、前纵韧带、后纵韧带、黄韧带、棘上韧带、棘间韧带、横突间韧带等连接。腰背肌、骶脊肌、腹肌等躯干肌群可增强稳定性。

（一）椎间盘

椎间盘连接上、下两个椎体，由外围的纤维环以及中心的髓核组成（图14-27，图14-28）。椎间盘起到连接椎体、增大脊柱运动幅度、承受压力、缓冲震动以保护大脑和脊髓的综合作用。腰部椎间盘共5个，即L1/2、L2/3、L3/4、L4/5、L5/S1。

纤维环为环形排列的纤维软骨，具有较大的弹性和韧性，通过软骨板将椎体牢固地连接在一起，围绕在髓核的周围，一方面承担压力，另一方面防止髓核突出。

髓核被限制在纤维环之内，位于椎间盘的中部稍偏后方，为白色胶状物质，富有弹性和一定的流动性，受压时有移动趋势，使椎间盘产生楔形变。

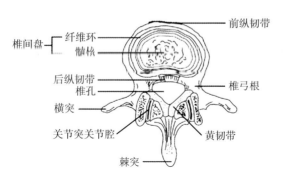

图14-27　腰椎间盘髓核和纤维环构成示意图（水平位）

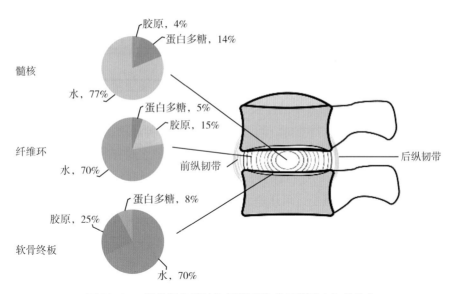

图14-28　腰椎间盘髓核和纤维环构成示意图（矢状位）

（二）软骨终板

是位于椎体和椎间盘之间的一层透明组织。其一面连接纤维环，另一面连接椎体，从上下方固护髓核，并承受和缓冲压力以保护椎骨。软骨终板内有较多微孔，是椎间盘内水分、营养和代谢产物的交换通道（图14-28）。

年龄、外伤、退变等引起软骨终板破裂、纤维环损伤，导致髓核突出。若髓核突破软骨终板破孔向椎体松质骨内溢出则形成许莫结节，提示椎体退变，通常不造成神经根压迫，一般无临床意义。软骨终板内无神经组织，损伤后一般不产生疼痛症状，也不能自行修复。

（三）相关韧带

1. 前纵韧带、后纵韧带

二者均为脊柱的长韧带（图14-27，图14-28）。前纵韧带位于脊柱前面，上起枕骨大孔前缘，下至S1或S2椎前面，与椎体前缘和椎间盘相连，限制脊柱过伸。后纵韧带位于椎体及椎间盘后缘，起自枢椎，下达骶骨，限制脊柱过度前屈。后纵韧带较前纵韧带窄而薄，在劳损、退变、外伤等情况下，椎间盘向后侧和后外侧突出的概率较大。

2. 黄韧带

黄韧带连接相邻上下位椎弓板，呈节段性分布（图14-27）。其上部附着于上位椎板前下缘，下部附着于下位椎板后上缘，外侧附着于椎间关节囊，内侧延伸至棘突起始部。两侧黄韧带中部有一间隙，内有小静脉穿过。黄韧带主要参与围成椎管的后壁和神经根管的后外侧壁。主要作用是限制脊柱过度前屈，是椎管内维持脊柱稳定的重要结构。

黄韧带由大量弹性结缔组织构成，椎板分离时延展变薄，靠近时短缩，很少形成褶皱突入椎管。但随着年龄增长、长期伏案弯腰，黄韧带可出现退变，增生肥厚，导致腰椎管狭窄。严重时，可压迫马尾和腰脊神经根，引起剧烈的腰腿痛、下肢知觉丧失、膀胱和肠功能障碍。椎间盘与黄韧带之间有一个间隙，称"盘黄间隙"。是脊神经根下行的穿行部分，较为狭窄，若椎间盘向后外侧方突出和/或黄韧带肥厚，盘黄间隙减小，可压迫脊神经根。

穿经黄韧带即进入椎管，抵达脊髓硬膜外。腰椎间内口神经触激术，即是针刀沿下关节突内缘，缓慢突破黄韧带，抵达硬膜外，对脊神经起到触激作用，可迅速消除下肢麻木疼痛。此操作要求术者对局部解剖非常熟悉，并接受过专业训练，以免造成椎管内血肿，或误伤神经。

3. 棘上韧带、棘间韧带

棘上韧带位于各椎骨棘突尖部，纵行、细长而坚韧，由腰背筋膜、背阔肌、多裂肌的腱膜部组成。起自第7颈椎棘突，止于骶中嵴，颈部最发达，作用是限制脊柱过度前屈。棘间韧带位于上、下棘突之间，前缘接黄韧带，后方移行于棘上韧带，腰部较强。作用是加强脊椎间的牢固性，并与棘上韧带一起限制脊椎过度前屈。

4. 横突间韧带

连接上下相邻两个横突之间的韧带称为横突间韧带，主要作用为加强椎间连接，并限制脊柱过度侧弯。

（四）关节突关节

由上位椎骨的下关节突关节面与下位椎骨的上关节突关节面构成，左右各一，表面覆盖透明软骨，软骨游离缘附着关节囊，关节囊薄而松。属微动关节，对脊柱运动起一定的调节和限制作用。

（五）脊柱腰段的孔道

1. 椎管

椎体后缘与椎弓共同围成椎孔，呈三角形。5节腰椎的椎孔共同组成腰部的椎管，其内容纳脊髓腰段及马尾神经。

2. 椎间孔

由相邻椎弓的上下切迹围成，其内容纳脊神经、硬膜根袖、淋巴管、节段动脉的脊柱分支、椎内外静脉丛间的交通静脉、窦椎神经以及包绕上述组织的脂肪组织。

椎间孔的分界：上界为上位椎体的椎下切迹、黄韧带外侧缘；下界为下位椎体的椎上切迹和下位椎体后上缘；前界为相邻椎体后缘、椎间盘、后纵韧带的外展部分、前纵静脉窦；后界为关节突关节的上下关节突，黄韧带外延部分；内侧界为硬膜囊。椎间孔边界构成中包含椎间盘和关节突关节，二者均可活动，致使椎间孔的大小可随关节活动而动态变化。

3. 侧隐窝

位于椎管侧方，为椎体两侧向外陷入的部分：前界为椎体后缘，后界为上关节突前面与椎弓根连接处；外缘为椎弓根内侧。侧隐窝为与椎间孔相连续，二者同为脊神经根的通道（图14-29）。

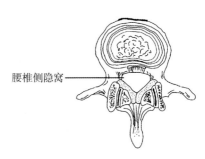

腰椎侧隐窝

图14-29　腰椎侧隐窝示意图

4. 腰神经通道

是指腰神经根离开硬膜囊至抵达椎间孔外口所途经的一条骨纤维性通道，称为神经根管。分为两部分：内侧为侧隐窝，外侧为椎间孔。该管道包括多个狭窄间隙：盘黄间隙、侧隐窝、上关节突旁沟、椎弓根下沟等，这些结构异常狭窄便可压迫腰神经。

（六）腰部的肌肉

主要有竖脊肌、横突棘肌、腰大肌和腰方肌等。

1. 竖脊肌

起自骶骨背面、腰椎棘突、髂嵴后部及胸腰筋膜，肌束向上，在腰部开始分为三个纵形的肌柱，外侧为髂肋肌，中间为最长肌，内侧为棘肌。

2. 横突棘肌

位于竖脊肌深面，分布于横突、棘突之间，可分为半棘肌、多裂肌和回旋肌。

3. 腰大肌

位于腰部两侧，起自腰椎椎体及椎间盘的侧面及横突后面，止于股骨小转子，主要参与腰椎的前屈和侧屈，以及髋关节的前屈和旋外运动。

4. 腰方肌

位于腰大肌的外侧，起自髂嵴内缘后部髂骨和髂腰韧带，向上抵止于第12肋骨近侧下缘，并有部分肌纤维止于L1~L4横突，有下降、拉紧第12肋骨及侧方运动、稳定躯干的作用。此外还包括棘间肌、横突间肌、多裂肌等。

（七）腰部的筋膜

分为浅筋膜和深筋膜。浅筋膜致密而厚实，通过结缔组织的纤维束与深筋膜相连。深筋膜又称固有筋膜，分为浅、深两层。浅层为一层薄弱的纤维膜，深层较厚，与背部深筋膜相续，呈腱膜性质。

胸腰筋膜：又称腰背筋膜为腰背部的固有筋膜，分为深浅两层，共同围成骶棘肌的肌纤维鞘，包绕骶棘肌和背部深部短肌。在腰部分为前、中、后三层：前层为腰方肌筋膜，覆盖于腰方肌前面，内侧附着于腰椎横突尖，向下附于髂腰韧带和髂嵴后份。中层位于竖脊肌与腰方肌之间，内侧附着于腰椎横突尖和横突间韧带，外侧在腰方肌外侧缘与前层愈合，形成腰方肌鞘。后层在竖脊肌表面，向下附着于髂嵴和骶外侧嵴，内侧附着于腰椎棘突、棘上韧带和骶正中嵴，外侧在竖脊肌外侧缘与中层愈合，形成竖脊肌鞘。

（八）腰腿部相关神经

1. 腰神经

是连于脊髓腰段的脊神经，共5对，均为混合性。腰部的脊神经出椎间孔分前后支。

前支较粗，其中L1~L3的前支与L4前支的一部分构成腰丛，L4前支的余部和L5前支与骶神经等构成骶丛（图14–30）。

后支较细，从椎间孔分出后向后行，腰神经后支穿过骨纤维孔，与小动、静脉伴行，出孔后分为内侧支和外侧支。其中内侧支在下位椎骨上关节突根部的外侧斜向后下，经乳突副突间骨纤维管至椎弓板的后面转向下行，分布至背深肌和脊柱；外侧支在下位横突背面进入竖脊肌，然后在肌的不同部位穿胸腰筋膜浅出，斜向外下行，成为皮神经（图14–31）。

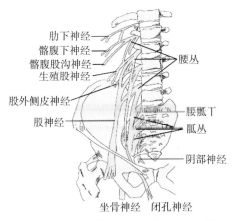

图 14-30　腰丛和骶丛神经解剖示意图

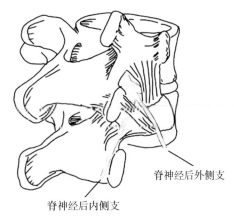

图 14-31　脊神经后支解剖示意图

2. 股神经

为腰丛中最大的一支，由 L2~4 前支组成，发出后穿腰大肌，沿髂筋膜深面经肌间隙进入股三角，发出肌支支配股四头肌、耻骨肌和缝匠肌，皮支支配股前内侧区皮肤。

3. 坐骨神经

由骶丛分出，由 L4~L5 和 S1~S3 前支组成，为人体最粗大的神经。经梨状肌下孔穿出，在股骨大转子与坐骨结节之间下行至股后，行于股二头肌长头与大收肌之间，下降至腘窝，在腘窝的上角处分为胫神经与腓总神经。

4. 臀上皮神经

来源于 T11~L4 脊神经后外侧支，以 T12~L3 为主。后外侧支较粗，沿下位椎体的横突背侧的骨纤维管向外下侧穿过竖脊肌、髂腰肌、背阔肌及其筋膜，在竖脊肌内穿行中相互发出交通支，于髂嵴上方汇合成 1~3 支，经过髂嵴上的骨性纤维管跨越至臀浅筋膜下，支配臀上部和外侧部皮肤。

5. 窦椎神经

由脊神经的脊膜反支和交感神经构成，呈丛状或树枝状，分布于椎管内，与腰腿痛的发生密切相关。

三、发病机制

（一）退变机制

上下椎体及介于二者间的椎间盘构成脊柱的结构单元。脊柱屈伸、侧弯、旋转时，椎间盘一侧受到挤压变薄，另一侧受到拉力、张力和扭转力的作用。

随年龄增长椎间盘发生退行性改变，纤维环弹性韧性减弱是引起椎间盘突出症的内在因素。

（二）外伤机制

突发暴力、长期不良姿势、反复弯腰活动及负重等外力超过椎间盘的承受范围，软骨板和纤维环受损，髓核溢出，突入椎间孔或椎管内，压迫相应组织而产生一系列临床症状，称为椎间盘突出症。

腰椎间盘突出最易发生于脊柱最低端的L4/5和L5/S1两个结构单元。

（三）突出分型

1. 按病理性质分

根据椎间盘突出的病理，"腰椎间盘突出症"通常分为膨出、突出、脱出和游离四类（图14-32）。

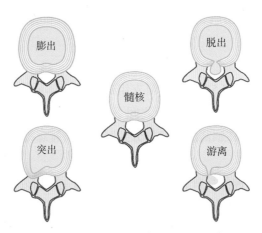

图14-32　腰椎间盘突出病理分型示意图

2. 按突出的方向分

根据突出的方向部位，"腰椎间盘突出症"分为：前方突出、后方突出、四周突出及椎体内突出。因椎体前方为腹腔，无神经根经过，四周型突出多为上下椎体挤压椎间盘均匀向四周膨出，此两种分型一般无明显症状，或仅仅表现为腰部局限性不适，多在影像学检查时发现，提示脊柱退变。椎体后方为椎管，其中容纳脊髓和神经，向后方突出临床意义较大。

3. 按髓核与神经根位置分

根据髓核后方突出的具体部位，后方突出分为旁侧型突出和中央型突出。根据突出的髓核与神经根的位置关系，旁侧型突出进一步细分为肩上型（根肩型）、腋下（根腋型）、根前型和极外侧型；中央型突出分为旁中央型和正中型。

详见腰椎间盘突出病理分型及临床分型汇总表（表14-1）：

表14-1　腰椎间盘突出病理分型及临床分型表

腰椎间盘突出分型

		纤维环	髓核位置	
病理分型	膨出	完整	髓核向椎管内均匀隆起，隆起表面光滑	
	突出	内层破裂外层完整	髓核通过破裂的内层，向椎管内形成局限性突出 压迫一侧神经根时会出现一侧放射痛和神经功能障碍表现	
	脱出	内外层均破裂	髓核通过破口，部分进入椎管，部分存留于纤维环内。 压迫硬膜囊或神经时出现症状，严重时出现马尾神经损伤表现	
	游离		髓核通过破口，完全进入椎管，形成游离独立的组织。 可能压迫硬膜囊出现马尾神经损伤，有时因神经根压迫减轻出现症状缓解。	

		突出方向	髓核与神经根位置		症状
临床分型	后方	旁侧型	肩上/根肩型	神经根外前方	根性放射痛，脊柱多向健侧弯，向患侧突
			腋下/根腋型	神经根内前方	根性放射痛，脊柱多向患侧弯，向健侧突
			根前型	神经根前方	根性放射痛严重，生理前凸消失，前后活动均受限，多无侧弯畸形
			极外侧型	椎间孔及其外侧	腿痛大于腰痛，与腹压无关，间歇性跛行，无马尾损害，上一节段脊神经支配的运动感觉障碍
		中央型	旁中央型	中央偏一侧	压迫一侧神经根及马尾神经； 或两侧均受压，但一侧轻而另一侧较重
			正中央型	正中央	范围大，纤维环完全破裂，髓核、纤维环、软骨板碎块脱出，进入硬膜外间隙，硬膜囊内两侧神经根和马尾神经广泛受压，出现瘫痪和大小便障碍。此型须急诊外科手术治疗，并非针刀适应证
	前方		一般不引起症状，部分患者感到腰背痛，常于影像学检查时发现，提示脊柱退变		
	四周		椎间盘均匀的向四周膨出，多无明显症状，或仅表现为腰部局限性不适和疼痛		
	椎体	许莫结节	髓核进入椎体内	不影响神经根及硬膜囊，通常无神经损伤症状	

四、临床表现

（一）症状

1. 腰痛

常为首发症状。疼痛可局限于腰部或腰骶部，也可合并根性下肢痛。大多为酸胀痛。腰痛与腹压增加有关：咳嗽、喷嚏、排便努挣时诱发或加重疼痛。疼痛反复发作，久坐、久站或劳累后加重，休息后缓解。

2. 腰椎活动受限

腰部前屈、后伸、侧屈、旋转等活动受限，以前屈受限为主。

3. 下肢放射痛

多发生于患侧下肢，疼痛沿神经根的分布区域，放射至膝关节以下。部分严重病例可表现为双下肢放射痛，极少数病例甚至可出现同侧无症状而突出对侧下肢放射痛。下肢放射性疼痛以站立、行走、打喷嚏或咳嗽时症状加重，卧床休息可缓解。

4. 神经功能障碍

一般情况下，L3/4椎间盘突出压迫L4神经根，L4/5椎间盘突出压迫L5神经根，L5/S1椎间盘突出压迫S1神经根。受压神经的分布区可有运动障碍、感觉异常、肌力减弱、肌肉萎缩、反射改变等。

（1）运动障碍

出现受累神经根支配的肌肉肌力下降。病程长者，常出现肌萎缩。具体表现为：

①L3/4椎间盘突出，L4神经根受累。表现为伸膝无力，股四头肌萎缩；②L4/5椎间盘突出，L5神经根受累。表现为踝关节及足趾（拇趾及第二趾）背伸功能障碍，小腿及足踝肌力下降，严重者有足下垂；③L5/S1椎间盘突出，S1神经根受累。表现为趾（第3、4、5趾）及足跖屈曲无力。

（2）感觉障碍

出现受累脊神经根相应支配区感觉过敏、减退或消失。具体表现为：

①L1/2椎间盘突出：大腿前外侧感觉障碍；②L2/3椎间盘突出：膝关节前方感觉障碍；③L3/4椎间盘突出：小腿内侧感觉障碍；④L4/5椎间盘突出：小腿前外侧和足背内侧感觉障碍；⑤L5/S1椎间盘突出：小腿后侧及足底感觉障碍，足内外侧感觉障碍（图14-33）。

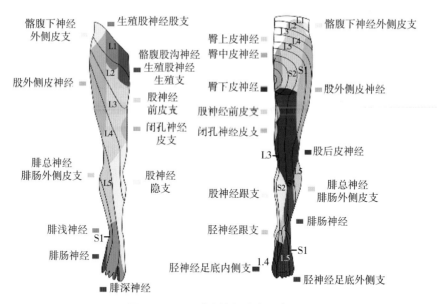

图14-33　下肢皮神经分布示意图

（3）反射异常

患侧腱反射减弱或消失。具体表现为：

①L3/4椎间盘突出，L4神经根受压，可出现膝反射减弱或消失；②L4/5椎间盘突出，L5神经根受压，胫后肌腱反射改变；③L5/S1椎间盘突出，S1神经根受压，表现为：跟腱反射减弱或消失。

（4）括约肌及性功能障碍

常见于中央型突出、游离型突出，可导致广泛的神经根和马尾神经损害的症状和体征。具体表现为：

①小腿和足部肌肉广泛无力伴萎缩，感觉广泛减退或消失；②患侧臀部、大腿外侧、小腿和足部、鞍区感觉减退或消失；④跟腱反射减弱或消失；⑤肛门反射减弱，肛门括约肌张力下降，二便功能障碍；⑥男性患者提睾反射减弱，可发生阳痿等性功能障碍；⑦严重者，可完全瘫痪。

（二）体征

1. 一般体征

视诊：可见腰椎曲度变直甚至后凸、侧凸畸形，腰部前屈、后伸、侧屈、旋转等活动受限，以前屈受限为主；并有跛行。

触诊：可及腰肌痉挛，肌肉僵硬，局部硬结条索，病变椎间盘一侧椎旁常有压痛。重者按压时，可诱发下肢的放射性疼痛。

2. 特殊体征

（1）直腿抬高试验

检查方法：患者仰卧，双下肢伸直。医者一手扶住患者膝部使膝关节伸直，另一手握住踝部并慢慢抬高，直至患者产生下肢放射痛为止。记录下此时下肢与床面的角度，即为直腿抬高角度（图14-34）。正常人可达到80°~90°。若抬高不足70°，且伴有下肢后侧的放射性疼痛为阳性。

临床意义：提示坐骨神经受累。若放射痛起始于腰骶部，提示腰神经根受压；若放射痛起于臀部，必须做梨状肌紧张试验，以排除梨状肌损伤。

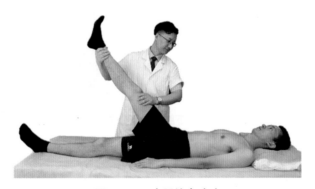

图14-34　直腿抬高试验

（2）直腿抬高加强试验

检查方法：患者仰卧，在直腿抬高试验出现下肢后侧放射性疼痛时，将下肢抬高程度放低少许，使放射性疼痛消失。此时，将患者的踝关节背屈，又引起下肢后侧的放射性疼痛，即为加强试验阳性（图14-35）。

临床意义：直腿抬高加强试验阳性提示神经根受压，常需进一步排除椎管外因素，进行鉴别诊断。

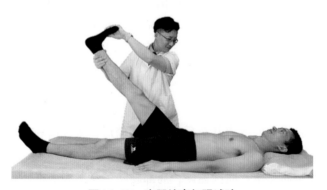

图14-35　直腿抬高加强试验

（3）健侧直腿抬高试验

检查方法：操作过程同直腿抬高试验。对健侧下肢进行直腿抬高试验，若引起患肢放射痛为阳性。

临床意义：阳性提示椎间盘巨大突出或腋下型突出。因腋下型突出物位于神经根的内前方，可加重受累神经根的压迫，而出现患肢放射痛。肩上型突出因突出物位于神经根的外前方，此试验阴性。健侧直腿抬高试验阳性提示椎管内突出严重，是手术指征，并非针刀治疗适应证。

（4）股神经牵拉试验

检查方法：患者俯卧。髋和膝关节完全伸直，医者一手压住患者骶部，另一手托住膝部，将下肢抬起使髋关节过伸，出现大腿前侧放射痛则为阳性（图14-36）。

临床意义：提示L2/3和L3/4椎间盘突出，第3腰神经和第4腰神经受压。L4/5和L5/S1椎间盘突出者阴性。

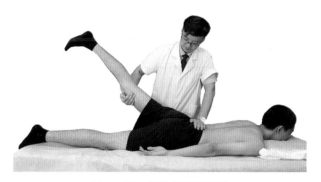

图14-36　股神经牵拉试验

（5）仰卧挺腹试验

检查方法：患者仰卧，双手放于腹部或双手抱胸，以头及足跟为着力点，用自身力量将腰部和臀部向上抬，若出现腰痛和/或下肢放射痛为阳性（图14-37）。

临床意义：提示神经根周围存在软组织损伤和无菌性炎症。其机制为脑脊液和椎管内压力增高，加重了神经根压迫。若仅有椎间盘突出，而周围软组织无损伤和炎症，此试验为阴性。

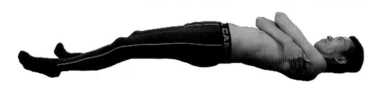

图14-37　仰卧挺腹试验

3. 神经系统的异常体征

突出相应节段神经支配区运动障碍、感觉障碍、反射异常，甚至肌力减退、肌容积缩小、括约肌功能障碍及性功能障碍等（详见上文）。

五、影像学检查

X线和CT侧重于观察骨骼结构。MRI对于观察软组织病变有优势，但对于骨质的显示不如CT，对伴有骨化的突出的椎间盘诊断不如CT更清楚。

（一）X线

常规拍站立位腰椎正、侧位片，怀疑椎弓峡部不连者需加拍左右斜位片，过伸过屈位动态X线片可判断节段不稳。

腰椎序列异常：脊柱腰段椎体不稳，部分椎体出现滑脱，可伴有侧弯畸形，椎间隙左右宽度不一致（图14-38）。

腰椎曲度异常：腰椎生理性前凸减小或消失，严重者甚至后凸。上下椎体后缘，有时可见微小移位。这是椎体序列的异常描述。

腰椎间隙变窄：当椎间隙左右宽窄不一时，较窄一侧多为椎间盘突出侧（图14-39）。

椎体骨质增生：椎体边缘骨赘形成，呈唇样或喙样改变。无特殊诊断意义，但可提示腰椎退变。

许莫结节：椎体的上下缘有陷窝状切迹，边缘清晰，切迹处骨质硬化。

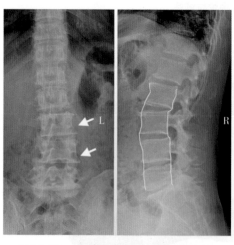

图14-38　腰椎正侧位片。左图箭头示椎间隙宽度不一致；右图示L3向前移位

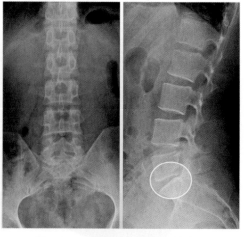

图14-39　腰椎正侧位片。圆圈示L5/S1椎间隙狭窄

（二）CT

CT矢状位可见椎管内呈丘状突起的软组织密度影，其密度高于硬膜囊，可见硬膜囊及神经根受压移位；脱出髓核周围反应性骨质硬化，其形态不一且不规则；许莫结节显示较X线片更为清楚（图14-40）。

CT横断位可见椎间盘后缘正中或偏一侧的局限性突出软组织影，密度与相应椎间盘一致（图14-41）。突出的腰椎间盘大小、形态不一，后缘也可能出现钙化。

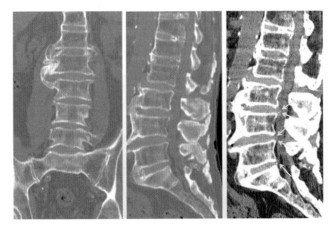

图14-40　腰椎CT。骨窗（第1、2图）示椎体骨质增生；
软组织窗（第3图）示椎间盘突出

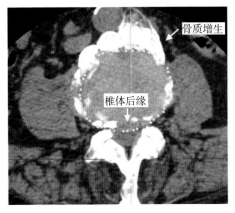

图14-41　腰椎CT。黄色线圈示间盘突出超过椎体后缘（红色虚线）

（三）MRI

MRI是诊断腰椎间盘突出症的最佳成像方法。如患者不能做MRI，可考虑CT

检查。

MRI矢状位：椎间盘局限性或团块状超出邻近椎体边缘，向后突向椎管内，相应硬膜囊受压，甚至被挤压变形出现明显凹陷，压迫脊髓时可见脊髓信号异常（图14-43）。矢状位腰椎MRI成像可显示全腰椎范围，有助于高位腰椎间盘突出症及脱出型腰椎间盘突出症的诊断。脱出型腰椎间盘突出症因髓核游离，脱出层面横断位成像可无椎间盘组织，矢状位可见游离髓核移向侧隐窝、椎间孔，其信号与原椎间盘信号一致。

MRI横断位：椎间盘向周边延伸，超出相邻椎体边缘，硬膜囊和两侧椎间孔受压，椎间盘变性T1W1呈等信号，T2W1多为低信号，T2W1显示更为明显（图14-42）。

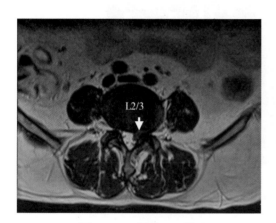

图14-42　腰椎MRI箭头
示腰L2/3椎间盘脱出

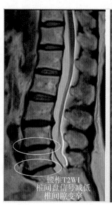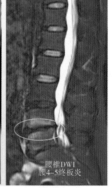

图14-43　腰椎MRI T2WI相L4/5、
L5/S1间盘信号减低。抑脂T2WI显
示L4/5终板变性、终板炎

六、诊断依据

（一）病史

患者多有腰部外伤、慢性劳损或受寒湿史，大部分患者在发病前有慢性腰痛史。

（二）症状

1. 疼痛

表现为腰痛及下肢放射痛。疼痛与腹压增加有关：咳嗽、喷嚏、排便时疼痛加重；下肢放射痛常波及膝盖以下，沿神经根分布区域放射；疼痛与活动、体位、天气变化有明显关系：活动劳累及寒冷加重；常采取被动健侧卧位并屈髋屈膝以缓解疼痛。

2. 腰椎活动受限

腰肌痉挛，非结构性腰椎侧凸、跛行。

3. 神经功能障碍

下肢受累神经支配区肌无力、肌萎缩，感觉过敏、迟钝甚至消失；大小便异常或性功能障碍；足趾足踝背伸或跖屈力减弱，跟腱反射减弱或消失。

（三）体征

脊柱侧弯，腰部生理弧度消失；病变椎间盘一侧压痛，重者时压痛向下肢放射或有下肢放射性不适；腰部前屈、后伸、侧屈及旋转等活动受限；跛行；直腿抬高试验及加强试验、股神经牵拉试验、仰卧挺腹试验阳性。

（四）辅助检查

X线示椎体边缘骨质增生，脊柱腰段侧弯畸形，生理前凸减小、消失甚至后凸，椎间隙宽度不一致。

CT示椎间盘后缘正中或偏侧局限性突出软组织块影，密度与同节段椎间盘相同，病程较久者可见椎间盘突出钙化征象。

MRI矢状位示椎间盘信号降低，厚度降低，横截位示椎体向后或向侧方突出，重者可压迫神经根和/或硬膜囊前缘，并可出现弧形压迹。

七、针刀治疗

对于腰椎间盘突出症，首选保守治疗。针刀通过疏通剥离，改善局部微循环，加快无菌性炎症吸收和促进损伤修复，改善椎间盘应力不均，恢复腰部软组织的动态平衡。"腰椎间盘突出症"症状各异，须结合患者具体情况，根据"腰椎间盘突出症"不同的类型制定恰当的针刀治疗方案。

（一）体表标志

参见本章《棘间韧带损伤》体表标志部分。

（二）针刀定点

1. 棘间点

参见本章《棘间韧带损伤》。

2. 横突点

参见本章《第3腰椎横突综合征》。

3. 关节突关节点

棘突两侧旁开约1.5~2cm处，深部可扪及的骨性隆起，即为关节突。

4. 椎间孔外口点

于棘突下缘，后正中线两侧旁开2.5~3.5cm处，定点。深部为横突根部与椎弓根的交界处。

5. 梨状肌下孔点

在梨状肌下缘线的中、内1/3交界处的压痛点上定1点，松解梨状肌下缘与坐骨神经的粘连。

6. 其他阳性反应点

压痛点位于坐骨神经投影线的稍外侧的股骨与腓骨面上。各点间距5~10cm，一般定4~6个点。此处痛点多在一条线上。

（三）患者体位

取俯卧位，腹下垫枕，充分暴露腰部。

（四）消毒与麻醉

常规消毒，铺无菌洞巾，戴无菌手套。押手拇指固定治疗点，刺手持注射器在每个治疗点注射0.5%利多卡因1~2ml，注入药物时，必须先回抽注射器确认无回血，行退出式浸润注射。

（五）针刀操作

根据患者体型胖瘦，选用Ⅰ型4号或Ⅰ型3号针刀。

1. 棘突间点

操作同本章《棘间韧带损伤》。

2. 横突点

操作同本章《第3腰椎横突综合征》。

3. 椎间孔外口

目的：松解椎间孔外口，触激神经。

方法：刺手持针刀，刀口线与躯干纵轴平行，刀体与皮面垂直加压、刺入。针刀依次通过皮肤、皮下组织、竖脊肌，到达横突背侧骨面，调转刀口线90°，并将针体向头颈方向倾斜30°，使刀口沿横突下缘到达横突根部椎间孔外口的上外侧。如患者出现下肢酸胀感或窜麻感，再沿神经根方向切开1~2下，即可退出针刀。操作时应注意询问患者感受，如遇放电样疼痛，应立即将针刀上提，以免损伤神经。

4. 关节突关节

目的：松解关节突关节囊。

方法：刺手持针刀，刀口线与身体纵轴平行，刀体与皮面垂直加压、刺入。

针刀依次通过皮肤、皮下组织、竖脊肌，到达关节突关节骨面。针刀突破关节突关节囊时，针刀下会有穿透韧性软组织的感觉，即为关节突关节囊的针感。如无此针感，可稍倾斜针刀进行探寻。找到后，切割3~5下，针刀下有松动感后退出针刀。

5. 梨状肌下孔点

目的：松解坐骨神经出口，触激神经。

方法：押手拇指按在施术点上，刺手持针刀，刀口线与坐骨神经走行方向平行，刀体与皮面垂直加压、刺入。针刀依次通过皮肤、皮下组织、臀大肌、梨状肌，到达梨状肌下孔处，轻轻摆动调整针刀刀口。当患者出现沿坐骨神经的窜麻感时，说明针刀已到达坐骨神经处，轻轻摆动针刀1~2下，针刀下有松动感后退出针刀。操作时应缓慢进针刀，注意询问患者感受，不可快速、大幅度提插，以免损伤坐骨神经，或造成臀肌血肿。

6. 其他阳性反应点

目的：缓解局部肌筋膜紧张，缓解疼痛；外周神经触激，改善微循环，改善神经营养。

（1）臀腿部肌肉筋膜阳性反应点

臀部其他肌肉筋膜压痛点或条索硬结部，常见痛点集中于臀大肌起点、臀中肌中点、梨状肌起止点及肌腹部、骶髂关节下缘、坐骨切迹等。

（2）坐骨神经、股神经、胫神经、腓神经走行区阳性反应点

方法：根据阳性反应点所在部位，刀口线与人体纵轴、肌纤维走行方向或神经走行方向平行，针刀体垂直于皮肤，严格按照针刀四步进针规程进针刀。经皮肤刺入皮下，经皮肤、皮下组织切入皮下后，缓慢进针，根据粘连、硬化的情况及患者体型决定进针深度，逐层松解，医者手下松动感，或患者腰骶及下肢酸胀沉重感出针刀；若行神经触激术，操作应轻柔，避免损伤神经，于患者出现下肢不自主弹动或麻木感出针刀。

（六）术后处理

治疗结束，拔出针刀，局部压迫1~3分钟，确认无出血后，无菌敷料覆盖。

（七）疗程

1周治疗1次，5次为1个疗程。

八、手法治疗

针刀配合腰椎侧扳手法可加强松解效果，进一步纠正腰椎小关节紊乱。详细

操作见《髂腰韧带慢性损伤》章节的手法部分。此法适用于大多数腰椎间盘突出症患者。腰椎管狭窄症及骨质疏松症患者禁用。

九、康复训练

急性期患者宜卧床休息，不行康复训练。症状缓解后，腰背部肌肉康复训练，可促进循环、促进代谢、减轻疼痛、增强腰椎稳定性、改善应力平衡、预防再发。常用的腰背部康复训练方式，主要有五点支撑、小燕飞等。

（一）五点支撑法

仰卧位。以头、双肘、双足五点为支点，缓缓抬起臀部，使腰背部呈拱桥形，至顶点后，维持5~10秒，然后缓慢复位至腰背臀部触碰床面。重复上述动作，连续15次为1组。每组之间，平卧放松5秒，连续做5组（图14-44）。

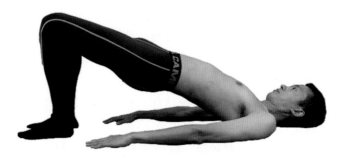

图14-44　五点支撑法

（二）小燕飞法

模拟燕子飞行姿势锻炼腰背肌。俯卧位。双手后背，腰背部肌肉发力，逐渐挺胸抬头，使头胸离开床面，同时膝关节伸直，双侧大腿用力，向上抬起离开床面，至顶点维持5秒，然后缓慢复位放松。重复上述动作，连续15次为1组。每组之间，俯卧放松5秒，连续做5组（图14-45）。

需要注意的是，小燕飞并不适合腰椎过度前凸、骨盆前倾和脊柱侧弯的患者。

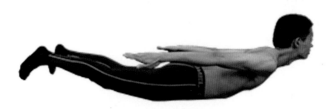

图14-45　小燕飞法

十、注意事项

腰椎间盘突出不等同于腰椎间盘突出症。不能仅依据CT、MRI就下诊断，临床诊断必须紧密结合病史、症状和体征。在诊断和治疗过程中应明确定位，确定椎间盘突出的层面、突出的类型和严重程度，同时注意有无合并疾病的存在。

绝大多数情况下，腰椎间盘突出症首选保守治疗，包括休息、腰背肌功能锻炼、药物、理疗等。急性期应尽量卧床休息，并卧硬板床。注意合理作息，纠正不良姿势，避免劳累和久站、久行。

针刀治疗3个月无效，严重影响生活质量，则应考虑手术治疗。若存在大小便障碍、性功能障碍等马尾综合征症状，或足下垂、肌萎缩等脊神经明显受损的症状，应及时手术治疗，以免延误病情。

第十五章　腰臀疼痛

第一节　臀上皮神经卡压综合征

一、概述

臀上皮神经卡压综合征，又名臀上皮神经炎。指臀上皮神经在其走行区域，受到肌筋膜或骨-纤维管卡压，形成无菌性炎症刺激，引起的自臀部向大腿后外侧放射性疼痛的临床综合征。

该病在久坐或者弯腰工作者中十分多见。目前，现代医学治疗多予以局部神经阻滞或消炎镇痛类药物治疗，针刀治疗此病疗效确切。

二、应用解剖

臀上皮神经起自腰脊神经后支的外侧支。主要源于L1~L3脊神经，出横突间韧带后，走行于横突的背侧，下行穿越腰背部肌筋膜，于髂嵴上方汇合成1~3支。经过髂嵴上的骨纤维管，跨越至臀浅筋膜下，支配臀部外侧及大转子区域的皮肤感觉。其纤维最远可达腘窝平面。

臀上皮神经，按其行程可分为四段及六个固定点。四段，即骨表段、肌内段、筋膜下段及皮下段。六点为出孔点、横突点、入肌点、出肌点、出筋膜点及入臀点（图15-1）。

其行程过程中共穿过三个位置相对固定的骨纤维管，臀上皮神经行经的骨纤维管的入口、内径和出口一般均大于神经的直径，对神经起到一定程度的固定作用。

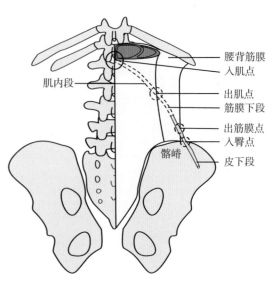

图15-1　臀上皮神经的走行示意图

三、发病机制

由于骨纤维管位于神经较大角度的转折处，管道在生理上扮演滑车的作用，对神经的走行起到导向和保护作用。腰部是人体的屈伸活动中枢，活动范围大，而臀上皮神经的行程长，转折点多。因此，当臀上皮神经行经的骨纤维管因邻近关节的骨质增生，或肌筋膜增生挛缩，或韧带增生挛缩等造成狭窄时，就会使其中的神经受到卡压，从而产生临床症状。

四、临床表现

（一）症状

腰臀部的持续性酸痛或刺痛，疼痛可放射至大腿后外侧，但是一般不超过膝关节。患者因疼痛而被动俯身姿势就诊，直腰时疼痛加重。

（二）体征

臀部髂嵴中段可触及痛性结节或条索，位置一般表浅，按压时可诱发腰臀部的放射性疼痛。

屈髋屈膝试验：患者采取仰卧位，双腿靠拢，医生推膝屈髋，使臀部离开床面，腰部被动前屈，若腰骶部发生疼痛，提示屈髋屈膝试验阳性。

五、影像学检查

腰椎X线、CT、MRI等，一般无特征性改变。肌骨超声可以在臀上皮神经入臀点发现骨纤维管增生狭窄，或肿物（图15-2，15-3）异常增生、神经受压、异常表现。

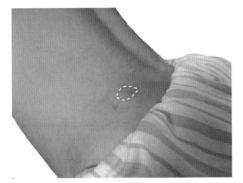

图15-2　一例臀上皮神经神经鞘瘤患者。虚线线圈代表肿物

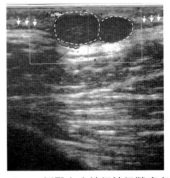

图15-3　一例臀上皮神经神经鞘瘤患者超声图。虚线线圈代表肿物，箭头表示臀上皮神经相延续。经病理证实为神经鞘瘤（青海省康乐医院超声科，翟瑞静医师供图）

六、诊断依据

（一）病史

患者多数有腰臀部劳损史或感寒病史。

（二）症状

患侧腰臀部疼痛，或伴有向大腿后侧腘窝部放射痛，疼痛不超过膝关节。患者多直腰或者咳嗽时疼痛加重。

（三）体征

患侧臀上皮神经入臀点周围可触及痛性结节及条索。屈髋屈膝试验阳性。

（四）辅助检查

无特殊。必要时，可参考肌骨超声结果。

七、针刀治疗

（一）体表标志

入臀点是臀上皮神经在穿过髂嵴背部，分布臀上部皮肤之前，腰臀部筋膜及髂嵴构成的骨纤维通道，该神经多在此处受到卡压。该点一般在臀部距后正中线8~10cm范围，髂嵴高点下2~5cm范围，需要细心查体获得。

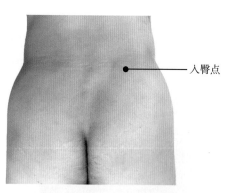

入臀点

图15-4　臀上皮神经的入臀点

（二）针刀定点

1. 神经入臀点（图15-4）

在髂嵴中后部压痛点定位。

2. L1~L3横突

参考《第3腰椎横突综合征》章节L3横突的定位方法。

3. L1~L3上关节突副突韧带

从上位腰椎棘突下缘水平，旁开20~25mm，可定上位腰椎下关节突与本腰椎上关节突形成的关节突关节。在此处垂直皮肤进针，可抵达上关节突副突韧带，松解此韧带对脊神经后支的卡压。

（三）患者体位

针刀治疗时可采用侧卧位或者床边弯腰俯卧位。

（四）消毒与麻醉

常规消毒，铺无菌洞巾，戴无菌手套。用0.5%的利多卡因进行局部麻醉。入臀点浅筋膜处操作，一般不建议使用局部麻醉；横突点操作前，建议使用利多卡因局麻，阻滞针头安全到达横突背侧骨面后再完成注射麻药。

（五）针刀操作

1. 神经入臀点的针刀操作

目的：松解紧张的肌肉及肌腱，解除臀上皮神经的卡压，改善临床症状。

方法：押手按压分离压痛点浅层神经血管，固定痛性结节位置，刺手持刀与脊柱正中线方向平行。针刀刺入后，到达痛性结节条索位置，纵行切割2~3下，然后横行摆动3~5下，充分松解卡压即可。入臀点若无局麻操作，针刀刺入痛性结节条索处会出现酸麻胀的感觉，摆动操作时或可触及臀上皮神经而产生臀后侧的皮肤麻电感。

2. L1~L3横突的针刀操作

参考《第3腰椎横突综合征》章节针刀操作方法。

3. L1~L3上关节突副突韧带的针刀操作

目的：松解L1~L3脊神经后支出椎间外孔后的卡压。

方法：刺手持针刀，刀口线与脊柱正中线方向平行。针刀快速破皮，边摆动，边缓慢推进针刀，抵达关节突关节。如针刀抵达骨面，调整针刀方向，向关节突骨面外缘移动，直至骨面边缘，有落空感，提起针刀3~5mm，铲切3~5下，松解此韧带对脊神经后支的卡压。

（六）术后处理

治疗结束，拔出针刀，局部压迫1~3分钟，确认无出血后，无菌敷料覆盖。

（七）疗程

1周治疗1次，3次为1个疗程。

八、手法治疗

如果不合并腰椎及骶髂关节紊乱等情况，不需要手法治疗。

九、康复训练

术后指导患者适当活动，注意腰臀部的保暖。指导患者按揉患侧气冲穴，前后对应辅助治疗。

十、注意事项

治疗点针刀刀口线应循着神经走行方向，勿横切。嘱患者避免久坐久站久立。

第二节　臀中肌慢性劳损

一、概述

臀中肌慢性劳损，是由于外伤、劳损或感受风寒湿等原因，导致臀中肌粘连、挛缩、纤维化和瘢痕，出现臀部酸困疼痛和大腿外侧疼痛不适的综合征。是引起腰臀部疼痛的常见疾病之一。

本病好发于长期久坐、坐姿不正或跷二郎腿的人。臀中肌慢性劳损的发病率较高。针刀治疗本病定位准确，直达病灶，临床治疗效果满意。

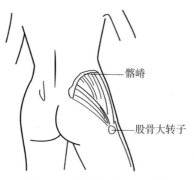

髂嵴

股骨大转子

图 15-5　臀中肌分布示意图

二、应用解剖

臀中肌为臀部的中层肌，起于髂嵴外侧，止于股骨大转子。臀中肌前部被阔筋膜张肌覆盖，后部被臀大肌掩蔽（图 15-5）。在臀大肌与阔筋膜张肌之间的臀中肌浅面，仅为皮肤和臀筋膜所覆盖，后方为梨状肌，下方为臀小肌。

臀中肌的神经支配源于臀上皮神经。臀中肌是髋部主要的外展肌之一，并且为髋关节后外侧稳定提供主要动力。臀中肌前部肌纤维收缩时，使大腿旋内；后部肌纤维收缩时，使大腿旋外；整个肌肉收缩可使大腿外展。

三、发病机制

在经常以腰臀部扭转活动为主的运动和劳作中，很容易导致臀中肌积累性损伤，损伤日久，臀中肌的肌腱及附近软组织等出现粘连、结疤、挛缩等病理改变、引发本病。

四、临床表现

（一）症状

腰臀部疼痛、酸困，可能伴患侧下肢酸痛、麻木、发凉，患侧下肢外展、站立和行走时均感疼痛加重，患臀及患侧下肢有发紧及沉重感。

（二）体征

臀中肌走行区有明显压痛，或可触及硬结、条索状等软组织异常改变。患侧下肢主动做外展运动，可引起痛点处疼痛加剧。

五、影像学检查

（一）X线

一般无明显改变。主要用于排除腰椎间盘突出症、腰椎结核、骨肿瘤等病变。

（二）肌骨超声

超声在髋关节外侧扫查，可见臀中肌起于髂嵴外侧，止于股骨大转子。臀中肌前部被阔筋膜张肌覆盖，后部被臀大肌掩蔽。在臀大肌与阔筋膜张肌之间的臀中肌浅面，仅为皮肤和臀筋膜所覆盖，后方为梨状肌，下方为臀小肌（图15-6）。

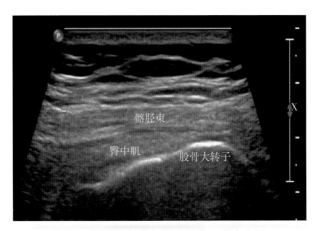

图15-6　臀部超声。臀中肌的正常声像图

六、诊断依据

（一）病史

有长期久坐、坐姿不正或跷二郎腿的病史。

（二）症状

臀外侧部疼痛不适，或伴患侧下肢酸痛。

（三）体征

臀中肌走行区有明显压痛，或可触及硬结、条索状。

（四）辅助检查

X线无特殊。超声扫查可发现臀中肌筋膜增厚，回声增强等异常改变。

七、针刀治疗

（一）体表标志

1. 髂前上棘
在髂嵴前端用手指由下向上滑动，触摸到的骨突。

2. 髂后上棘
位于髂嵴后端，浅居皮下，由髂嵴最高处向后触摸到的骨突。

3. 股骨大转子
股骨上端外侧，明显隆起的骨突。

（二）针刀定点

在臀中肌走行区触摸条索或压痛点定点，一般可定3~5点（图15-7）。

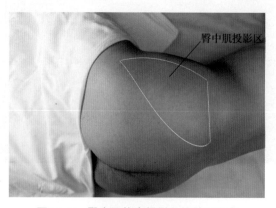

图15-7　臀中肌体表投影区的针刀定点

（三）患者体位

侧卧屈髋屈膝，暴露臀外侧。

（四）消毒与麻醉

常规消毒、铺洞巾，医生戴无菌手套。用0.5%的利多卡因进行局部麻醉。

（五）针刀操作

目的：松解紧张挛缩的肌束肌纤维，改善局部循环，缓解疼痛。

方法：医生以押手食指按在施术点上，刺手持针刀。刀口线与臀中肌纵轴平行，刀体与皮面垂直加压、刺入。针刀依次通过皮肤、皮下组织、臀大肌（或阔筋膜张肌），到达臀中肌肌腹。摆动针刀，疏通剥离粘连挛缩的肌肉组织。对于条索明显者，可调转针刀90°，切割3~5下，针刀下有松动感后退出针刀。

（六）术后处理

治疗结束，拔出针刀，局部压迫5~15分钟，确认无出血后，无菌敷料覆盖。

（七）疗程

1周治疗1次。3次为1个疗程。

八、手法治疗

患者俯卧位，医生以右手拇指垂直于臀中肌纵轴用力弹拨3~5次，然后转为仰卧位，患侧下肢屈髋屈膝，医生将手压在膝关节髌骨下缘，向对侧肩关节下压。当到达最大限度时，使用爆发力瞬间推压2~3次。

九、康复训练

术后24小时，可行梨状肌功能锻炼，患者取仰卧位，做大腿的外展、外旋锻炼。

十、注意事项

纠正不良坐姿，避免跷二郎腿。针刀操作，不可过度切割，以免引起患者不适。针刀治疗后，早期减少活动或功能锻炼。

第三节　梨状肌综合征

一、概述

梨状肌综合征，又称梨状肌损伤。是由于外伤及劳损等原因，引起梨状肌损伤，进而压迫或牵拉坐骨神经，导致一系列临床症状的综合征。梨状肌综合征是引起急慢性坐骨神经痛的常见疾病。

本病属于神经卡压综合征，发病率较高，好发于长期久坐、坐姿不正或跷二郎腿的人。针刀治疗本病可直达病灶，取得良好的临床疗效。

二、应用解剖

梨状肌，位居臀部深层，臀大肌深面，起于骶骨前面第2~4骶前孔的外侧，肌纤维向外集中，止于股骨大转子上缘的后部（图15-8）。

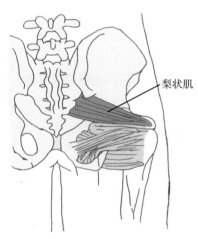

梨状肌

图15-8 梨状肌解剖示意图

梨状肌是髋关节的外展肌之一，主要与臀部内外肌群及其他肌肉配合，使大腿外展、外旋，受S1~S2神经支配。

梨状肌穿过坐骨大孔，并将该孔分为梨状肌上、下孔。梨状肌上孔由外向内依次有臀上神经、臀上动脉和静脉通过，梨状肌下孔由外向内依次有坐骨神经、股后皮神经、臀下神经、臀下动静脉、阴部内动静脉及阴部神经通过。

坐骨神经大多经梨状肌下孔穿出骨盆至臀部。

三、发病机制

下肢外展、外旋或蹲位变直立位时，可使梨状肌拉长、牵拉而损伤梨状肌。梨状肌损伤后，局部充血水肿或痉挛，反复损伤导致梨状肌粘连、肥厚、挛缩、疤痕，挤压其间穿行的坐骨神经，而出现一系列症状。

另外因L4~S3神经的前支组成骶丛，当下腰段椎间盘突出物刺激或卡压邻近的神经根时，也可导致梨状肌反射性痉挛。

四、临床表现

（一）症状

患者多有外伤史或劳损史。

以臀部疼痛为主，并向下肢放射，沿着股后、小腿后外侧、足底部放射。臀部出现酸胀、困痛，重者出现牵拉、刀割样、烧灼样疼痛，不敢行走或出现跛行，偶有小腿外侧麻木或足趾麻木。

（二）体征

患侧臀部压痛，以梨状肌部位压痛明显，可触及条索状隆起的肌束，有钝厚感。

1.直腿抬高试验

直腿抬高在60°以内出现疼痛为阳性。超过60°，梨状肌不再被继续拉长，疼痛反而减轻。

2.梨状肌紧张试验

医生站于患者一侧，一手扶膝，一手扶踝，先将患肢极度屈髋屈膝，再极度内收内旋髋关节，如有臀痛及下肢放射痛，再迅速外展外旋髋关节，疼痛随即缓解时即为阳性（图15-9）。

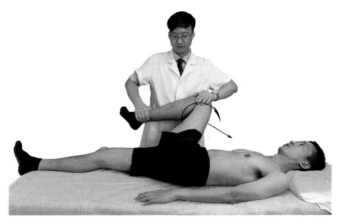

图15-9 梨状肌紧张试验

五、影像学检查

（一）X线

一般无明显改变，或可显示梨状肌位置有软组织肿胀影。

（二）肌骨超声

梨状肌综合征超声表现：患侧梨状肌增厚，形态饱满，肌纹理显示不清，包膜回声增强，内部结构紊乱，弥漫或局限性回声减低或增高，分布不均匀，梨状肌后方的坐骨神经回声欠均匀，可见局部受压变细（图15-10）。

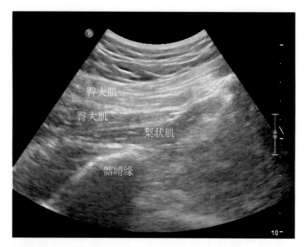

图15-10　臀部超声。标记处为正常的梨状肌声像图

六、诊断依据

（一）病史

有梨状肌外伤或劳损史。

（二）症状

臀部疼痛为主，并向下肢放射。

（三）体征

梨状肌走行区有压痛，可触及条索状隆起的肌束，有钝厚感。直腿抬高试验、梨状肌紧张试验阳性。

（四）辅助检查

超声扫查可以发现患侧梨状肌增厚，形态饱满，肌纹理显示不清，包膜回声增强，内部结构紊乱，弥漫或局限性回声减低或增高。

七、针刀治疗

（一）体表标志

1. 体表投影（图15-11）

（1）梨状肌的上缘线

由髂后上棘向股骨大转子顶点的连线。

（2）梨状肌的下缘线

由尾骨尖至髂后上棘的连线的中点，再向股骨大转子顶点的连线。

（3）坐骨神经在梨状肌走行的体表投影

梨状肌下缘中内1/3交界点。

2.体表标志

（1）髂后上棘

髂骨后方明显的骨性标志，约平S2水平。

（2）股骨大转子

股骨上端外侧，能触及明显的骨突。

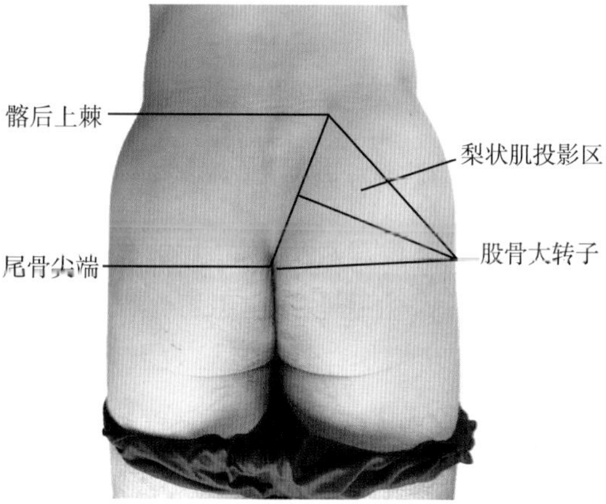

图15-11　梨状肌体表投影区

（二）针刀定点

梨状肌下缘神经卡压点。于梨状肌下缘体表投影区寻找1~3个明显的压痛点或挛缩瘢痕疙瘩处作为针刀定点。

（三）患者体位

采用俯卧位，腹部垫枕，充分暴露腰臀部。

（四）消毒与麻醉

常规消毒、铺无菌洞巾，戴无菌手套。用0.5%的利多卡因进行局部麻醉。

（五）针刀操作

目的：松解紧张的梨状肌，解除坐骨神经的卡压，改善局部循环，减轻炎性刺激。

方法：医生以押手拇指按在施术点上，刺手持针刀。刀口线与坐骨神经走行方向平行，刀体与皮面垂直加压、刺入。针刀依次通过皮肤、皮下组织、臀大肌、梨状肌，到达梨状肌下孔处，轻轻摆动调整针刀刀口。当患者出现沿坐骨神经的窜麻感时，说明针刀已到达坐骨神经附近。轻轻摆动针刀2~3下，然后在神经两侧提插切割2~3下。针刀下有松动感后退出针刀。

（六）术后处理

治疗结束，拔出针刀，局部压迫5~15分钟，确认无出血后，无菌敷料覆盖。

（七）疗程

1周治疗1次。3次为1个疗程。

八、手法治疗

患者俯卧位，医生以右手拇指垂直于梨状肌纵轴用力弹拨3~5次。然后，转为仰卧位，医生一手扶住患者足跟部，一手扶住患者膝关节，做直腿抬高5~10次，以进一步增加针刀的松解效果。

九、康复训练

术后24小时，可行梨状肌功能锻炼，患者取仰卧位，做大腿的外展、外旋锻炼。

十、注意事项

操作时切勿过度切刺，避免损伤臀下动脉和坐骨神经。治疗结束，充分压迫，避免出血。梨状肌慢性损伤，与坐姿不良有关，需要及时纠正坐姿。

第四节　竖脊肌腰骶段损伤

一、概述

竖脊肌腰骶段损伤是常见的下背痛的原因之一。常伴有腰椎，腰骶区，骶髂区的疼痛，有时候还伴有一侧臀部或双侧臀部放射性酸胀痛与麻木等。

二、应用解剖

竖脊肌又名骶棘肌，下起骶骨背面，上达枕骨后方，充填于棘突与肋角之间的深沟内。从骶骨直至枕骨，为一对强大的伸脊柱肌。起自骶骨背面、腰椎棘突、髂嵴后部及腰背筋膜。

肌束向上，由内向外逐渐分为并列的三个纵行肌柱。外侧为髂肋肌（分为腰髂肋肌、背髂肋肌、项髂肋肌）；中部为最长肌（分为腰背最长肌、颈最长肌、头最长肌）；内侧为棘肌（分为胸棘肌、颈棘肌、头棘肌）。分别止于肋骨肋角下缘、颈椎和胸椎横突、颞骨乳突及颈椎和胸椎棘突。其中以最长肌最强大，棘肌最为薄弱。

下端固定时，两侧收缩使头和脊柱后伸，髂肋肌还有降肋作用；一侧收缩，使脊柱向同侧侧屈。该肌受颈、胸、腰神经后支支配。在背部肌肉中，最容易受到伤害的是竖脊肌。它的作用是：牵引脊柱实现后仰。竖脊肌深部为短肌，有明显的节段性，连于相邻两个椎骨或数个椎骨之间，能够加强椎骨之间的连接和脊柱运动的灵活性。竖脊肌受全部脊神经后支支配。很多时候竖脊肌的受伤往往会造成神经剧烈疼痛。

竖脊肌在脊柱静力学上（体姿）有很大作用。提拉杠铃、负重体屈伸、俯卧臂腿上抬（飞燕式动作）等练习可发展该肌力量。

三、发病机制

本病以积累性劳损和突然暴力引起的牵拉伤最多见。因下段处于腰骶部位，是脊柱伸屈侧弯活动最频繁的部位，同时也是运动时应力最集中的部位。竖脊肌下段损伤后，引起粘连、瘢痕、挛缩，造成腰骶部的力学平衡失调，产生腰部一侧或两侧疼痛，活动受限，不能翻身、坐立或行走等。

竖脊肌损伤主要是起点和止点。竖脊肌损伤常合并棘上韧带和棘间韧带损伤，还可以导致机化、增生、粘连等继发性改变。

四、临床表现

主要表现为腰背部的弥漫性钝痛，以两侧腰肌及髂嵴上方最为明显。局部疼痛，发凉，皮肤麻木，肌肉痉挛和运动障碍。搬提重物时，引发下腰段剧痛。严重的患者感觉下腰段如同钢板一般的僵硬。

慢性发作的病人的疼痛特点：晨起痛，起床活动后减轻，傍晚后加重。长时间不活动，或者弯腰劳作后，均可诱发疼痛症状。常常因劳累及天气变化而发作。查体时，患部腰背臀或腰骶部有明显的局限性压痛。叩击与深压，可引起疼痛和放射痛。有时可触及肌纤维硬结、筋膜增厚条索样改变。

五、影像学检查

（一）X线

主要表现为椎体退行性病变，腰椎生理曲度变直。

（二）CT

主要表现为腰椎竖脊肌肿大（横截面积增大），腰椎关节突关节间隙模糊粗糙狭窄。

（三）MRI

主要表现为腰椎竖脊肌筋膜增厚，T2WI信号增高伴有周围软组织水肿（图15-12），严重者可合并关节突关节滑膜水肿及周围软组织水肿（图15-13）。

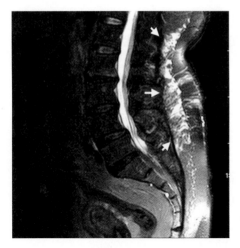

图15-12 腰椎MRI矢状位。箭头所示，竖脊肌筋膜炎性水肿

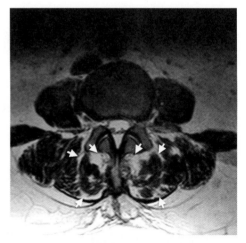

图15-13 腰椎MRI冠状位。箭头所示，竖脊肌筋膜广泛炎性水肿增生

（四）肌骨超声

肌骨超声可见竖脊肌的肌外膜增粗模糊，回声减低（图15-14）。

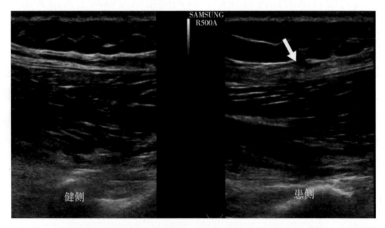

图15-14 竖脊肌腰骶段损伤声像图，箭头所示肌外膜增粗模糊，回声减低

六、诊断依据

（一）病史

有腰背臀或腰骶部疼痛病史，呈急性发作或慢性迁延状态。

（二）症状与体征

患处有明显的局限性压痛，叩击与深压可引起疼痛和放射痛等体征。

（三）影像学检查

腰椎MRI多有异常表现，可发现肌筋膜增厚、炎性水肿等，即可明确诊断。

（四）鉴别诊断

与腰椎间盘突出症、腰椎小关节紊乱、急性腰扭伤、骨质增生症、第3腰椎横突综合征等鉴别。

七、针刀治疗

（一）体表标志

参考《梨状肌损伤综合征》《臀中肌慢性损伤》章节。

（二）针刀定点

以髂后上棘与腰椎棘突做体表标志，从腰椎椎体两侧25~30mm处，寻找压痛条索病灶，记作针刀治疗点（图15-15）。

（三）患者体位

俯卧位，腹部可垫软枕。

（四）消毒与麻醉

常规消毒、铺洞巾，医生戴无菌手套。用0.5%的利多卡因进行局部麻醉。

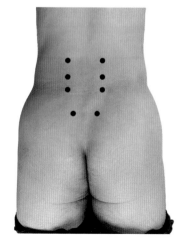

图15-15　竖脊肌下段损伤的针刀定点

（五）针刀操作

目的：松解紧张的竖脊肌，改善局部循环，减轻疼痛，改善症状。

方法：术者刺手持针刀，刀口线与人体纵轴平行，垂直于皮肤，快速进针刀。依次缓慢突破浅深筋膜，边进针，边摆动，直至抵达关节突骨面提插切刺3~5下，并作纵行疏通和横行剥离，针刀下有松动感后，退出针刀。因本病病灶在肌肉层，不可进针过深，加重损伤。针刀松解术后可在局部拔罐，帮助排除肌肉损伤的代谢产物，如风寒湿邪等，并能进一步牵拉松解挛缩的肌筋膜，从而提高疗效。

（六）术后处理

治疗结束，拔出针刀，局部压迫1~3分钟，确认无出血后，无菌敷料覆盖。

（七）疗程

1周治疗1次，3~5次为1个疗程。

八、手法治疗

术后可以配合拿捏、按揉等手法，放松紧张挛缩的腰背部肌肉。

九、康复训练

急性期不适合功能锻炼，慢性期可以进行适度的肌肉康复训练。锻炼方法可以参照《腰椎间盘突出症》章节的锻炼方法。

十、注意事项

急性发作期应注意卧床休息，起床时戴护腰固定，慢性期应加强腰背肌功能锻炼，劳逸结合。注意针刀操作不宜过深，不苟求到达骨面，以免损伤神经根和腰动静脉等。

第十六章 髋膝疼痛

第一节 股骨头缺血性坏死

一、概述

股骨头缺血性坏死，又称股骨头坏死。本病是由多种原因引起股骨头血供受损或中断，引起骨细胞、骨质及骨髓成分受损、死亡及不断修复，从而引起股骨头结构改变、股骨头塌陷、变形，出现髋关节疼痛、功能障碍的疾病。股骨头缺血性坏死是骨科领域的难治性疾病。

股骨头缺血性坏死分为创伤性和非创伤性两大类，是中青年髋关节疾患致残的常见原因，好发于20~50岁青壮年。临床上，根据股骨头缺血性坏死的分期、患者年龄等选择不同治疗方案。针刀在各个时期都可以介入，对减轻疼痛、改善局部微循环有明显效果。早中期患者用针刀干预能有效延缓进展。

二、应用解剖

（一）股骨头

股骨头呈圆形，位于股骨的上端，股骨头面积的2/3嵌入髋臼，与髋臼构成髋关节，是典型的杵臼关节，起负重作用，并且有较大的活动范围。

（二）髋关节囊

关节囊由浅层纵行纤维和深层横行纤维构成，近侧附着于髋臼边缘，远侧前面达转子间线，远端达小转子，后侧在转子间嵴内侧相当于股骨颈中外1/3交界处。所以，成人的髋关节囊包绕整个股骨头和大部分的股骨颈，股骨颈后外侧无关节囊包绕。正常关节囊在伸直内旋位时紧张，而在轻度屈曲外旋位时关节囊内可以容纳最多的关节液。

（三）股骨头血供

股骨头的血供按其重要性依次为旋股内侧动脉、旋股外侧动脉、闭孔动脉、臀上动脉、臀下动脉、髂腰动脉。上述动脉汇聚成关节囊血管网和股骨颈基底动脉环，二者是髋关节的主要动脉来源。凡是对上述动脉供血造成影响的因素都可能引起股骨头坏死。

三、发病机制

（一）创伤性机制

髋部外伤是股骨头缺血性坏死的常见原因。髋关节脱位、股骨颈骨折、股骨头骨折等使股骨头血运遭到破坏，均可引起股骨头坏死。

（二）非创伤性机制

我国主要病因为皮质类固醇激素的应用、酗酒、减压病、镰状细胞贫血和特发性等。

1. 激素

大剂量皮质类固醇激素应用和股骨头坏死风险增高直接相关。系统性红斑狼疮、肾病、哮喘等疾病，长期或短期超剂量使用糖皮质激素，可引起脂肪栓塞、血液高凝、影响软骨修复、堵塞血管，引起股骨头坏死。绝大部分为双侧。

2. 酗酒

长期大量饮酒与股骨头坏死相关。酒精可以导致血脂代谢异常，影响骨髓间充质干细胞分化能力，造成股骨头缺血性坏死。酒精性股骨头坏死的定义为每周摄入纯乙醇400ml或同等摄入量至少6个月。此外，脂肪栓塞学说认为，骨坏死的最初病因是由于脂肪栓子导致骨内微血管梗死，局部缺血缺氧进一步导致骨髓缺血缺氧，骨细胞死亡。

3. 先天性因素

先天性髋关节脱位、关节囊损伤、扁平髋等髋臼发育不良等可引起股骨头前上部局部受力过大，引起血管损伤。

4. 其他

航天、飞行、潜水、煤矿等高压环境作业后减压不当。或关节炎、强直性脊柱炎、骨结核、骨肿瘤等波及股骨头。

（三）软组织机制

髋关节周围软组织损伤后的粘连挛缩，使髋关节微循环障碍是股骨头缺血性坏死的重要因素。

四、临床表现

股骨头缺血性坏死早期患者可以没有任何症状，常在做CT或X线时意外发现。随着疾病进展，逐渐出现髋、膝或腹股沟处的疼痛，以及跛行和髋关节活动的丧失，病情进行性加重，最后可致残。

（一）症状

1. 髋关节痛

以髋关节痛为主，疼痛可放射至腹股沟、臀部和大腿部位。偶尔可伴有膝关节疼痛，也称异位性疼痛，部分患者以膝痛为最早期症状。少许患者存在臀部深部疼痛或大腿前方疼痛。关节痛可为间歇性或持续性，常于行走后加重，休息后减轻。

2. 活动障碍

患侧髋关节活动受限，表现为屈伸不利、下蹲困难、不能久站或久坐，早期外展、外旋活动受限，晚期关节僵直。

3. 间歇性跛行

早期由于疼痛导致间歇性跛行，中晚期由于股骨头塌陷导致跛行，严重时髋关节功能丧失。

（二）体征

1. 髋关节疼痛

早期无明显疼痛。随着病情加重，出现患侧髋部疼痛，于腹股沟区、内收肌起点和臀中肌压痛。

2. 髋关节活动受限

早中期可见髋关节外展、外旋轻度受限。晚期会出现髋关节各方向活动受限、肢体短缩、屈曲内收挛缩畸形。严重者，会出现髋关节半脱位体征。

3. "4"字试验阳性（图16-1）

患者仰卧，一侧下肢伸直，另侧下肢以"4"字形状放在伸直下肢近膝关节处，检查者一手按住膝关节，一手按压对侧髂嵴上，两手同时下压，如果骶髂关节出现疼痛，或者屈曲的膝关节不能触及床面为阳性。

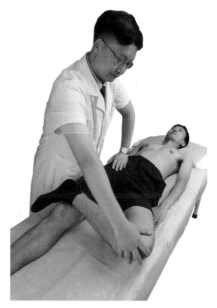

图16-1 "4"字试验检查

4. 髋关节屈曲挛缩试验（Thomas征）

检查方法：病人平卧，双下肢伸直，一侧下肢屈髋屈膝时，对侧髋膝关节也出现屈曲，为阳性（图16-2）。临床意义：阳性提示该患侧髋关节有屈曲挛缩畸形，常见于股骨头缺血性坏死、髋关节结核、髋关节骨关节炎、类风湿性关节炎等。

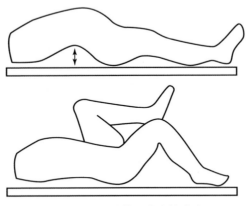

图16-2　髋关节屈曲挛缩试验

五、影像学检查

（一）X线

髋关节X线，早期无明显改变。坏死骨吸收时，周围组织的新生血管和肉芽组织长入坏死区，在死骨边缘出现破骨吸收带或囊变区，表现为骨质密度减低；同时产生大量新骨环绕在吸收带周围，表现为环形密度增高改变；晚期表现为股骨头形态改变，股骨头变扁，承重部位骨质塌陷或骨折，关节面粗糙，并有透明带出现，关节间隙变窄，边缘骨质增生（图16-3）。

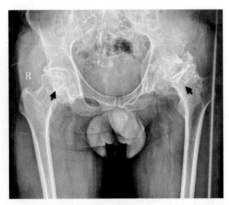

图16-3　髋关节X线。箭头所示双侧股骨头坏死：股骨头塌陷扁，关节形态被破坏

（二）CT

CT对诊断股骨头坏死较为敏感。早期股骨头外形可正常，股骨头星芒征消失，骨小梁扭曲，出现条带状或斑片状高密度硬化区，关节间隙正常（图16-4）。中晚期股骨头出现软骨下骨塌陷变形，可见囊变、死骨、骨质吸收带及周围硬化带，并伴骨质增生，关节间隙变窄（图16-5）。

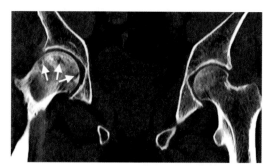

图16-4　髋关节CT。箭头所示股骨头坏死早期，出现囊样变

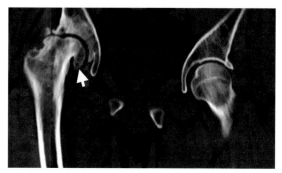

图16-5　髋关节CT。箭头所示股骨头坏死晚期，股骨头塌陷，形态被破坏

（三）MRI

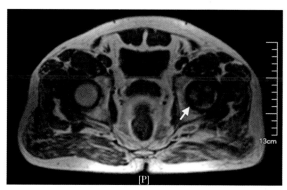

图16-6　髋关节MRI。压脂T2WI轴位。箭头所示股骨头信号不均匀，呈囊样改变

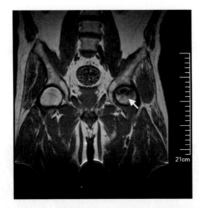

图16-7　髋关节MRI。压脂T2WI冠状位。箭头示股骨头囊样变，伴不规则地图影

六、诊断依据

（一）病史

起病隐匿。常有髋部外伤史，或皮质类固醇激素应用史、酗酒史以及潜水史。

（二）症状

髋关节痛为主，疼痛可放射至腹股沟、臀部和大腿部位。偶尔可伴有膝关节疼痛。髋关节功能受限，表现为髋关节内旋时疼痛加重，或内旋受限。可见跛行。严重时髋关节活动丧失。

（三）体征

"4"字试验阳性、Thomas征阳性。晚期会出现髋关节各向活动受限、肢体短缩、屈曲内收挛缩畸形；严重者会出现髋关节半脱位体征。

（四）辅助检查

X线片可见硬化、囊变及新月征等，严重时可见股骨头塌陷；CT可见硬化带包绕坏死骨、修复骨，或软骨下骨断裂；MRI的T1WI显示带状低信号或T2WI显示双线征。

七、针刀治疗

（一）体表标志

1. 股骨大转子
侧卧位，股外侧近端隆起的骨突。

2. 髂前上棘

位于髂嵴的前端，沿髂骨上缘向前触摸至落空区域处的骨突。

3. 髂前下棘

髂前上棘内下方2cm左右骨性隆起，可在屈伸髋关节时股直肌近侧附着点触及。股骨大转子粗隆水平线和髂前下棘垂线交点大致对应股骨头中心，腹股沟中点下缘可触及股动脉搏动点。

（二）针刀定点

股骨头坏死主要原因是股骨头微循环障碍。髋关节周围软组织损伤、粘连、挛缩是导致股骨头微循环障碍的重要因素。股骨头坏死引起无菌性炎症反过来又加重周围软组织损伤的粘连挛缩。针刀治疗的重点是髋关节周围的软组织和髋关节囊。

1. 髋关节囊点（图16-8）

以股骨大转子为中心，大转子至髂前上棘连线1/2为半径作圆。于大转子纵轴前方、上方、后方定三点。与皮肤呈30°夹角，针尖朝向髋关节为进针方向，分别松解前方、上方及后方髋关节囊。

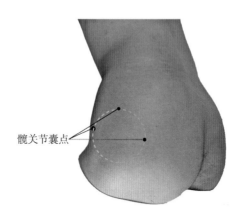

髋关节囊点

图16-8　股骨头坏死髋关节囊定点图

2. 臀中肌损伤点

臀中肌起于髂骨翼外面，止点于股骨大转子，其后部位于臀大肌深层，于该区域寻找敏感压痛点。定点详见《臀中肌慢性劳损》章节。此处不再赘述。

3. 臀大肌损伤点（图16-9）

臀大肌起自髂骨翼外面和骶骨背面，止于髂胫束和股骨的臀肌粗隆，于臀大肌起点和走行区域寻找敏感压痛点。

4. 内收肌止点（图16-10）

距离耻骨结节起点以下约3cm处，在内收肌止点及内收肌肌腹内寻找敏感压痛点。请参照相关解剖图谱。

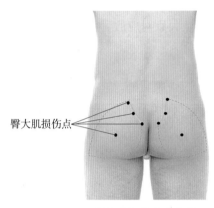

图16-9　臀大肌损伤点定点图

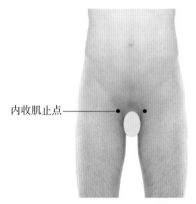

图16-10　内收肌止点定点图

（三）患者体位

髋关节局部治疗取侧卧位。内收肌止点松解，选择仰卧"4"字体位。

（四）消毒与麻醉

外科消毒，铺无菌洞巾，戴无菌手套。押手拇指固定治疗点，刺手持注射器在每个治疗点注射0.5%利多卡因1~2ml，注入麻药时，必须先回抽注射器确认无回血，行退出式浸润注射。

（五）针刀操作

1. 髋关节囊针刀操作

目的：松解粘连的髋关节囊，降低股骨头缺血性坏死患者囊内压和骨内压。

方法：押手拇指、示指固定皮肤。刺手持针刀，刀口线与人体纵轴平行，刀体与皮面垂直，按四步进针规程，刺入直达股骨头颈骨面，沿骨面上、下、左、右方向滑动，达关节间隙后松解粘连肥厚的关节囊，至刺手下松动感时出针刀。

2. 臀中肌损伤点针刀操作

目的：松解臀中肌起点和肌腹的损伤点，恢复肌肉力学平衡，减轻对髋关节囊的压力。

方法：押手拇指、示指固定皮肤。刺手持针刀，刀口线与臀中肌走行平行，刀体与皮面垂直，按四步进针规程，刺入直达髂骨骨面，先纵行剥离，再横向剥离，至刺手下松动感时出针。臀部肌肉疏松，血管丰富，血管走行存在解剖变异。此处有创治疗，容易形成臀部血肿。操作前，应加强解剖复习；操作中，应轻柔，中病即止；操作后，及时按压创门，以防臀部血肿形成。

3. 臀大肌损伤点针刀操作

目的：松解臀大肌起点和肌腹的损伤点，恢复肌肉力学平衡，减轻对髋关节囊的压力。

方法：押手拇指、示指固定皮肤。刺手持针刀，刀口线与臀大肌走行平行，刀体与皮面垂直，按四步进针规程，刺入臀大肌损伤点，先纵行剥离，再横向剥离，至刺手下松动感时出针。

4. 内收肌止点针刀操作

目的：松解粘连挛缩的内收肌。

方法：押手拇指、示指固定皮肤，刺手持针刀，刀口线与内收肌走行平行，刀体与皮面垂直，按四步进针规程，刺入内收肌损伤点，先纵行剥离，再横向剥离出针。

（六）术后处理

治疗结束，拔出针刀，局部压迫5~15分钟，确认无出血后，无菌敷料覆盖。

（七）疗程

1周治疗1次，10次为1个疗程。

八、手法治疗

针刀治疗后，以弹拨手法松解局部肌肉筋膜，并拔伸和牵引髋关节。

九、康复训练

康复锻炼可防止患者废用性的肌肉萎缩，是促使早日恢复功能的一种有效手段。功能锻炼应以主动运动为主，被动运动为辅。锻炼强度由小到大，由少到多，逐步增加。并根据股骨头缺血坏死的分期、治疗方式、髋关节功能评分及步态分析资料，选择适宜的锻炼方法。

十、注意事项

股骨头缺血性坏死症状体征多样，病痛出现的时间、严重程度不尽相同，而各种临床表现都不是股骨头缺血性坏死所特有。在临床中，应与中晚期髋骨关节炎、髋臼发育不良继发骨关节炎、强直性脊柱炎累及髋关节以及类风湿关节炎引起股骨头关节面及髋臼骨侵蚀等进行鉴别诊断，避免误诊漏诊。

早期坏死的患者应停止剧烈运动，定期复诊，定期影像学检查监测病情变化。中期患者扶拐减少患肢负重。

第二节 股外侧皮神经卡压综合征

一、概述

股外侧皮神经卡压综合征，又称Bernhardt-Roth综合征、股外侧皮神经炎。是指股外侧皮神经在行程中尤其是在穿过髂腹股沟部受到卡压而引起的一系列周围神经神经功能障碍综合征。主要表现为股外侧皮神经支配区的疼痛、麻木和感觉异常等。多为单侧发病，慢性或亚急性发病，以中年以上患者为主，男性多于女性。针刀治疗本病可直接松解神经的卡压，恢复神经正常功能而达到治疗目的。

二、应用解剖

（一）股外侧皮神经的来源

股外侧皮神经源自腰丛，为皮支，由L2和L3神经根前支构成，不含运动神经纤维，是单纯的感觉神经。

（二）股外侧皮神经的走行

股外侧皮神经在腰大肌外侧缘斜向外下经髂肌前面，在髂前上棘内侧下方1~2cm处穿出腹股沟韧带下方，经过髂筋膜与腹股沟韧带组成长约3cm的骨纤维管，到达股外侧面皮肤，其向下可达膝关节附近。神经在髂前上棘下穿过腹股沟韧带的骨纤维管时，几乎由水平位骤然转变成垂直位下降进入大腿前外侧。在穿腹股沟韧带的骨纤维性管时，该段神经相对固定，活动度小（图16-11）。

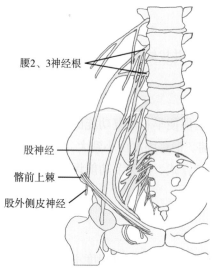

腰2、3神经根

股神经

髂前上棘

股外侧皮神经

图16-11 股外侧皮神经的走行图

三、发病机制

（一）牵拉挤压

股外侧皮神经卡压综合征的发生与其解剖学特点密不可分。股外侧皮神经在髂前上棘下穿过腹股沟韧带的骨纤维管时，一方面由水平位骤然转变成垂直位，另一方面该段神经处于骨性管道内，相对固定，活动度小，容易受到牵拉、挤压、摩擦等刺激。

（二）机械压迫

反复髋关节过伸、体位不当、穿戴紧身腰围或腰带、硬物顶压髂前上棘处等易加重神经挤压。若长期反复刺激，则容易造成局部组织充血、水肿，形成肌筋膜炎症、增生和瘢痕，导致股外侧皮神经与周围组织粘连，挤压刺激股外侧皮神经引起临床症状。

（三）其他因素

糖尿病、肥胖、妊娠、骨盆骨折、外科手术、盆腔肿瘤等因素也可引起股外侧皮神经卡压综合征。

四、临床表现

（一）症状

患侧大腿前外侧疼痛、麻木、痛觉减退或痛觉过敏。初期疼痛为间歇性，逐渐成为持续性疼痛。上述症状在持久站立、远距离行走、衣服摩擦、髋关节后伸等动作时加剧，休息或屈髋位可缓解。

（二）体征

1. 神经感觉功能检查

在大腿前外侧面轻触试验阳性、针刺试验阳性（图16-12）。表现为患侧大腿前外侧感觉较健侧减退、迟钝。注意，因股外侧皮神经分布存在个体差异，不绝对在外侧，部分患者可于大腿前侧出现异常。

2. 股外侧皮神经Tinel征

按压髂前上棘内侧约1~2cm处股外侧皮神经穿腹股沟韧带处，出现向肢体远端放射感为阳性（图16-13）。

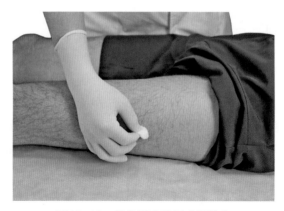

图16-12　股外侧皮神经感觉检查

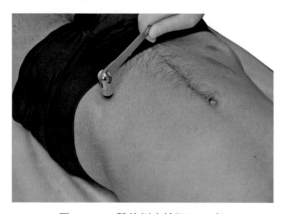

图16-13　股外侧皮神经Tinel征

五、影像学检查

（一）X线

腰部及髋部X线一般无异常改变。

（二）CT与MRI

腰部及髋部CT、MRI检查一般无异常改变。但可排除腰部骨折、腰椎间盘突出症、腰椎小关节紊乱综合征、腿部外伤等疾病。

（三）肌骨超声

在阔筋膜张肌和缝匠肌之间的间隙内确认股外侧皮神经后，在神经的短轴面上，可向近段或远段连续追踪神经的走行。在腹股沟韧带水平，可确认股外侧皮神经分支数目、神经与腹股沟韧带之间的关系等。髂前上棘附近是股外侧皮神经最常见的嵌压部位。卡压处受压神经声像图表现为：肿大，回声减低，内部束状回声显示不清。（图16-14）

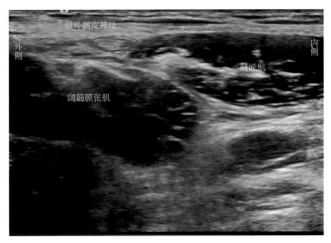

图16-14 股外侧皮神经超声。红色线圈标记为股外侧皮神经

六、诊断依据

（一）病史

多单侧发病，慢性或亚急性起病，常有劳累史、受寒史，常见于中老年人。

（二）症状

患侧大腿前外侧疼痛、麻木、痛觉减退或痛觉过敏，初期疼痛为间歇性，逐渐成为持续性疼痛。劳累或受寒加重，休息可缓解。

（三）体征

查体可发现患侧大腿前外侧感觉较健侧减退、迟钝，病久者可出现股四头肌轻度萎缩。股外侧皮神经Tinel征阳性。

（四）辅助检查

肌骨超声检查可明确病变部位，声像表现为受压神经肿大，回声减低，内部束状回声显示不清，有助于明确诊断、指导治疗。腰及髋部X线、CT或MRI检查，可排除腰部骨折、腰椎间盘突出症、腰椎小关节紊乱综合征、腿部外伤等疾病。

七、针刀治疗

（一）体表标志

髂前上棘。

（二）针刀定点

髂前上棘附近压痛点或条索处（图16-15）。

（三）患者体位

仰卧位。

（四）消毒与麻醉

外科消毒，铺无菌洞巾，戴无菌手套。押手拇指固定治疗点，刺手持注射器在治疗点注射0.5%利多卡因1~2ml。注射麻药时，必须先回抽注射器，确认无回血后，行退出式浸润注射。

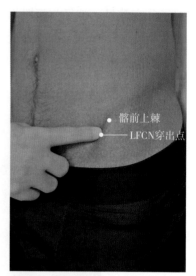

图16-15　股外侧皮神经卡压针刀定点图

（五）针刀操作

目的：松解腹股沟韧带对股外侧皮神经的卡压。

方法：选用Ⅰ型4号针刀进行治疗。医生刺手持针刀，刀口线与下肢纵轴平行，刀体与皮面垂直加压、刺入。按四步规程进针刀，依次通过皮肤、皮下组织、深筋膜、腹股沟韧带，到达髂嵴骨面，先提插切割3~5下，并做纵行疏通和横行剥离，针刀下有松动感后退出针刀。操作时注意询问患者是否有窜麻感或放电感。如果有，应调整刀口线位置，避免损伤神经。

（六）术后处理

治疗结束，拔出针刀，局部压迫1~3分钟，确认无出血后，无菌敷料覆盖。

（七）疗程

1周治疗1次，3~5次为1个疗程。

八、手法治疗

患者取仰卧位。医生用拇指指腹垂直于腹股沟韧带弹拨3~5次，力度沉稳适中，不宜过大，以免损伤腹股沟韧带。

九、康复训练

术后24小时，可行髋部功能锻炼，主要做髋关节的前屈、后伸锻炼。此外，可配合核心稳定性训练，臀中肌和臀大肌训练。

十、注意事项

注意保暖，避免寒冷刺激。

第三节 髌下脂肪垫损伤

一、概述

髌下脂肪垫损伤，又称髌下脂肪垫炎。是由于膝关节反复挫、碰、扭转引起脂肪垫肿胀、增厚和机化，导致膝关节过伸站立时出现酸痛无力，髌韧带及两膝眼肿胀、疼痛等临床表现，是导致慢性膝关节痛的常见原因。

多数髌下脂肪垫损伤患者常采用保守治疗，包括休息、理疗、针灸、按摩、牵引、药物和功能锻炼等。如果保守治疗无效，可行外科手术治疗。针刀治疗髌下脂肪垫损伤有很好的疗效。

二、应用解剖

膝关节的脂肪垫共有4个，分别是：髌下脂肪垫、前髌上脂肪垫、后髌上脂肪垫、腘脂肪垫。髌下脂肪垫出现损伤的机会最多。

髌下脂肪垫是膝关节囊纤维层与滑膜层之间的脂肪组织。位于髌骨下面，髌韧带后面与关节囊之间，充填于髌韧带之后，股骨与胫骨的间隙内，呈三角形，位居膝前滑膜囊之外，髌韧带的深面。脂肪垫向两侧延伸，体积逐渐变薄，超出髌骨两侧缘约10mm。在髌骨两侧向上延伸，形成翼状皱襞。

髌下脂肪垫的上面呈凹形，朝后并微朝上，与半月板的凹面相连续（图16-16）。脂肪垫的下面比较平坦，附于胫骨表面，部分覆盖

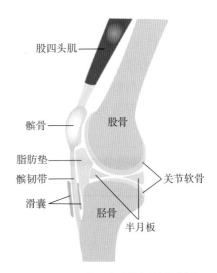

图16-16 髌下脂肪垫解剖示意图

半月板的前部，具有活动性。髌下脂肪垫将关节囊的纤维层与滑膜分开，并将滑膜推向软骨面。因此，髌下脂肪垫属于关节内滑膜外结构。该处滑膜有许多悬垂突出物或翼状突起，其中最大者是翼状皱襞，翼状皱襞继续向髁间窝前部延伸，将髌下脂肪垫固定于股骨髁间窝上，继续延伸的部分称为黏膜韧带。

在屈膝时，髌下脂肪垫填充膝关节腔前方的空隙。在股四头肌强力收缩时，脂肪垫内压升高，成为坚硬的实体，充填于关节面不相适合的多余空间，以限制膝关节的过度活动，防止膝关节过伸。此外，髌下脂肪垫还起到润滑关节、减轻摩擦刺激，吸收震荡的作用。

三、发病机制

（一）膝关节劳损机制

正常情况下，当膝关节伸直时，髌下脂肪垫随股四头肌牵拉向上升移；当膝关节屈曲时，髌下脂肪垫相应下降，并被挤压在股骨髁与髌骨之间。髌尖后小粗面脂肪垫附着处是牵拉应力的集中区，最易受到急慢性损伤而引起无菌性炎症。

持续的慢性炎症刺激，可继发组织痉挛，影响微循环，导致脂肪垫变性，降低脂肪垫的缓冲和润滑作用，从而加剧摩擦和炎症，反复刺激神经末梢，引起膝痛迁延不愈。炎性渗出可进一步引起髌韧带与髌下脂肪垫之间出现粘连，导致膝关节活动受限。

（二）股四头肌损伤机制

生物力学研究认为，髌股关节从伸直位到完全屈曲，髌骨从股骨髁由上向下滑动约7cm。在步行爬楼梯中，当膝关节屈曲约90°时，髌股关节作用力的峰值可达3.3倍体重，是平时行走的7倍。膝关节屈曲度越大，股四头肌张力也越高，所形成的髌股关节反作用力越大，对髌下脂肪垫的挤压也越重。在伸膝时，股四头肌牵拉髌骨与髌下脂肪垫向上。若股四头肌肌力减弱，脂肪垫不能充分向上牵拉，则被嵌夹于胫股关节面之间，从而导致损伤。反复嵌夹髌下脂肪垫，可导致脂肪垫损伤。

（三）膝关节外伤机制

直接撞击等外伤，如人自高处落地，或膝前方直接受到打击，膝关节过伸畸形等，均可导致髌下脂肪垫发生水肿，迁延不愈则发生肥厚、弹性降低等改变。

（四）脂肪垫周围炎性蔓延

脂肪垫周围组织的炎性蔓延，特别是滑膜的炎性蔓延，也可使脂肪垫发生炎症和脂肪变性，甚至可发生脂肪组织坏死。

四、临床表现

（一）症状

1.膝关节前方疼痛

本病起病缓慢，初起仅表现为膝部不适，时轻时重，最后变为持续性膝前痛。个别急性发作者，出现膝部软组织红肿热痛。

本病的突出特征为膝前下方疼痛，活动后加重，休息后减轻。膝关节接近伸直位时，疼痛明显加重；膝关节屈曲时，疼痛即可缓解。女性患者表现的较为突出，穿高跟鞋时疼痛缓解，穿平底鞋时则疼痛发作。

2.膝关节周围传导痛

膝前痛可以向前上方传导，引起股四头肌不适、酸胀等；向前下方沿胫骨传导，引起足背及第2~4趾不适、酸痛、麻木、麻刺感，个别患者足趾活动受累；向后方传导，引起腘窝肿胀酸痛、牵扯不适影响行走；腘窝症状可向后下方传导，引起腓肠肌不适、酸胀、吊筋感、跟腱痛、后跟痛。

3.膝关节活动受限

患者不能持久屈膝，屈膝或久坐后，因痛难以站起，走不平路面痛和上下楼痛更为突出。多数患者出现伸膝痛，膝关节不能完全伸直，无法单腿负重。患者常自述有膝关节被"卡住"的感觉，这是肥大的脂肪垫引起了关节功能障碍的表现，并非真正的交锁现象。

4.膝关节感觉异常

少数患者膝部冷感难忍，夏天仍须用护膝甚至热水袋保暖。

（二）体征

1.膝关节前方压痛

髌骨下、髌韧带两旁压痛，膝关节过伸时髌下压痛明显。

2.双侧膝眼肿胀

膝眼处肿胀，病程较长者可于膝眼处触及皮革样增厚及结节感。

3.膝关节过伸试验阳性

检查方法：患者仰卧，伸膝，检查者一手固定膝部，一手托起小腿，使膝过伸，出现疼痛为阳性（图16-17）。

临床意义：提示髌下脂肪垫肥厚、半月板前角损伤或股骨髁软骨损伤。

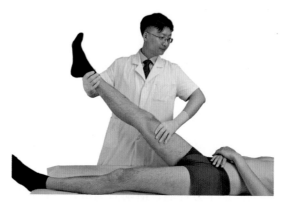

图 16-17　膝关节过伸试验

4. 髌腱松弛压痛试验阳性

检查方法：患者平卧，膝伸直，检查者一手拇指放于内膝眼以及外膝眼之间即髌韧带处，另一手拇指压在前一拇指背上，放松股四头肌（髌腱松弛），逐渐用力向下压拇指，压处有明显疼痛感。若令患者收缩股四头肌（髌腱紧张），重复以上动作，且压力相同，出现疼痛减轻者为阳性（图 16-18）。

临床意义：提示髌下脂肪垫损伤。

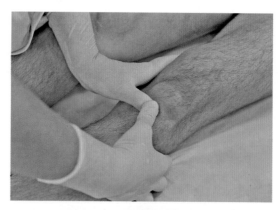

图 16-18　髌腱松弛压痛试验

五、影像学检查

（一）X 线

X 线一般无异常。有时可见关节周围有骨质增生、关节间隙变窄等；有时在膝关节侧位片上可发现脂肪垫纹理紊乱，脂肪垫密度增高模糊，少数患者可以见到脂肪垫的钙化阴影。

（二）MRI

髌下脂肪垫损伤的MRI表现分为4级：

Ⅰ级：形态正常，边缘规整。压脂T2WI可见少许线样、条状高信号，T1WI呈低或正常信号（图16-19）。

Ⅱ级：形态大致正常，边缘模糊。压脂T2WI可见斑片状高信号，T1WI呈低信号。

Ⅲ级：形态失常，边缘撕裂。压脂T2WI可见大片状高信号，T1WI呈低信号（图16-20）。

Ⅳ级：形态不规则，边缘撕裂。可见囊状影或脂肪垫萎缩，压脂T2WI呈高信号，T1WI呈低信号（图16-21）。

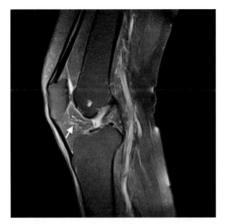

图16-19　膝关节MRI。压脂T2WI矢状位：髌下脂肪垫形态正常，
边缘规整，内可见线条状高信号

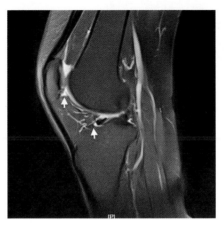

图16-20　膝关节MRI。压脂T2WI：髌下脂肪垫形态失常，
髌骨及胫骨附着缘撕裂，可见片状高信号

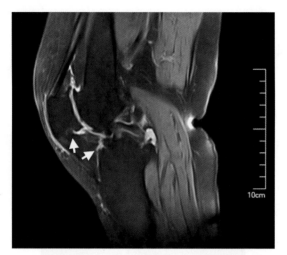

图16-21　膝关节MRI。T2WI矢状位：髌下脂肪垫形态被破坏，
脂肪垫萎缩

（三）肌骨超声

患侧髌韧带深面的脂肪垫肿胀、增厚，内部回声减低或回声不规则。急性损伤出血，可见局限性无或低回声灶，常并发髌下深滑囊和膝关节积液。陈旧性损伤，脂肪垫内可见钙化强回声并有声影（图16-22）。

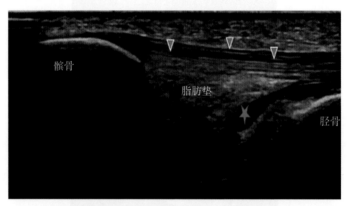

图16-22　膝关节超声。星号：膝关节髌下深囊积液。三角形：髌韧带

六、诊断依据

（一）病史

有外伤史或劳损史，好发于体力劳动者及中老年人。

（二）症状

髌骨下、髌韧带两旁有压痛，膝关节过伸时髌下压痛明显。

（三）体征

膝眼处肿胀，膝关节过伸试验阳性，髌腱松弛压痛试验阳性。

（四）辅助检查

X线一般无明显异常，可排除骨性疾病。MRI能准确评估髌下脂肪垫损伤部位及严重程度，能较好指导临床治疗。肌骨超声对检查髌下脂肪垫损伤具有准确率高、可重复性强、费用低等优点，有一定优势。膝关节镜可直接观察评价髌下脂肪垫损伤程度，是临床诊断的"金标准"，但为有创检查，应用受限。

七、针刀治疗

（一）体表标志

1.髌骨下缘

髌骨的最下方，即髌尖。

2.胫骨结节

胫骨脊上端的骨性隆起，可以清楚看到和扪及。

3.髌韧带

髌骨下极至胫骨结节之间的韧带。当伸膝时，可清楚看到和扪及韧带两侧的边缘（图16-23）。

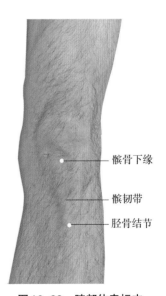

髌骨下缘

髌韧带

胫骨结节

图16-23　膝部体表标志

（二）针刀定点

1.髌韧带中点

髌骨下缘和胫骨结节之间的中点压痛处定点。

2.髌骨下缘处

深触髌尖下有压痛处定点。

（三）患者体位

患者平卧，患肢屈曲，膝下垫枕。

（四）消毒与麻醉

消毒，铺无菌洞巾，戴无菌手套。押手拇指固定治疗点，刺手持注射器在每个治疗点注射0.5%利多卡因1~2ml。注入麻药时，必须先回抽注射器确认无回血，行退出式浸润注射。

（五）针刀操作

1. 髌韧带中点的针刀操作

目的：松解髌韧带内侧面与髌下脂肪垫的粘连。

方法：刀口线与髌韧带纵轴平行，刀体与髌韧带平面垂直，按四步进针规程进针刀，快速刺入皮肤，通过皮肤、皮下组织、髌韧带，达髌韧带下缘与脂肪垫之间。先在脂肪垫的正中线上，由上而下或由下而上，纵行切开剥离脂肪垫3~4刀，深度约5mm。然后将刀锋提至髌韧带内侧面与脂肪垫的浅面之间，刀口线方向不变，卧倒针刀使之与髌韧带内侧面平行，在髌韧带与脂肪垫之间刺入，行扇形摆动，通透剥离，分离髌韧带和脂肪垫的粘连。

2. 髌骨下缘的针刀操作

目的：松解髌骨内侧面下1/3处与脂肪垫之间的粘连。

方法：刀口线与髌韧带纤维走向平行，刀体与皮面垂直，快速刺入皮肤、皮下组织，然后将刀柄向尾端稍倾斜，刀锋指向髌尖，匀速推进达髌骨下极内侧骨面。调转刀口线90°与髌内侧面平行，调整刀锋到髌尖的内侧面，紧贴髌骨内侧面的骨面，切开脂肪垫3~4刀，再行通透剥离，有松动感时出针刀。

（六）术后处理

治疗结束，拔出针刀，局部压迫1~3分钟，确认无出血后，无菌敷料覆盖，并以弹力绷带加压包扎。

（七）疗程

1周治疗1次，3~5次为1个疗程。

八、手法治疗

膝关节伸直位，助手双手拇指按在髌骨上缘，将髌骨用力下推，术者双手拇指按在胫骨粗隆上方两侧，并向内下方挤住髌下脂肪垫，双手拇指同时用力向髌骨方向挤推，使髌下脂肪垫向髌骨方向移动，以进一步松解髌下脂肪垫的粘连，扩大松解范围。手法结束后被动过屈、过伸膝关节数次（图16-24）。

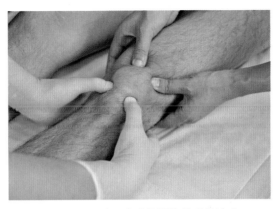

图16-24 髌下脂肪垫损伤的手法治疗

九、康复训练

（一）膝关节屈曲训练

膝关节屈曲训练：俯卧位。双下肢自然伸直，患者自行屈曲膝关节至最大限度，然后伸直膝关节，反复训练。10~20次/组，1~2组/日。

（二）膝关节伸直训练

膝关节伸直训练：仰卧位。足垫高，使膝关节悬空，于大腿远端以上处施加适当负荷，如沙袋，但切勿将负荷置于髌骨正上方。完全放松下肢肌肉，保持30分钟。1~2次/日。

（三）拉伸放松股四头肌

站立位，一手扶墙壁，同时一侧膝关节屈曲至足跟接触臀部，股四头肌出现明显牵拉感即可，拉伸时应注意大腿垂直地面（图16-25）。也可侧卧位牵拉。

十、注意事项

术后注意休息，避免过度活动患侧膝关节及负重行走，防寒保暖。症状缓解后，应加强股四头肌锻炼，恢复髌骨和股骨在运动中对脂肪垫的牵拉提升作用，以避免脂肪垫再次嵌入关节间隙遭到挤压而损伤。

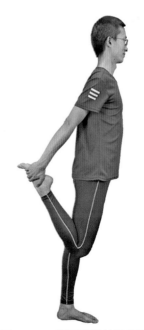

图16-25 股四头肌拉伸训练

第四节　鹅足滑囊炎

一、概述

鹅足滑囊炎是指内侧副韧带胫骨平台内侧的附着点与股薄肌、缝匠肌和半腱肌肌腱组成的联合肌腱之间的滑囊炎症。主要表现为膝关节内侧疼痛，局部肿胀，易被误诊为膝骨关节炎、内侧半月板损伤、内侧副韧带损伤等。长期反复髋膝内收内旋、下蹲是本病的主要原因，其次为直接创伤。在有症状的膝关节疾病患者中，该病发生率为2.5%。超重的中年女性，更容易患鹅足滑囊炎。

本病急性期，以休息、消炎、止痛为主；慢性劳损者，一般可采用保守治疗，如针灸、推拿、理疗、药物等。经保守治疗无效者，方可选择手术治疗。针刀治疗鹅足滑囊炎效果良好。

二、应用解剖

鹅足滑囊位于缝匠肌、股薄肌及半腱肌的联合腱止点与胫骨内侧副韧带之间。由于三个肌腱有致密的纤维膜相连，形同鹅足而得名。鹅足滑囊大而恒定，形状为卵圆形。鹅足滑囊的滑膜后层紧贴于胫侧副韧带的表面，前层多数紧贴于股薄肌和半腱肌肌腱的深面。少数前层滑膜覆盖于股薄肌肌腱的前、后和外侧面，使股薄肌肌腱的鹅足滑囊段形成腱滑液鞘的形式。鹅足滑囊有辅助膝关节屈曲和内旋，防止膝关节外翻及旋转过度的作用（图16-26）。

三、发病机制

（一）劳损机制

鹅足滑囊局部有起点不同的肌腱排列紧密互相嵌插，胫骨内侧髁下方的股薄肌和半腱肌肌腱均贴近骨面，是鹅足区最易发生损伤的部位。当膝关节周围肌肉持续过度收缩时，两肌腱与骨面反复摩擦，形成慢性劳损刺激滑囊。

（二）创伤机制

创伤可以使滑囊壁发生水肿、渗出、增

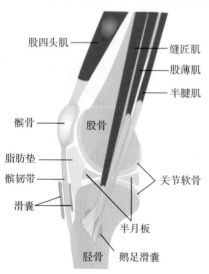

图16-26　鹅足滑囊应用解剖示意图

股四头肌
缝匠肌
股薄肌
半腱肌
髌骨
股骨
脂肪垫
髌韧带
关节软骨
滑囊
半月板
胫骨
鹅足滑囊

生、肥厚而形成鹅足滑囊炎。

（三）其他因素

2型糖尿病、超重肥胖、女性等人群，更容易患有鹅足滑囊炎。

四、临床表现

（一）症状

膝关节内下方疼痛，晨轻夜重，膝关节活动受限，可有不同程度的跛行，上下楼梯时尤为明显。当膝关节被动外翻、外旋时疼痛加剧，休息和热敷缓解。

（二）体征

1. 压痛

胫骨结节内侧部、鹅足腱止点附近可触及压痛或结节。

2. 肿胀

局部可有肿胀，或波动感。

3. 膝关节对抗阻力屈曲试验阳性

检查方法：俯卧位，医生于患者患侧下肢踝后上方施加阻挡力，同时嘱患者做抗阻屈膝动作（图16-27），出现膝关节内侧鹅足区疼痛为阳性。

临床意义：提示鹅足滑囊炎。

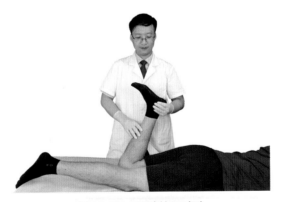

图16-27 屈膝抗阻试验

五、影像学检查

（一）X线

膝关节侧位片可显示滑囊和鹅足腱钙化，符合慢性炎症的变化。

（二）MRI

MRI在T1WI表现为囊性低信号，周围囊壁隐约可见，软组织可受压移位；T2WI表现为股骨髁内后方长条弧形高信号影，囊壁外缘欠规则，呈多个分叶状弧形改变，PDSPAIR和3DWATS均可在缝匠肌、股薄肌及半腱肌的联合腱止点与胫骨内侧副韧带之间观察到高信号病变（图16-28）。

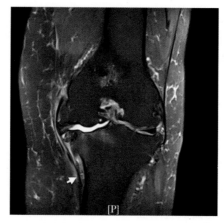

图16-28　膝关节MRI。T2WI。箭头示鹅足滑囊积液

（三）肌骨超声

超声表现为膝关节前内侧鹅足腱深侧滑囊扩张，其内为无回声或低回声，边缘清晰、光滑。囊壁滑膜增生时，表现为囊壁增厚、回声增强，彩色多普勒可见血流信号。如图16-29所示，细箭头：内侧副韧带。粗箭头：鹅足腱肌腱。三角形：胫骨。星号为鹅足滑囊炎。

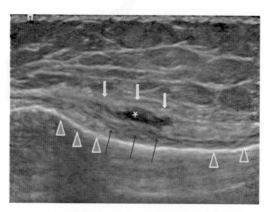

图16-29　膝关节超声。星号所示鹅足滑囊积液

六、诊断依据

（一）病史

有外伤史或劳损史，好发于体力劳动者及中老年人。

（二）症状

膝关节内下方疼痛，上下楼及劳累后加重，休息后减轻。

（三）体征

膝关节内侧胫骨平台下胫骨粗隆内侧旁局限性压痛。局部轻度肿胀，皮下结节，伴波动感，膝关节抗阻屈曲试验阳性。

（四）辅助检查

X线排除骨折或关节炎。必要情况下，需做MRI以排除膝关节内的损伤。

七、针刀治疗

（一）体表标志（图16-30）

1. 股骨内侧髁
是股骨在膝内侧的骨性标志。股骨胫骨端向内侧突出形成内侧髁。

2. 胫骨内侧髁
膝关节内下部隆起的骨突。

3. 髌骨
位于膝关节正前方。

4. 胫骨粗隆
为胫骨内、外侧髁前下方的骨性隆起，向下续于胫骨前缘。

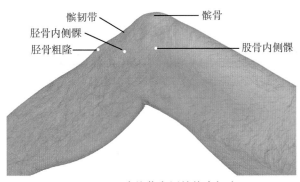

髌韧带　　　　　　　　髌骨
胫骨内侧髁
胫骨粗隆　　　　　　　　　　股骨内侧髁

图16-30　膝关节内侧的体表标志

（二）针刀定点

胫骨内侧缘上部即鹅足腱附着处，找到最痛处，可定1~2点（图16-31）。

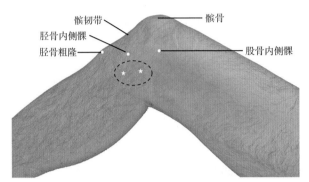

髌韧带　　　　　　髌骨
胫骨内侧髁
胫骨粗隆　　　　　　　　　　股骨内侧髁

图16-31　鹅足滑囊炎的针刀定点（星号所示）

（三）患者体位

患者仰卧，患膝微屈外旋，内侧朝上。

（四）消毒与麻醉

外科消毒，铺无菌洞巾，戴无菌手套。押手拇指固定治疗点，刺手持注射器在每个治疗点注射0.5%利多卡因1~2ml。注入麻药时，必须先回抽注射器确认无回血，行退出式浸润注射。

（五）针刀操作

目的：降低鹅足滑囊内压、松解滑囊周围组织的粘连，改善滑囊炎症。

方法：押手持纱布，刺手拇、食指捏持针柄。刀口线与下肢纵轴平行，按四步进针规程进针刀，直达胫骨内侧髁，纵行切割2~3下，然后针体呈45°倾斜，左右横向铲剥2~3下后出刀。滑囊肿胀者，横向穿破多次，扇形剥离滑囊后，出针刀。

（六）术后处理

治疗结束，拔出针刀，局部压迫1~3分钟，确认无出血后，无菌敷料覆盖。

（七）疗程

1周治疗1次，1~3次为1个疗程。

八、手法治疗

对局部进行按压，将滑液尽量挤出。并以一指禅推法在肌腱止点进行按揉

3~5分钟，进一步改善局部血液循环。

九、康复训练

恢复期可以进行膝关节整体功能康复，如股四头肌和腘绳肌训练，提高股四头肌和腘绳肌的协调性。

（一）直腿抬高训练

仰卧，一侧下肢自然屈髋、屈膝，训练侧下肢伸膝、足背伸，保持膝关节伸直状态下抬离床面15~20cm，维持10~15秒，随后缓慢放下。休息10秒钟左右后，重复上述动作。每天100~300次，循序渐进分次完成。目的：维持股四头肌、腘绳肌正常张力及肌力，防止肌萎缩。

（二）腘绳肌拉伸训练

站立，选择一个低于骨盆位置的高度，将拉伸侧脚跟置于支持面。保持腿伸直，双手置于大腿前方，保持脊柱直立伸展，同时上半身前屈，感觉到大腿后侧肌群的拉伸感，保持15~30秒。之后，再重复另一条腿。注意保持腰背伸直，避免弯腰；避免双手过度按压，防止膝过伸（图16-32）。

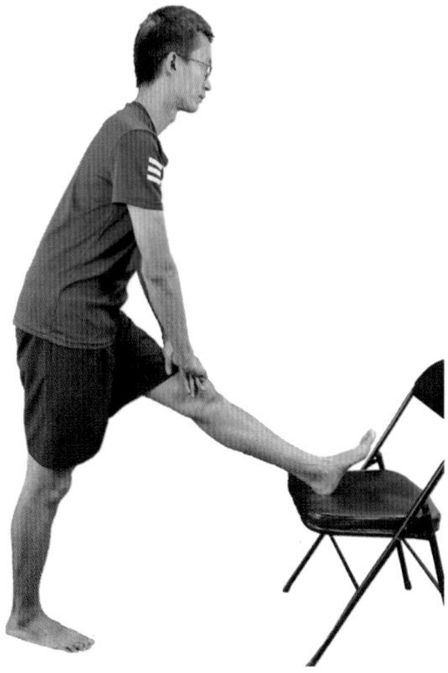

（三）股四头肌拉伸训练

见《髌下脂肪垫损伤》章节。

图16-32　腘绳肌拉伸示意图

十、注意事项

术后注意休息，勿过度活动患侧膝关节，勿负重行走，防寒保暖。适当的运动保护和热身运动，可以减少鹅足滑囊损伤的概率。糖尿病患者、超重肥胖女性等人群需控制血糖和体重。

第五节　膝关节侧副韧带损伤

一、概述

膝关节侧副韧带损伤，包括内侧副韧带损伤和外侧副韧带损伤。

膝关节侧副韧带分别位于膝关节的两侧。韧带损伤在膝关节损伤中的比例可达40%。其中，内侧副韧带损伤占29%，外侧韧带损伤占2%。随着体育运动的普及，尤其需要膝关节外翻的运动，如冰球、滑雪、足球等，增加了内侧副韧带损伤的概率。急性期损伤主要表现为膝关节疼痛、肿胀或关节不稳定，多由直接撞伤或运动损伤引起。慢性侧副韧带损伤，主要由于急性期没有得到正确、有效的治疗，迁延不愈造成。

根据损伤的程度不同，治疗方案亦有所不同。轻度损伤可保守治疗，重度损伤伴有膝关节不稳定者需手术治疗。针刀治疗对慢性侧副韧带损伤者，具有满意的临床疗效。

二、应用解剖

（一）内侧副韧带

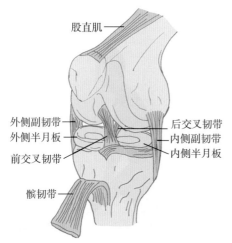

图16-33 膝关节内外侧副韧带解剖示意图

内侧副韧带，又称胫侧副韧带，扁宽而坚韧，位于关节的内侧。上方起自股骨内上髁，向下止于胫骨内侧髁及胫骨体的内侧面。韧带的前部与髌内侧支持带愈合，其与关节囊之间有黏液囊相隔；其后部则与关节囊及内侧半月板愈合（图16-33）。

内侧副韧带分浅、深两层。两层紧密结合，无间隙。深层纤维较短，架于关节间隙的上下，附着于股骨与胫骨内侧关节面的边缘。其纤维起于股骨内上髁，止于胫骨干内面和关节边缘，内面与内侧半月板的中后部紧密相连，构成关节囊的一部分，亦称内侧关节囊韧带。浅层纤维较长，可分为前纵部和后斜部两部分，起于股骨内上髁顶部的收肌结节附近，止于胫骨上端的内面，距胫股关节面约2~4cm。此韧带又可分为前中后三部分，具有防止膝过度外展，增强膝关节旋转稳定性的作用。

（二）外侧副韧带

外侧副韧带，又称腓侧副韧带，为索状坚韧的纤维束，位于关节的外侧。上方起自股骨外上髁，向下止于腓骨头外侧面的中部，长度约为4cm。此韧带与关节囊之间有疏松结缔组织相隔，与半月板间以腘肌腱相隔，二者不直接相连。当屈膝及小腿旋内时，胫骨与外侧副韧带均松弛；相反，伸膝及小腿旋外时则紧张。因此，有限制膝关节过度伸展及旋外的作用。

三、发病机制

（一）内侧副韧带的损伤机制

膝关节内侧副韧带损伤多由于膝关节轻度屈曲时，膝或腿部外侧受到暴力打击或重物压迫，迫使膝关节过度外翻，或小腿突然外展外旋，或大腿突然内收内旋时，使膝关节内侧间隙拉宽，内侧副韧带发生拉伤，导致部分撕裂，伤处内出血，局部出现疼痛肿胀等急性症状。急性期失治误治，日久形成慢性损伤。韧带损伤后，在修复过程中，韧带与股骨内侧髁处产生粘连、瘢痕等病变，韧带局部弹性降低，不能自由滑动而影响膝部功能。当勉强走路或做膝部活动时，粘连、瘢痕处再次受到牵拉，引起新的损伤而使症状加重。

（二）外侧副韧带的损伤机制

膝外侧副韧带受到关节囊、髂胫束和股二头肌的保护，损伤较内侧副韧带损伤少见。除了急性暴力损伤外，慢性损伤见于膝关节反复屈伸引起积累性劳损。如髂胫束前后不断滑动，与股骨外侧髁反复摩擦，引起该部软组织的积累性损伤。另外，由于膝关节屈伸或扭转时，外侧副韧带与股骨、半月板相互摩擦，从而引起滑液囊或软组织的损伤。

四、临床表现

（一）症状

急性损伤时，表现为膝关节疼痛、肿胀。肿胀消退后，轻度损伤可仅表现为局部压痛而关节基本稳定。严重的损伤常疼痛严重，并伴有内外翻时关节松弛感。

慢性劳损时，表现为膝内侧或外侧疼痛，多为反复屈伸膝关节时出现。病程较长，时轻时重，行走及上下楼时疼痛加重。严重时走路跛行，甚至不能行走，下蹲困难。

（二）体征

1.局部压痛

膝关节内侧或外侧可有明显压痛点，且位置固定，或可以扪及凹陷或皮下结节及条索，皮下可见瘀斑。内侧副韧带损伤，压痛点多位于股骨内侧髁至胫骨内侧髁之间的区域内；外侧副韧带损伤，压痛点多位于股骨外侧髁至腓骨头之间的条形区域。

2. 韧带分离试验阳性

检查方法：患者仰卧，伸直膝关节，检查者站立于患者患肢一侧床旁，一手握于伤肢踝关节上方，以另一手之手掌顶住膝关节外侧，自膝外侧向其内侧持续推压，强力使小腿被动外展，此时膝内侧出现疼痛者为阳性。（图16-34，图16-35）

临床意义：提示内侧副韧带损伤。反之提示外侧副韧带损伤。

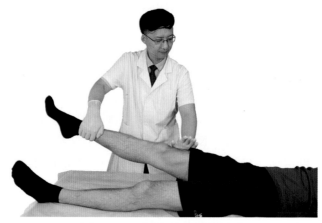

图16-34 内侧副韧带分离试验

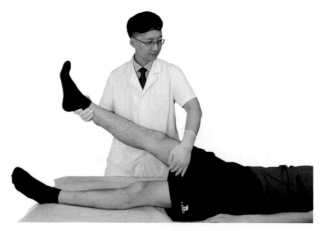

图16-35 外侧副韧带分离试验

3. 单腿盘足试验阳性

检查方法：患者取仰卧位，健侧下肢伸直，患侧下肢髋关节外旋，膝关节屈曲90°，外踝置于健膝之上，呈单腿盘足姿势。正常人膝关节外侧能摸到一条坚韧的条索样物，此即是外侧副韧带。检查者一手掌施压力于伤膝内侧，触及疼痛或坚韧度减弱，或无法触及条索样物，为阳性。

临床意义：若外侧副韧带疼痛，另一手指触之坚韧度比健侧减弱者，为外侧副韧带部分撕裂；若摸不到坚韧的条索样物，说明外侧副韧带完全断裂（图16-36）。

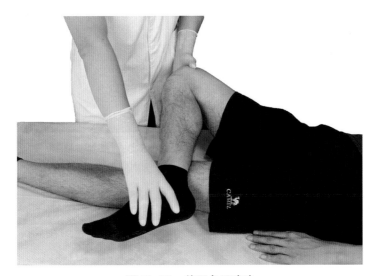

图16-36　单腿盘足试验

五、影像学检查

（一）X线

内侧副韧带急性损伤，内外侧膝关节间隙差>4mm；慢性劳损者可见韧带钙化或骨化表现，严重者可见内侧关节间隙变窄。外侧副韧带急性损伤，X线一般无异常；部分患者可见韧带钙化或骨化表现，严重者可见外侧关节间隙变窄。

（二）CT与MRI

CT和MRI对明确诊断及严重程度分级有重要价值。CT对侧副韧带撕脱骨折比较敏感。MRI对侧副韧带水肿、撕裂及断裂敏感性较高，侧副韧带慢性劳损者表现为韧带增厚或褶曲，呈条索状。

膝关节侧副韧带损伤的CT表现为韧带不同程度增粗、肿胀、韧带断裂及韧带附着处撕脱骨折。MRI表现为韧带的高信号水肿、出血灶、韧带增粗、连续性中断或短缩（图16-37，图16-38）。

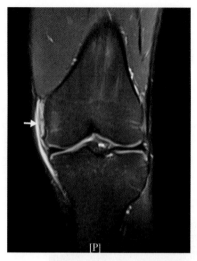

图16-37 膝关节MRI。箭头所示内
侧副韧带增粗，T2WI信号增高

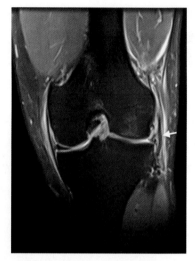

图16-38 膝关节MRI。箭头所示外
侧副韧带增粗，T2WI信号增高

（三）肌骨超声

超声表现为韧带水肿增厚、回声减低。部分撕裂者的超声在局部可见无回声裂隙，完全撕裂者可见韧带浅层与深层的连续性中断。

六、诊断依据

（一）病史

急性损伤者，多有膝关节内外翻外伤病史；慢性劳损者，有膝关节反复屈伸的病史。

（二）症状

急性损伤者，表现为膝关节内侧或外侧肿胀疼痛。肿胀消退后，轻度损伤者可仅表现为局部压痛，严重者常伴有膝关节不稳。

慢性损伤者，表现为膝部内侧或外侧疼痛，行走及上下楼时加重，甚至出现跛行，下蹲困难。

（三）体征

膝关节内外侧压痛，有时可触及皮下结节，侧副韧带分离试验阳性。

（四）辅助检查

CT和MRI可以明确诊断及分级。

七、针刀治疗

（一）体表标志（图16-39）

1. 股骨外上髁

股骨外上髁位于外侧髁外面的中部，不如内上髁明显。在定位困难的情况下，让被检查者屈膝，借外侧股胫关节开放，使侧副韧带纤维绷紧，即可触到有侧副韧带附着的股骨外上髁。

2. 膝关节外侧间隙

膝关节间隙在不同屈伸状态下其关节线是不同的，膝关节伸直位，髌韧带的中点相当于关节线平面，膝关节屈曲时，膝关节间隙平前面髌韧带横沟，可在胫骨髁上缘与股骨髁之间触及，在腘部关节线与腘横纹相当，在膝内侧可通过屈伸关节触摸股骨髁与胫骨髁之间得之，而在膝外侧确定关节线则较难，一般在腓骨头上方约2cm处可以扪及。

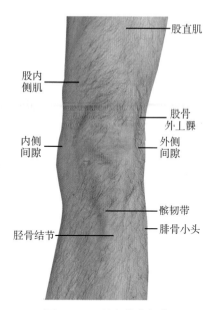

图16-39　膝部体表标志

（标注：股直肌、股内侧肌、股骨外上髁、内侧间隙、外侧间隙、髌韧带、腓骨小头、胫骨结节）

3. 腓骨头

腓骨头极容易触摸到，小腿内旋时更为显著。

4. 膝外侧副韧带

盘足位（交腿位），在股骨外上髁与腓骨头之间可看到并可扪及圆柱状的支持带，触之坚硬。

5. 股骨内上髁

股骨内侧下段的最高隆起处，约平髌骨中段平面。股骨的最突出部为股骨内上髁。内上髁的上方可扪及收肌结节。

6. 膝关节内侧间隙

屈伸膝关节可扪及关节间隙，活动时更易扪清。

（二）针刀定点

1. 内侧副韧带损伤定点（图16-40）

A点：膝内侧副韧带点。即韧带起止点及其分布区的压痛点，或有条索和结节的部位，可定1~3点。

B点：关节间隙压痛点。常定1点。

C点：膝内侧副韧带滑液囊点。即胫骨结节内侧面压痛点，该处常有轻微肿胀，可定多点。

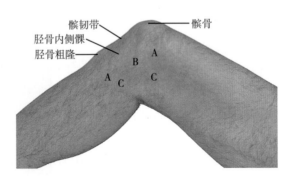

图16-40　内侧副韧带损伤的针刀定点

2. 外侧副韧带损伤定点（图16-41）

A点：股骨外上髁点。在股骨外上髁稍下方定1点，松解外侧副韧带之起点。可先触及外侧副韧带，然后沿圆柱状支持带向股骨外上髁处韧带的起点定点。

B点：腓骨小头点。在腓骨小头韧带附着点定1点，松解外侧副韧带止点。

C点：膝外侧关节间隙压痛点。在外侧副韧带与关节间隙的交叉点处定1点。此处往往有痛性结节，最好定在结节上。

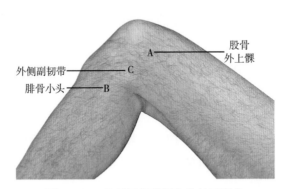

图16-41　外侧副韧带损伤的针刀定点

（三）患者体位

患者平卧，膝下垫枕，使膝关节屈曲成145°左右。

（四）消毒与麻醉

外科消毒，铺无菌洞巾，戴无菌手套。押手拇指固定治疗点，刺手持注射器在每个治疗点注射0.5%利多卡因1~2ml，注入麻药时，必须先回抽注射器确认无回血，行退出式浸润注射。

（五）针刀操作

1. 内侧副韧带损伤的针刀操作

（1）A点

目的：松解韧带与深层软组织的粘连挛缩。

方法：押手持纱布，刺手拇、食指捏持针柄。刀口线与下肢纵轴平行，按四步进针规程进针刀，快速刺入皮肤，缓慢进针，刀体与皮肤垂直，先使刀锋到达骨面，轻提刀锋1~2mm，行纵向切割2~3下，然后纵行疏通、横行剥离2~3下，刀下有松动感后出针刀。

（2）B点

目的：松解韧带与关节间隙的粘连挛缩。

方法：刀口线与下肢纵轴平行，刀体与皮肤垂直，快速刺入皮肤、皮下组织，进入有阻力的内侧副韧带，刀锋应到达关节间隙上或下的骨面上，行纵行疏通、横行剥离，针刀下有松动感后出针刀。

（3）C点

目的：松解韧带与滑液囊之间的粘连挛缩。

方法：刀口线与下肢纵轴平行，刀体与皮肤垂直，快速刺入皮肤、皮下组织，进入滑液囊，行纵向切开2~3下，再行疏通、剥离即可。如积液较多，则可有明显的落空感，并可能流出淡黄色的滑囊液。患者症状将立即减轻。

2. 外侧副韧带损伤的针刀操作

（1）A点、B点

目的：松解韧带起止点与深层软组织之间的粘连挛缩。

方法：押手持纱布，刺手拇、食指捏持针柄。刀口线与下肢纵轴平行，按四步进针规程进针刀，快速刺入皮肤，缓慢进针，刀体与皮肤垂直，先使刀锋到达骨面，轻提刀锋1~2mm，行纵向切割1~2下，然后纵行疏通、横行剥离1~2下，刀下有松动感后出针刀。

（2）C点

目的：松解外侧副韧带与关节间隙的粘连挛缩。

方法：刀口线与下肢纵轴平行，刀体与皮肤垂直，快速刺入皮肤，缓慢进针，进入韧带与关节的间隙内，先纵向切开2~3下，再行疏通、剥离。然后提起刀锋，调转刀口线90°，切开关节囊1~2下。

（六）术后处理

治疗结束，拔出针刀，局部压迫1~3分钟，确认无出血后，无菌敷料覆盖，并以弹力绷带加压包扎。

（七）疗程

1周治疗1次，3~5次为1个疗程。

八、手法治疗

术者双手拇指重叠，用力弹拨侧副韧带，以扩大松解范围。用与膝关节分离试验相同的手法，分别拉伸内侧外侧副韧带，进一步扩大松解范围，力度要适中。侧副韧带已经断裂者，则不推荐进行手法松解。

九、康复训练

主要进行关节活动度训练等。急性损伤期，需在专业医生指导下进行。

（一）髌骨松动术

在练习膝关节屈伸之前，通常要做髌骨的松动术。具体的方法如下：用手指的指腹推住髌骨的边缘，分别向上下左右四个方向缓慢用力地推动髌骨，达到能推到的极限位置。具体活动范围以另一侧健康髌骨活动范围作为参照。推到最大活动幅度的时候保持3~5秒。每方向5~10次/组，每天活动3~5组。

（二）自我保护下的下蹲

膝关节屈曲角度基本接近正常之后。可以进行自我保护下的下蹲，用体重逐渐向下蹲，来增大膝关节屈曲的角度。在感到明显的疼痛之后，停下来保持不动，经过数分钟后疼痛就可能消失或者降低，这时候再往更大角度蹲。注意身体要正，双腿平均分配体重。每10次/组，每天训练3~5组。

（三）仰卧抱膝训练

仰卧位，健侧膝关节伸展，患肢屈髋屈膝，患者双手环抱患膝。令膝关节逐渐屈曲，然后再逐渐伸展。每10次/组，每天训练3~5组。

十、注意事项

症状缓解后，应避免不受保护的体育运动，以免二次损伤。适当的运动指导、运动保护、热身运动，可以减少膝关节侧副韧带损伤的概率。外侧副韧带呈绳状，而且较细，在韧带上的针刺切忌过度，治疗点也不宜过多，以免进一步损伤韧带结构。

第六节　膝骨关节炎

一、概述

膝骨关节炎是引起膝关节痛最常见的原因之一，发病者尤以中老年女性为主。临床以关节疼痛、关节僵硬、关节弹响和活动受限为主要表现，有时伴有关节积液，严重者出现关节畸形。

随着人口老龄化，膝骨关节炎的发病率正在逐年增加，且该病的致残率可高达53%。在60岁以上的人群中，膝骨关节炎患病率可达50%，75岁的人群则达80%。针刀医学不仅重视膝关节的骨性改变，同时也充分认识到关节周围软组织的功能状态在本病中的重要作用，从纠正软组织的功能状态入手进行治疗，取得了较好的疗效。

二、应用解剖

（一）关节囊

膝关节囊薄而松弛，但很坚韧，大部分被韧带、肌腱和肌肉包绕。关节囊的纤维膜，上方起自股骨两髁关节面的周缘与髁间窝的后缘，向下止于髌骨的上面及其内外侧缘，并延伸至胫骨两髁的前缘，外侧与腘肌腱相连，内侧与胫侧副韧带愈合。

（二）膝关节的韧带（图16-42）

1. 髌韧带

位于关节的前部，为股四头肌腱的延续。髌韧带肥厚而坚韧，上方起自髌尖下方，向下止于胫骨粗隆及胫骨前嵴的上部。其内外两缘分别移行于髌内侧支持带和髌外侧支持带，分别止于胫骨上端的内侧面和外侧面。

2. 交叉韧带

位于膝关节腔内，为连结股骨与胫骨之间的韧带。可分为前、后交叉韧带，它们彼此相互交叉。前交叉韧带起自胫骨髁间前区的一侧，斜向后外上方，止于股骨外侧髁内侧面的上部。后交叉韧带居前交叉韧带的后内侧，较前交叉韧带短而强韧。后交叉韧带起自胫骨髁间后区与外侧半月板的后端，斜向内下方，止于股骨内侧髁的外侧。

3. 内外侧副韧带

参见《膝关节侧副韧带损伤》的内容。

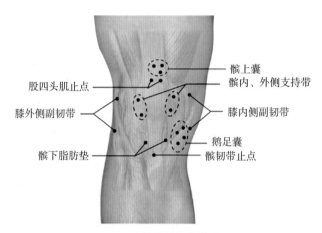

股四头肌止点
髌外侧副韧带
髌下脂肪垫

髌上囊
髌内、外侧支持带
膝内侧副韧带
鹅足囊
髌韧带止点

图16-42 膝关节的韧带体表投影图

（三）半月板

分为内侧半月板与外侧半月板。均由纤维软骨构成，分别位于胫骨内侧髁与外侧髁的关节面上。内侧半月板呈"C"字形，外侧半月板近似环形，较内侧半月板小而略厚。半月板随膝关节的屈伸和小腿的旋转而作前后及内外侧的移动。半月板的主要作用是增加关节稳固性，减少关节面之间的摩擦，对关节面有缓冲和保护作用（图16-43）。

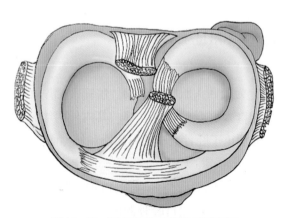

图16-43 膝关节半月板解剖示意图

（四）膝关节运动的相关肌群

1. 膝关节的屈肌群（图16-44）

包括股二头肌、半膜肌、半腱肌、股薄肌、缝匠肌、腘肌、腓肠肌等。

股二头肌长头：起于坐骨结节，短头起于股骨嵴的外侧唇和外侧肌间隔，以股二头肌肌腱止于腓骨小头，主要功能是使膝关节屈曲、外旋。

半膜肌：起于坐骨结节，止于胫骨内侧髁并延续为腘斜韧带附着于关节囊。

缝匠肌：起于髂前上棘，止于胫骨粗隆内侧、胫骨前缘上端内侧和小腿筋膜。半腱肌与股薄肌、缝匠肌的止端腱相互愈着，其外形如鹅掌，在这三个肌腱的深面与胫侧副韧带之间有鹅足囊。

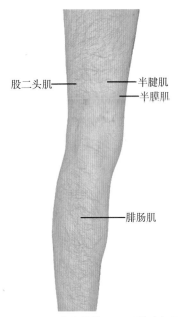

图16-44 膝关节的屈肌群体表投影

股薄肌：起于耻骨下支的前面，止于胫骨粗隆内侧。

半腱肌：起于坐骨结节，止于胫骨粗隆内侧。

腘肌：起于股骨外上髁和膝关节囊，止于胫骨上端后面。

腓肠肌：外侧头起自股骨外上髁，内侧头起自股骨内上髁，由两个头起始的肌束向下，于小腿的中部移行于较厚的腱膜，此腱膜再与比目鱼肌腱膜愈着，构成一个粗大的肌腱，即跟腱，抵止于跟骨结节。该肌群的主要功能是使膝关节屈曲、内旋。

2. 膝关节的伸肌群（图16-45）

主要为股四头肌。股四头肌有四个头，分别为股直肌、股外侧肌、股中间肌及股内侧肌。

股直肌：起自髂前下棘和髋臼上缘及髋关节纤维囊。

股外侧肌：起自股骨大转子和股骨嵴外侧唇。

股中间肌：起自股骨前面。

股内侧肌：起于股骨嵴内侧唇。

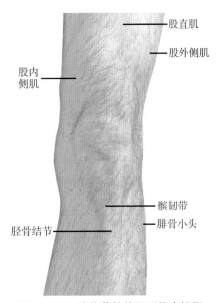

图16-45 膝关节的伸肌群体表投影

上述四个头向下，汇合成股四头肌腱附着于髌骨，向下包绕髌骨，并延续为髌韧带，止于胫骨粗隆，功能是伸膝关节。

（五）膝关节周围的滑液囊

膝关节周围的滑液囊众多，主要包括髌上囊和鹅足囊。髌上囊是膝部最大的黏液囊，位于髌底的上方及股四头肌腱的内面。鹅足囊大而恒定，呈卵圆形，位于胫骨粗隆的内下缘，在此处，缝匠肌、股薄肌、半腱肌的肌腱逐渐愈合形成一个鹅足状结构，其下即为鹅足囊。

膝关节周围的滑液囊的作用是在膝关节活动时减少肌腱与肌腱等组织之间的摩擦，以免产生损伤。当滑液囊因损伤发生无菌性炎症、粘连等病理改变时，就会失去原来的润滑作用，并且会出现疼痛、膝关节功能障碍等症状。

（六）髌下脂肪垫

参见《髌下脂肪垫损伤》的内容。

三、发病机制

膝骨关节炎的病因尚不明确，其发病机制与年龄、肥胖、创伤及遗传因素等有关。其病理特点为关节软骨变性破坏、软骨下骨硬化或囊性变、关节边缘骨质增生、滑膜病变、关节囊挛缩、韧带松弛或挛缩、肌肉萎缩无力等。

四、临床表现

（一）症状

膝骨关节炎主要症状是膝关节疼痛和功能障碍，以及关节活动协调性改变引起的一些症状。

1.膝关节疼痛

疼痛程度：

多数患者膝痛属于轻度和中度，少数为重度，偶见剧痛或不痛。疼痛多为钝痛，伴沉重感、酸胀感或僵滞感，活动不适。属重度或剧烈疼痛者，或持续几天，或很快消失，少数也有持续较久，或一做某种动作就痛者。也有伴红肿热痛，呈急性炎症反应者，可能与关节内合并轻度感染，或与生化反应刺激有关。

疼痛特点：

（1）始动痛

膝关节处于某一体位静止较长时间后，刚一开始变换体位时，膝关节出现疼痛。活动后减轻，负重或活动多时有加重，具有"痛—轻—重"的规律。

（2）静息痛

膝关节长时间处于某一体位静止不动或夜间睡觉时疼痛，又称静息痛。与静脉血液回流不畅，造成髓腔及关节内压力增高有关。常需经常变换体位，才得缓解。疼痛多与气温、气压、环境、情绪有关，秋冬加重，气温变换时加重，故有"老寒腿""气象台"之称。

（3）负重痛

患者常诉说游泳、骑自行车时膝不痛，上下楼、上下坡时膝痛，或由坐位或蹲位站起时，由于加重了膝关节负荷而引起膝痛。

（4）主动活动痛

重于被动活动痛，因主动活动时肌肉收缩加重了关节负担。

2. 膝关节功能障碍

包括关节僵硬、关节不稳、屈伸受限、活动能力下降等。

（1）关节僵硬

指膝关节长时间处于某一体位时，自觉活动不利，特别是起动困难，或称之为"胶滞现象"。

（2）关节不稳

常见原因是伸膝支撑稳定力量减弱，如股四头肌萎缩。另外是侧向不稳，表现为步态摇摆，如膝关节反复肿胀，致使关节囊松弛，关节不稳。

（3）屈伸受限

关节反复肿胀疼痛，被迫处于轻度屈膝位，以增加关节腔内容积。久之，腘绳肌痉挛，膝关节伸直受限。此外，关节囊挛缩、骨赘增生、关节面不平、髌骨移动度减少，甚至关节内或关节外粘连，均可以导致屈伸受限。

（4）活动能力下降

步行能力下降，上下台阶、下蹲、跑跳等能力下降更加明显。

（二）体征

1. 膝关节肿胀

常因膝关节积液所致。也可由于滑膜肥厚、脂肪垫增生，甚至是增生的骨赘引起。较多见的是上述两种或三种原因并存。

2. 股四头肌萎缩

股四头肌常因废用而萎缩。

3.膝关节压痛

关节间隙、髌骨边缘及肌肉、韧带附着处存在广泛的压痛。膝关节内侧的压痛，尤其明显。

4.关节屈伸受限

屈伸范围受限，多因骨赘阻挡、滑膜肿胀、关节囊挛缩和保护性肌痉挛所致。

5.骨摩擦音（感）

由于膝关节软骨破坏、关节面不平，关节活动时出现骨摩擦音（感）。

6.膝关节畸形

以膝内翻畸形最为常见。与股骨内侧髁圆而凸起，胫骨内侧平台凹陷，而且骨质相对疏松，内侧半月板较薄弱等因素有关。膝关节内翻畸形使膝关节负荷更加不均，越发加重畸形。另一个常见的畸形是髌骨的力线不正。晚期，还可见膝关节骨性强直。

五、影像学检查

（一）X线

早期X线可无异常表现。随着病情进展，可出现关节间隙变窄，内外侧间隙不对称，甚至关节间隙消失；软骨下骨硬化和（或）囊性变，关节边缘增生和骨赘形成；可有不同程度关节积液，部分关节内可见游离体或关节变形（图16-46，图16-47）。

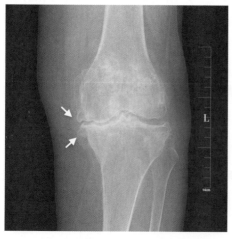

图16-46　膝关节正位片。箭头所示内侧关节间隙变窄

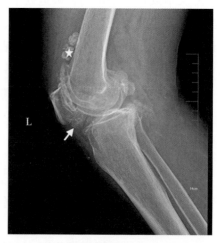

图16-47　膝关节侧位片。箭头所示髌骨下缘骨质增生，星号示髌上囊游离体

（二）MRI

MRI对早期膝骨关节炎的诊断有一定价值。MRI可以发现关节软骨缺失、骨髓水肿（图16-48），关节腔积液（图16-49）、半月板撕裂、交叉韧带损伤等影像学表现。需要注意的是，半月板撕裂、交叉韧带损伤应与运动损伤所致的半月板和韧带损伤相鉴别。

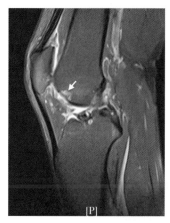

图16-48　膝关节MRI。箭头所示软骨面不均匀变薄，关节面下骨髓水肿改变

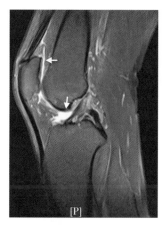

图16-49　膝关节MRI。箭头所示髌上囊及关节腔积液

（三）肌骨超声

超声扫查，可见软骨边缘毛糙，回声增强；软骨变薄，厚度不均，甚至消失；骨缘硬化，回声增强（图16-50）；髌上囊滑膜增生伴积液（图16-51）；内侧间隙狭窄，内侧半月板膨出、骨赘形成，韧带受压等表现（图16-52）。

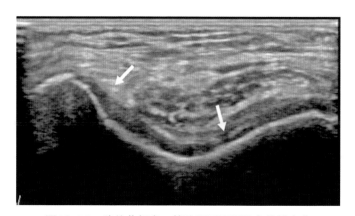

图16-50　膝关节超声。箭头所示双侧滑车软骨变薄

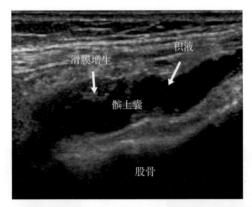

图16-51　膝关节超声。箭头所示髌上囊滑膜增生伴积液形成

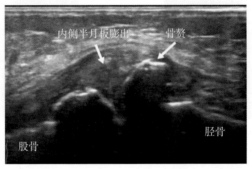

图16-52　膝关节超声。箭头所示内侧半月板膨出，胫骨远端骨赘形成

六、诊断依据

（一）病史

该病常见于妇女和中老年人，常有关节的过度使用病史，多数进展缓慢。

（二）症状

多为间断发作的轻中度疼痛，严重时可表现为持续重度疼痛。疼痛可表现为始动痛、负重痛、主动活动痛、休息痛。常伴有活动功能障碍，如关节僵硬、不稳、活动范围减少、步行能力下降等。

（三）体征

膝关节肿胀、畸形、关节压痛、活动受限、摩擦音等体征，严重者可出现关节畸形。

（四）辅助检查

X线可见髌股、胫股关节间隙变窄甚至消失，软骨下骨硬化和（或）囊性变，关节边缘增生和骨赘形成，有时可见关节内游离体。

MRI可发现患者关节内存在软骨损伤、积液、半月板撕裂、交叉韧带损伤、骨髓水肿等影像学表现。

肌骨超声可发现软骨病变、骨赘形成、骨侵蚀、积液、滑膜增生、间隙变窄、游离体等改变。

七、针刀治疗

（一）体表标志

参见前面章节。

（二）针刀定点（图16-53，图16-54）

1. 膝内、外侧副韧带起止点

2. 股四头肌肌腱止点

3. 髌上囊点

4. 髌内、外侧支持带损伤点

5. 髌下脂肪垫损伤点

6. 髌韧带止点

7. 鹅足滑囊损伤点

8. 腓肠肌内、外侧头损伤点

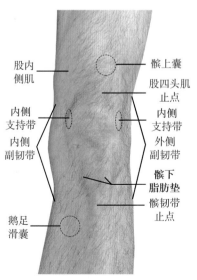

图16-53　膝骨关节炎针刀治疗
位置示意图（前面观）

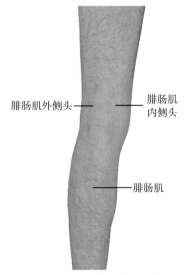

图16-54　膝骨关节炎针刀治疗
位置示意图（后面观）

（三）患者体位

膝关节前、内、外侧治疗取仰卧位，膝下垫软枕。膝关节后侧治疗取俯卧位，踝关节处垫软枕。

（四）消毒与麻醉

外科消毒，铺无菌洞巾，戴无菌手套。押手拇指固定治疗点，刺手持注射器在每个治疗点注射0.5%利多卡因1~2ml。注入麻药时，必须先回抽注射器确认无回血，行退出式浸润注射。

（五）针刀操作

1. 膝内、外侧副韧带起止点

（参见本章第五节《膝关节侧副韧带损伤》）

2. 股四头肌肌腱止点

目的：松解股四头肌肌腱与深层软组织之间的粘连挛缩。

方法：医生刺手持针刀，刀口线与股四头肌肌腱纵轴平行，刀体于髌骨上缘骨面垂直加压、刺入。针刀依次通过皮肤、皮下组织，到达髌骨上缘骨面，先提插切割3~5下，并做纵行疏通和横行剥离，针刀下有松动感后退出针刀。

3. 髌上囊处的操作

目的：松解髌上囊的粘连，改善局部炎症及炎性渗出。

方法：医生刺手持针刀，刀口线与下肢纵轴平行，刀体与皮面垂直加压、刺入。针刀依次通过皮肤、皮下组织、股四头肌，到达髌上囊。抵达髌上囊时，可感觉到刀口下有皮革样柔韧感。提插切割3~5下，并做纵行疏通和横行剥离，针刀下有松动感后退出针刀。

4. 髌内、外侧支持带的操作

目的：松解髌内、外侧支持带与周围组织的粘连挛缩。

方法：医生刺手持针刀，刀口线与髌骨周缘的切线平行，刀体与皮面垂直加压、刺入。针刀依次通过皮肤、皮下组织，到达髌骨周缘骨面。沿髌骨边缘提插切割3~5下，并做纵行疏通和横行剥离，针刀下有松动感后退出针刀。

5. 髌下脂肪垫处的操作

（参见本章第三节《髌下脂肪垫损伤》）

6. 髌韧带止点的操作

目的：松解髌韧带与周围组织的粘连挛缩。

方法：医生刺手持针刀，刀口线与髌韧带纵轴平行，刀体与胫骨粗隆上缘垂直加压、刺入。针刀依次通过皮肤、皮下组织、髌韧带，到达胫骨粗隆骨面，先提插切割3~5下，并做纵行疏通和横行剥离，针刀下有松动感后退出针刀。

7. 鹅足囊区的操作

参见《鹅足滑囊炎》章节，此处不再赘述。

8. 腓肠肌内、外侧头的操作

目的：松解腓肠肌内、外侧头与深层组织的粘连挛缩。

操作：医生押手用力按压在腓肠肌内、外侧头附着处骨面，刺手持针刀，刀口线与下肢纵轴平行，刀体与骨面垂直加压、刺入。针刀依次通过皮肤、皮下组织，到达腓肠肌内、外侧头附着处骨面，先提插切割3~5下，并做纵行疏通和横行剥离，针刀下有松动感后退出针刀。

（六）术后处理

治疗结束，拔出针刀，局部压迫1~3分钟。确认无出血后，无菌敷料覆盖，并以弹力绷带加压包扎。

（七）疗程

1周治疗1次，5次为1个疗程。

八、手法治疗

针刀治疗结束后，患者取仰卧位。医生用手握持髌骨，分别向上、下、左、右四个方向推动髌骨，使髌骨活动度进一步改善。然后，医生一手握住患者踝关节上方，另一手扶住患者膝关节上方，最大限度的屈、伸膝关节，进一步松解膝周软组织。

九、康复训练

术后24小时，可行股四头肌等长等张训练。

（一）股四头肌等长收缩训练

患者仰卧，膝关节尽量伸直，踝关节尽量背伸，缓慢抬起整个下肢大约15cm，保持5秒钟，再缓慢直腿放下。或负重进行，一般使用2公斤的沙袋开始，将沙袋固定在踝关节，重复上述动作。

（二）股四头肌等张收缩训练

患者仰卧，双膝并拢屈曲90度。保持健膝屈曲90度，患膝大腿与健侧持平，快速伸直膝关节保持5秒，再缓慢放下。或坐在床边，双小腿自然垂下，双手扶双侧大腿，双小腿交替快速伸直，缓慢落下。

十、注意事项

针刀操作时，会进入关节腔，务必严格消毒，做好无菌操作。术后48小时内，针眼禁止接触水。关节腔内需注射激素者，应严格掌握适应证与禁忌证，一般每年不超过3次。

第十七章　足踝疼痛

第一节　足底筋膜炎

一、概述

足底筋膜炎，是足底的肌腱或者筋膜发生无菌性炎症，以足底近足跟处疼痛和压痛为主要临床特征的慢性退行性疾病。

约80%的足跟痛与足底筋膜炎有关，是临床引起足踝疼痛最常见的疾病之一。临床特征为足底部晨起疼痛明显，过度行走时疼痛加剧。其发病可能与足底跖筋膜的生物力学以及过度使用有关。多见于体型肥胖、穿着高跟鞋、过度运动如久站、久行、走路姿势异常、长时间高强度跑跳等人群。先天性足弓异常者也有较高的发病率。足底筋膜炎还往往会引起跟腱及腓肠肌功能异常。本病虽然具有自限性，但容易反复发作，影响患者生活质量。针刀通过切割剥离局部粘连的肌腱、筋膜等组织，调节足底力学平衡，临床疗效确切。

二、应用解剖

（一）跟骨

位于足的后下部，是足后半部7块跗骨中最大的一块，构成脚后跟。跟骨呈不规则长方形，后部宽大，向下移行于跟骨结节，其跖侧面有两个突起，分别为内侧突和外侧突，其内侧突是趾短屈肌、跖腱膜的起点。跟骨内侧有血管神经束通过。

（二）足底筋膜

位于足底脂肪层深面，呈带状，起自跟骨足底至跖趾关节和邻近足趾，是维持足纵弓的纤维结缔组织结构。内有纵向纤维紧密附着于皮肤，呈弓弦状，厚度2~4mm，分内侧带、外侧带、中央带三部分。内侧带较薄，外侧带较厚，中央带最厚，坚强致密，称为足底腱膜。位于足底皮下，起自跟骨内侧结节，在足前方变宽，并分为五束，至各趾的趾腱鞘，被横向的纤维与各趾串连在一起，止于跖骨头，延伸至远节趾骨（图17-1）。

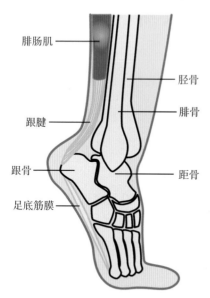

腓肠肌

跟腱

跟骨

足底筋膜

胫骨

腓骨

距骨

图 17-1　足底筋膜示意图

（三）跟骨脂肪垫

位于皮肤与跟骨及跟腱间，向前至足底腱膜，其内有弹性纤维组织形成的致密间隔分隔脂肪组织，形成一个个密闭的小房，可以在人行走时缓冲振动，保护足跟。

三、发病机制

足底筋膜炎的发病机制尚不明确，目前较多集中于以下三大类：

（一）足底生物力学改变机制

在人体日常站立、负重或行走中，足弓、足底筋膜起重要作用。足弓分为内侧纵弓、外侧纵弓和横弓。足底筋膜有增强足底纵弓的作用。足弓及足底筋膜联合作用，将所承受的重量分散至各个方向。足跟着地时，足底筋膜承载约体重2~3倍的力量，长期承受较大的生物力学负荷，可能使足底筋膜发生退变、撕裂、产生慢性纤维组织炎症等，引起足底生物力学的改变。

（二）无菌性炎症机制

局部肌肉的劳损，脂肪组织消退，跟骨结节发生慢性滑囊炎，均可导致局部筋膜产生无菌性炎症、纤维化、粘连等，刺激神经引起足底疼痛。

（三）筋膜胶原退变机制

随着年龄增长，或长期慢性劳损，足底筋膜胶原发生退变，纤维排列的紊乱，血管成纤维细胞过度增殖和钙化，黏液基质增加等病理现象，引起足底筋膜退行性改变。

四、临床表现

（一）症状

1. 足底内侧疼痛

足底内侧疼痛。以晨起下床第一步踩地时最为明显，行走片刻后减轻，但是久站及行走过度时疼痛加剧。部分患者可有疼痛性跛行，疼痛病程较长，有逐渐加重趋势。

2. 足底内侧触发痛
负重活动、长时间行走后，均可引发或加重足跟疼痛。

（二）体征

1. 跟骨结节压痛
足底筋膜跟骨结节附着处可触及压痛。压痛以跟骨结节的内、外侧突及跖筋膜附着处最为明显。严重时可触及足底广泛压痛。典型者可见足跟肿胀。

2. 足底筋膜牵拉痛
被动往上牵拉病人脚趾，或让病人用脚尖站立时会引起足跟疼痛。

3. 疼痛性跛行
患者常因疼痛出现跛行。

（三）特殊检查

Windlass测试阳性
检查方法：背伸足大趾，按压跟骨或跟骨内侧出现疼痛，为阳性（图17-2）。
临床意义：提示足底筋膜炎。

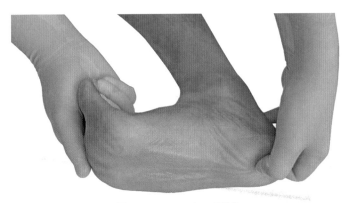

图17-2 Windlass测试

五、影像学检查

（一）X线片

X线片可无明显异常，可显示足跟部软组织钙化或跟骨骨质改变等。主要用于排除跟骨应力性骨折、跟骨结核、跟骨骨髓炎、跟骨肿瘤等疾病。有时可见跟骨骨刺，但应明确骨刺的有无及严重程度与足底筋膜炎并无绝对关联。足部负重位X线片有助于排除跟骨骨折等病理性改变。（图17-3）

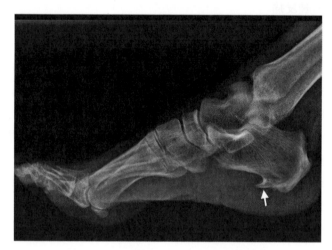

图17-3　跟骨侧位片。箭头示跟骨骨刺

（二）肌骨超声

超声检查发现跖筋膜增厚，对本病有辅助诊断意义。

正常跖筋膜超声显示为：跟骨结节处覆盖于足底肌表面等回声均匀的带状结构，厚度<4mm。足底筋膜炎时足部超声检查可提示：足底筋膜增厚、跟骨附着处的低回声、筋膜和周围组织之间的边界模糊，以及提示水肿的回声减弱（图17-4）。部分患者还可见腱体内强回声钙化。

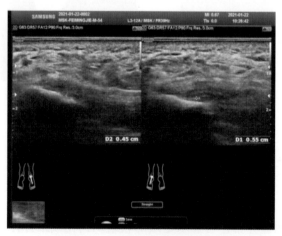

图17-4　足底超声。右侧足底筋膜跟骨附着处肿胀增厚

（三）MRI

足底筋膜炎MRI检查的特征表现是：足底筋膜软组织水肿和（或）跟骨骨髓水肿。亦可见筋膜增厚、增强后可强化。

六、诊断依据

（一）病史

久行、久站劳损史；BMI提示超重及肥胖。

（二）症状

跟骨结节处疼痛，早晨下床时的第一步最为明显。休息后疼痛消失。恢复原有的活动强度或加大活动时疼痛再现。

（三）体征

跟骨结节的内、外侧突及足底筋膜附着处压痛，有时可触及骨性隆起。可见足跟肿胀。可见疼痛性跛行。

（四）特殊检查

Windlass测试阳性。

（五）影像学检查

X线片可见跟骨骨刺。足底超声检查可见足底筋膜增厚、跟骨附着处的低回声、筋膜和周围组织之间的边界模糊以及提示水肿的回声减弱；部分可见腱体内强回声钙化。MRI检查可见足底筋膜软组织水肿和跟骨骨髓水肿。

七、针刀治疗

（一）体表标志（图17-5）

1. 跟骨结节
自内踝与外踝最高点向足底引垂直连线，经过足底部位即是，为临床大致确定此骨性标志的方法。

2. 内踝
为胫骨下端内侧面的隆凸，大隐静脉在内踝前方10~15mm处上行，针刀操作时应避免损伤此静脉。

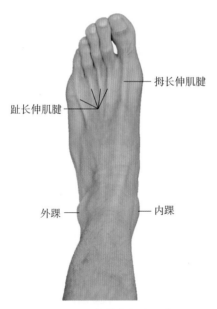

拇长伸肌腱

趾长伸肌腱

外踝 —— —— 内踝

图 17-5 足部体表标志示意图

3. 外踝

为腓骨下端一窄长的隆起，位置较内踝略低。踝部两侧有明显隆起的外踝和内踝，内踝的前方由大隐静脉通过。在踝部后面可触及跟腱。在足后端可摸到跟骨结节。

4. 足背动脉

自内、外踝连线中点至第1、2跖骨间的连线，是足背动脉的投影。

（二）针刀定点

跟骨结节跖筋膜附着处及其他压痛点。

（三）患者体位

俯卧位，患侧踝关节前方及足背垫枕，足跟朝上，充分暴露足底。

（四）消毒与麻醉

常规消毒，铺无菌洞巾，戴无菌手套。押手拇指固定治疗点，刺手持注射器在每个治疗点注射0.5%利多卡因1~2ml，注入麻药时，必须先回抽注射器确认无回血，行退出式浸润注射。

（五）针刀操作

目的：松解跖筋膜，减压减张，减轻疼痛，改善局部循环。

方法：押手食指置于跟骨结节定点处，刺手持针刀，刀口线与跖筋膜走行方向一致，快速破皮刺入，依次通过皮肤、皮下组织、跟骨脂肪垫，到达肥厚的足底跖筋膜处，顺着筋膜行走方向进行疏通剥离，并提插切割3~5下。若跖筋膜走行区能触及隆起条索，可调转针刀90°，切割2~3下，针刀下有松动感后退出针刀。

（六）术后处理

治疗结束，拔出针刀，局部压迫1~3分钟，确认无出血后，无菌敷料覆盖，并以弹力绷带加压包扎。

（七）疗程

1周治疗1次，1~3次为1个疗程。

八、手法治疗

患者俯卧位，屈膝，医生一手托住患者足跟，一手握住足底远端，用力背屈2~3次，然后以拇指在跟骨结节远端垂直于足底筋膜方向用力弹拨3~5次，以进一步增加针刀的松解效果。

九、康复训练

（一）足底筋膜拉伸训练

患者取坐位，用手抓住脚趾向上向后牵拉，直到感觉足底牵开感到舒服，维持该姿势约15~30秒后放松，重复该动作，10次为一组，每天进行3组训练。

（二）腓肠肌拉伸训练

面墙站立，双手分开大约同肩宽，置于墙上，双脚前后站立，身体前倾，保持后方的膝关节伸直，足跟着地。髋部以上向墙前倾，直到感受到后方小腿被拉伸（图17-6）。

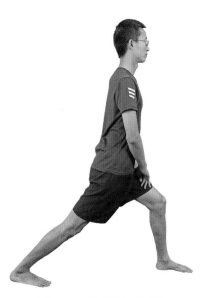

图17-6 腓肠肌拉伸训练

十、注意事项

嘱患者注意休息，避免长时间站立、行走或负重。调整跑步及运动的强度，控制运动的距离、频率和持续时间等。超重及肥胖者应控制体重、减肥，减轻足底压力。注意穿着可提供充分缓冲且能支撑足跟和踝部的鞋子，避免穿高跟鞋、人字拖等不舒服的鞋子。

第二节 慢性跟腱炎

一、概述

慢性跟腱炎，又称为跟腱肌腱病。是由于跟腱反复受到牵拉劳损，使跟腱发生部分纤维撕裂，充血水肿，纤维变性，甚至钙化等，以局部疼痛，足跟不能着地，踝关节背伸疼痛加重为主要临床表现的无菌炎症性疾病。本病好发于运动员、舞蹈演员和体育爱好者，青少年网球运动员发生率为7.1%~30.0%，也可发生于非运动损伤的人群。

对慢性跟腱炎的治疗方法有适当休息、支具保护、外科手术等方法，但各有利弊，效果不理想。针刀治疗本病创伤小、恢复快，临床治疗效果满意。

二、应用解剖

跟腱位于踝关节后方，是人体最粗大、最坚强的肌腱，由小腿三头肌（比目鱼肌和腓肠肌）肌腱在小腿中部融合形成。跟腱由上向下逐渐增厚变窄，下端止于跟骨结节后面。成人的跟腱长约15cm。人的行走、跑跳、攀登等运动都需要跟腱的参与。人类的跟腱有两个滑液鞘，有利于减少肌腱与周围组织的摩擦。外鞘由肌腱的深部筋膜组成，内鞘直接贴附于跟腱（图17-7）。

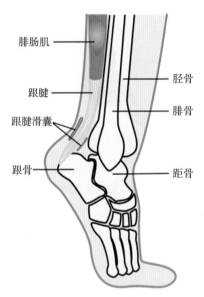

腓肠肌

跟腱

跟腱滑囊

跟骨

胫骨

腓骨

距骨

图17-7　跟腱及滑液鞘示意图

三、发病机制

长期过度活动可导致跟腱和滑液鞘发生无菌性炎症。如长距离行走，长时间慢跑，过紧的鞋等对跟腱长期摩擦刺激，可引起跟腱及周围滑囊充血、水肿、炎性渗出。其次，行走时跟骨内、外翻造成跟腱横向摆动，跟腱与跟骨上角发生摩擦，使其在过度负荷下容易发生变性且不易恢复。再者，衰老导致跟腱胶原质量降低和血运减少，也可能与跟腱炎的发病有关。无菌性炎症迁延日久，可导致跟腱纤维增生，与周围组织形成广泛的粘连。

四、临床表现

（一）症状

跟腱附着处疼痛。患足不敢承重，足尖着地时疼痛加重。如汽车司机踩刹车时，或行走、跑跳、足尖蹬地时疼痛明显加重。

（二）体征

1. 触诊

跟腱附着处及跟腱周围有明显的压痛。跟腱增粗呈梭形。

2. 诱发痛

踝跖屈抗阻疼痛：足踝背伸或主动跖屈时出现疼痛；足尖蹬地痛。

五、影像学检查

（一）X线

可见跟腱周围软组织肿胀及跟腱钙化影。

（二）MRI

慢性跟腱炎表现为跟腱增粗，形态及信号异常，这是局灶或弥漫的跟腱周围慢性炎症刺激并粘连所致。

正常跟腱在MRI T2加权像或STIR像上呈弥漫的或线状的低或中等信号。肌腱损伤甚至撕裂者，在T2加权像上表现为连续性被破坏（图17-8）。

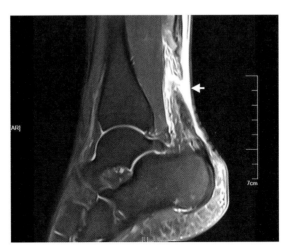

图17-8　踝关节MRI。箭头所示跟腱断裂，连续性被破坏

（三）肌骨超声

与正常侧相比，患侧跟腱跟骨附着点处多增厚、边缘模糊、回声减低，内可见较丰富血流信号，部分皮下囊或跟腱囊内可见液性区（图17-9）。

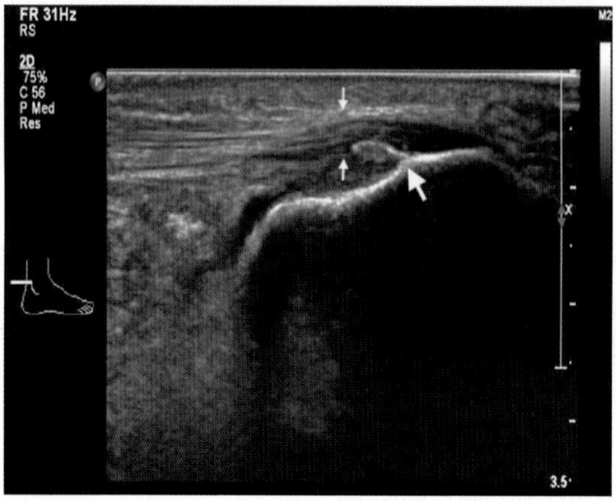

图17-9 踝关节超声。跟腱跟骨附着处肿胀，回声减低，可见强回声（大箭头）

六、诊断依据

（一）病史

有足部外伤史或慢性劳损史。

（二）症状

跟腱部肿胀疼痛，时间超过6周。局部肤色正常或发暗。合并急性炎症时可见皮肤潮红、皮温增高。

（三）体征

跟腱变形增粗，两侧膨隆，触之有波动感。跟腱附着处及跟腱周围有明显的压痛。足尖蹬地痛、足部跖屈痛、抗阻痛、主动背屈痛、主动跖屈痛。

（四）辅助检查

1. X线
用于排除骨折、骨关节病等。

2. MRI和肌骨超声
二者可以显示跟腱的损伤程度，并排除跟腱撕裂，具有重要的临床价值。

七、针刀治疗

（一）体表标志

1. 跟骨结节
足跟后方的骨性突起。跟腱在跟骨的止点，是跟腱移行的末端。

2.胫神经的体表投影

腘窝上角、腘窝中点、小腿后正中线上中1/3交点、跟腱与内踝连线的中点，以上4点的连线，为胫神经的体表投影（图17-10、图17-11）。

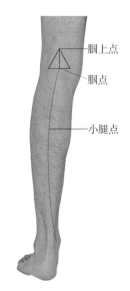

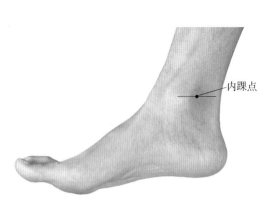

图17-10　胫神经小腿后方投影区　　　　图17-11　胫神经内踝投影区

（二）针刀定点（图17-12）

1.A点

跟腱与深方组织的粘连挛缩点，在跟腱行经路线找到压痛点。

2.B点

跟腱止点中部的粘连挛缩点，在跟腱止点中部压痛点定位。

3.C点、D点

跟腱止点两侧的粘连挛缩点。左右各定一点。

（三）患者体位

患者俯卧于治疗床。患足背垫软枕，充分暴露患侧足跟。

（四）消毒与麻醉

常规消毒，铺无菌洞巾，戴无菌手套。押手拇指固定

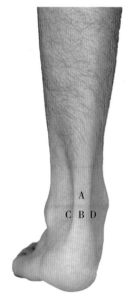

图17-12　慢性跟腱炎
的针刀定点

治疗点，刺手持注射器在每个治疗点注射0.5%利多卡因1~2ml，注入麻药时，必须先回抽注射器确认无回血，行退出式浸润注射。

（五）针刀操作

1. A点的针刀操作

目的：松解跟腱与深层软组织之间的粘连挛缩。

方法：押手拇指、食指固定跟腱，刺手持针刀。刀口线与肌腱纵轴平行，刀体与皮面垂直，按四步进针规程进针刀。当针下有明显的阻力感时即到达跟腱。再匀速缓慢进针刀，当针下有落空感时，即到达跟腱与深层组织的粘连处，再进针5~10mm，提插切割2~3下，然后纵疏横剥摆动剥离2~3下，至手下有松动感时出针刀。

2. B点的针刀操作

目的：松解跟腱中部止点的粘连挛缩。

方法：押手拇指、食指固定跟腱，刺手持针刀。刀口线与肌腱纵轴平行，针刀体与皮肤垂直，经皮肤、皮下组织，到达跟骨骨面。提起刀锋，纵行切开3~4刀，再予纵行疏通、横行剥离3~4刀，手下有松动感时出针刀。

3. C点、D点的针刀操作

目的：分别松解跟腱内外止点的粘连挛缩。

方法：押手拇指、食指固定跟腱，刺手持针刀。刀口线与跟腱纵轴方向一致，刀体与皮面垂直。于跟腱侧下方刺入皮肤，直达跟腱附着的骨面。提起刀锋至皮下，纵行切开2~3下，每刀均应达到骨面，再予纵行疏通2~3下。此时，操作并未结束。再次提起刀锋至皮下，调整刀体与躯干额状面平行，将针刀匀速推进至跟腱前方的疏松组织中，行通透剥离，有松动感后出刀。对侧操作同法。

注意：C点、D点的针刀操作，不宜过度横行剥离，避免加重跟腱附着处的损伤。

（六）术后处理

治疗结束，拔出针刀，局部压迫1~3分钟，确认无出血后，无菌敷料覆盖，并以弹力绷带加压包扎。

（七）疗程

1周治疗1次，3次为1个疗程。

八、手法治疗

每次针刀术毕，嘱患者仰卧位，医生双手握住足底前部。嘱患者踝关节尽量背伸，在背部到最大位置时，术者用力将踝关节背伸1~3次。

九、康复训练

踝关节伸屈运动训练，15分钟/次，每天3次。

十、注意事项

切勿将激素注射至跟腱内部，以免引起跟腱玻璃样变性，导致跟腱断裂。避免长时间行走、剧烈跑跳等，以减少跟腱的负担。对于体型肥胖者应进行减肥以减轻下肢负担。

第三节　踝管综合征

一、概述

踝管综合征，又称为"跗管综合征""跖管综合征"，是胫神经行经踝关节内侧的骨纤维隧道时，因各种原因被卡压而引起的一系列临床症状和体征，属于周围神经卡压综合征。临床主要表现为足跟内侧、足趾及足底疼痛和麻木等。发病与性别、年龄无明显关系，常与强体力劳动及体育活动有关。

西医主要采用手术治疗，但创伤大，容易留有后遗症。针刀治疗本病创伤小，术后无需休息，治疗时间短，疗程短，患者易于接受。

二、应用解剖

踝管综合征的发生、发展与踝管的解剖，包括构成其边壁的纤维和骨，其内容物的走行、分支与分布等有很大关系。

（一）踝管壁的构成

踝管位于内踝部，是小腿后区与足底间的一个重要通道。由分裂韧带、内踝、跟骨内侧壁、距骨后内侧面、胫骨远端后内侧、三角韧带和跟腱共同围成，属于纤维骨性通道，封闭且缺乏弹性。踝管前上界为胫骨内踝，外侧为踝关节囊、距骨、距下关节内侧面及三角韧带，其后下界为跟腱及跟骨，内界为分裂韧带。分裂韧带又称"屈肌支持带"，位于踝关节内侧，由踝后区的深筋膜在内踝和跟结节内侧面之间增厚形成，近似三角形。此韧带从后向前斜行，与跟骨内侧面和内踝共同围成踝管，构成踝管内侧壁。

分裂韧带位置表浅，青壮年踝部运动量和运动度较大，容易引起损伤，出现肿胀、增厚、弹性减弱、张力增大，从而使踝管内压增大，引起胫后血管和胫神经受卡压。分裂韧带病变是临床上引起踝管综合征的最主要原因。

（二）踝管内容物

踝管长约2.0~2.5cm，厚约1.0cm，后口宽，前口窄，横断面呈梭形。分裂韧带在踝管深面发出3个纤维隔，将踝管分隔为4个骨纤维管，由前内到后外分别为：胫骨后肌腱、趾长屈肌腱、胫后动静脉及胫神经、足拇长屈肌腱。

1. 胫骨后肌腱

胫骨后肌是小腿后群肌中最强大的足内翻肌，收缩时使足跖屈、外旋及内收，且能维持足纵弓，受胫神经支配。胫骨后肌向下移行于胫骨后肌腱，于内踝后方，经分裂韧带深面至足内侧缘，止于舟骨粗隆及三块楔骨的基底面。

2. 趾长屈肌腱

趾长屈肌起自胫骨后方，在胫骨后肌远端外侧，通过内踝的后方，经分裂韧带深面，至足底，分为4腱，分别止于第2~5趾的远节趾骨底。收缩时跖屈踝关节，屈第2~5趾，协助足内翻。

3. 胫神经及胫后动静脉

胫神经由L4~L5和S1~S3脊神经的纤维组成，由坐骨神经分出后垂直下行，经腘窝深入小腿后部，进入比目鱼肌深面，与胫动脉伴行，在踝管内绕过内踝后方，分为足底外侧神经、足底内侧神经和跟骨内侧神经。分叉点多位于踝管入口上部，即踝管近端。胫神经肌支支配小腿肌后群和足底诸肌；皮支分布于小腿后下部、足底、小趾外侧缘皮肤。

胫神经受损可引起足跖屈不能，内翻力弱，引起"勾状足"畸形。感觉障碍区主要在足底。其中足底内侧神经走行于拇展肌和拇长屈肌腱深面后分为3个趾神经，足底外侧神经直接穿过拇展肌肌腹走行于足底外侧缘。足底内侧神经和足底外侧神经为足底提供自主、感觉和运动神经纤维。跟骨内侧神经支配足后内侧弓和跟部皮肤。

胫后动脉由腘动脉在腘肌下缘分出，向下行于小腿屈肌浅、深两层之间，于内踝后方，通过踝管（分裂韧带深面）转入足底，分为足底内侧动脉、足底外侧动脉。营养胫骨和小腿后群肌。胫后动脉全程均伴行胫后静脉。

4. 拇长屈肌腱

拇长屈肌腱是拇长屈肌的腱性部分，位于小腿三头肌深部，经内踝下方的踝管向足底走行，止于拇趾近节指骨。拇长屈肌主要作用是屈曲拇趾，拇长屈肌腱损伤会出现屈趾障碍、仰趾畸形。部分可并发拇长屈肌肌腱炎，表现为伸屈拇趾时，局部疼痛及肌腱部压痛。

踝管内容纳丰富的神经、血管、肌腱，被分裂韧带约束在骨性凹槽内。这一结构是踝管综合征的发病基础（图17-13）。

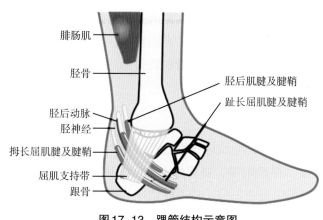

腓肠肌

胫骨

胫后动脉

胫神经

拇长屈肌腱及腱鞘

屈肌支持带

跟骨

胫后肌腱及腱鞘

趾长屈肌腱及腱鞘

图17-13 踝管结构示意图

三、发病机制

（一）劳损机制

踝管综合征的发生与踝管自身的解剖特点密切相关。踝管是一段骨纤维管，管壁坚硬，缺乏弹性，伸缩性小，狭长而封闭。胫神经、胫后动静脉、诸多肌腱等结构均经踝管进入足部。足踝位置变化可改变踝管容积。任何引起踝管容积减少、踝管内压力增加的因素，都可直接或间接压迫胫神经及其分支，引起足底疼痛、麻木等临床症状。

足底内侧神经孔上缘为跟舟韧带，足底外侧神经孔四周为跖方肌，足外翻时分裂韧带和跖外展肌受牵拉，踝管容积变化和神经卡压而引发症状。踝背屈或跖屈时，分裂韧带约束踝管，防止肌腱滑脱，若足踝活动频繁，肌腱反复滑动摩擦，可引起腱鞘炎。

若足踝部反复活动，腱鞘充血肿胀严重，可引起分裂韧带增厚，进一步降低踝管弹性，引起压力增高，压迫胫神经，影响血供，导致神经功能障碍。

（二）创伤机制

踝管综合征最常见的原因为外伤，包括踝关节反复扭伤、踝关节周围骨折等。踝关节反复损伤刺激会引起滑膜炎、腱鞘炎、肌腱炎，炎症刺激踝管周围软组织出现水肿增厚变粗、形成瘢痕等，从而对神经形成压迫。踝关节周围骨折，骨的移位、骨质凸起、畸形愈合，以及脱位，也会对神经造成压迫。骨性关节炎，类风湿性关节炎等关节局部病变引起踝管损伤，神经受压也会导致出现踝管综合征。

（三）足踝畸形机制

足踝先天性发育异常，如扁平足、足内外翻畸形、跟距融合、副舟骨、分裂韧带先天增厚等，均可引起踝管变形，容积狭小，导致胫神经受压。由足踝畸形引起的踝管综合征病程较长，单纯针刀松解很难达到满意的治疗效果，须配合足部矫形或行手术治疗。

（四）占位机制

踝管内占位性病变也是导致踝管综合征的重要原因。包括：明确的占位，如腱鞘囊肿、脂肪瘤、神经鞘瘤、血管瘤、静脉曲张、肿瘤等，或局部瘢痕挛缩、纤维条索、水肿等不明显的占位，均可导致踝管内空间相对缩小，引起胫后神经卡压，导致踝管综合征。

（五）诱发机制

某些特殊生理状况，如妊娠体内水钠潴留；全身性疾病，如糖尿病、甲状腺功能减退、痛风等；医源性原因等均可诱发踝管综合征。

（六）特发机制

此类型一般情况下不能发现明确原因，不能发现典型的占位或卡压，但手术可发现胫神经变硬或变软、颜色暗黄、外观萎缩等病理变化。致病原因和发病机制尚不明确。

四、临床表现

（一）症状

1. 疼痛及感觉异常

内踝疼痛，表现为烧灼痛。夜间痛，常痛醒而影响睡眠。有时疼痛可放射到足底、足跟、小腿后侧腓肠肌处，或呈间歇性足跟内侧、足底烧灼痛、刺痛及麻木。可见胫神经支配区的感觉异常、感觉迟钝和感觉过敏。如足踝部的针刺感、烧灼感，足底和足趾麻木感等。上述症状活动、久站、久行可诱发或加剧，休息、脱鞋或抬高患足可缓解。

2. 神经营养障碍

可见自主神经营养功能障碍，表现为神经支配区皮肤干燥、无汗、皮温低、趾甲松脆等。

（二）体征

1. 神经系统检查

可见内侧足底神经及外侧足底神经分布区的皮肤感觉丧失，足趾背侧感觉丧失，但足背部感觉却正常。

2. 压痛

常在内踝后下方踝管部位或足跟内侧有固定性压痛。压之可有窜麻感。偶可于足后内下方触及隆起包块或小结节，且有压痛。沿拇展肌或胫后神经的近端或远端可有压痛。

3. 踝部胫神经Tinel试验阳性

操作方法：患者坐位或者仰卧位，足部非负重姿势，检查者用手指或叩诊锤轻叩患侧内踝后下方，出现疼痛、足底足趾跖面放射痛或麻木等感觉异常为阳性（图17-14）。

临床意义：提示胫神经于踝管内受压。

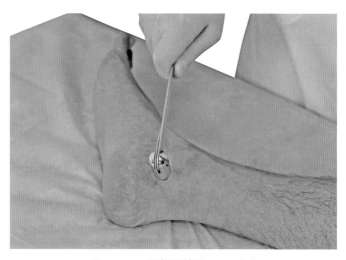

图17-14　踝部胫神经Tinel试验

4. 踝管挤压诱发试验阳性

压迫内踝可触发症状，背屈、内翻、外翻、直腿抬高时症状出现或加剧（图17-15）。

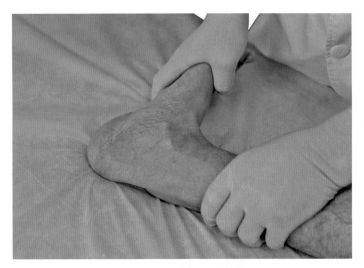

图 17-15　踝管挤压诱发试验

五、影像学检查

（一）电生理学检查

下肢肌电图是目前诊断踝管综合征最可靠的客观指标。肌电图及腓总神经传导速度检测，可发现传导时间延长；内侧足底神经潜伏期>6.1ms，外侧足底神经>6.7ms，提示胫后神经损伤。

（二）X线

踝部X线片一般无异常改变。

（三）CT

用于排除踝部肿瘤、骨折等其他原因引起的胫后神经卡压。

（四）MRI

能够发现由占位性病变或静脉曲张引起的踝管内容物撞击。

六、诊断依据

（一）病史

有踝关节慢性劳损史或外伤史。

（二）症状

足趾烧灼痛或感觉异常，夜间加重，疼痛可放射到小腿后侧，或呈间歇性足跟内侧、足底烧灼痛、刺痛及麻木。久立久行出现，休息和脱鞋缓解。

（三）体征

内侧足底、外侧足底神经分布区、足趾背侧皮肤感觉丧失，足背感觉正常。内踝后下方固定性压痛。压之可有窜麻感。足背外翻、背屈受限。压迫内踝可触发症状。背屈、内翻、外翻、直腿抬高时症状出现或加剧。Tinel征阳性。

（四）辅助检查

X线多用于排除骨刺。MRI和肌骨超声可以显示引起的踝管狭窄及压迫的原因。肌电图及腓总神经传导速度检测可发现神经传导时间延长。

七、针刀治疗

（一）体表标志

参见《慢性跟腱炎》一节。

（二）针刀定点（图17-16）

A点
分裂韧带内踝部起点
B点
分裂韧带内踝部的止点
C点
胫后神经Tinel征阳性点

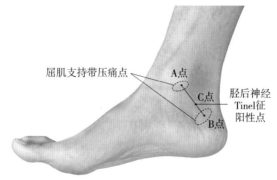

图17-16　踝管综合征的针刀定点

（三）患者体位

侧卧位，患者肢体在下并伸直，健侧肢体在上并屈曲，充分暴露内踝。

（四）消毒与麻醉

常规消毒，铺无菌洞巾，戴无菌手套。押手拇指固定治疗点，刺手持注射器在每个治疗点注射0.5%利多卡因1~2ml，注入麻药时，必须先回抽注射器确认无回血，行退出式浸润注射。

（五）针刀操作

1.A点、B点的针刀操作

目的：松解分裂韧带内踝部起止点的粘连挛缩。

方法：选用I型4号针刀。于内踝后缘，押手固定施术点，刺手持针刀。刀口线与胫后神经走行方向一致，刀体与皮面垂直加压、刺入。针刀依次通过皮肤、皮下组织、屈肌支持带，到达内踝或跟骨骨面，行点状扇形提插切割3~5下后，做纵行疏通，针刀下有松动感后退出针刀。

注意：操作时宜轻柔缓和，不可用力提插切割，以免损伤胫后动脉和胫后神经。

2.C点的针刀操作

目的：松解分裂韧带内踝部的止点的粘连挛缩。

方法：选用I型4号针刀。押手固定施术点，刺手持针刀。刀口线与胫后神经走行方向一致，刀体与皮面垂直加压、刺入，缓慢摆动试探进针刀，依次通过皮肤、皮下组织、屈肌支持带，到达胫后神经附近，先轻轻提插切割3~5下，然后左右摆动针刀，有麻胀感或放电感后退出针刀。

（六）术后处理

治疗结束，拔出针刀，局部压迫1~3分钟，确认无出血后，无菌敷料覆盖，并以弹力绷带加压包扎。

（七）疗程

1周治疗1次，3次为1个疗程。

八、手法治疗

每次针刀术毕，嘱患者仰卧位，医生用拇指指腹沿胫后神经走行方向用力推揉3~5下，然后用力外翻踝关节2~3次。

九、康复训练

术后24小时，可行踝部康复训练，以踝关节内翻、外翻、跖屈、背伸锻炼为主。

十、注意事项

操作前，熟悉解剖结构，避免损伤动静脉和神经。属于骨性结构异常导致胫神经受压者，通过针刀松解分裂韧带疗效不佳者，建议外科手术治疗。

第四节　踝关节韧带损伤

一、概述

踝关节韧带损伤，在关节韧带损伤中占第一位，是最常见的肌肉骨骼系统损伤，尤以外侧副韧带受伤多见，损伤严重时可致使韧带断裂。失治误治可造成踝关节不稳，导致习惯性踝扭伤、创伤性关节炎及踝关节功能障碍。踝关节韧带损伤多并发于踝关节扭伤，在打篮球、踢足球、滑雪和田径等运动中最为多见。

踝关节扭伤急性期和慢性期的病理变化不同，相应的治疗原则和治疗方法也有很大区别。急性期应以制动、消肿、止痛为主。针刀治疗主要适用于慢性期，对于改善踝关节软组织的生物力学平衡及血运状态具有重要的临床价值。实践证明，针刀治疗可以促进踝关节慢性损伤康复。

二、应用解剖

（一）踝部的关节与韧带

踝部关节包括胫腓关节和距小腿关节。胫腓关节由胫骨下端的腓切迹与腓骨下端的内侧面构成，胫、腓骨连接内部没有关节软骨，关节腔不明显，仅以骨间韧带相连，包括胫腓前韧带、胫腓后韧带、骨间韧带和胫腓横韧带。距小腿关节是连接距骨和胫、腓骨的关节，该关节的韧带包括距小腿关节前、后侧关节囊韧带，距小腿关节内侧韧带，距小腿关节腓侧副韧带。

（二）踝部的支持带

在踝的前侧、内侧及外侧，深筋膜增厚形成支持带以保护其下走行的肌腱、血管与神经。其中，前侧深筋膜增厚所形成的支持带，称为伸肌支持带；外侧深筋膜增厚所形成的支持带，称为腓骨肌支持带；内侧深筋膜增厚所形成的支持带，称为屈肌支持带。

三、发病机制

急性踝关节扭伤常发生于两种情况：一是，身体由高处下落（下楼、跳起等）时，踩空或落于不平地面及不规则物体之上，导致踝关节受到轴向暴力。受伤时，以踝关节呈跖屈内翻位者居多，从而造成踝关节周围的韧带、支持带等软组织受到暴力牵拉而出现撕裂等损伤；二是，运动过程中踝关节呈跖屈位时突然向内侧翻转，踝关节外侧韧带遭受暴力牵拉所致。

踝关节的韧带支持带等软组织受到过度牵拉损伤后，组织间的出血和渗出液会自然吸收，通过机化、瘢痕化等过程获得修复。如果损伤轻微，修复后的组织在形态和功能上不会有明显异常，踝关节功能也不会受影响。

如果损伤较重，修复后的组织在形态上难以恢复如初，其瘢痕化将会导致组织挛缩。这种变化会带来多种后果：首先，修复后的韧带组织可能存在结构缺陷，从而导致其抗拉应力的能力减弱，对踝关节的保护作用下降，导致慢性踝关节不稳，易使患者发生反复的踝关节扭伤；其次，瘢痕化可导致韧带挛缩及对局部神经组织的卡压刺激，从而出现慢性疼痛等；再者，损伤急性期组织出血、渗出等可导致修复后期出现组织粘连，挤压小血管影响局部血供及静脉回流，从而出现长期的局部轻度肿胀。血供障碍又对组织的进一步修复产生不利影响，进而形成恶性循环。

四、临床表现

（一）病史

有反复踝关节扭伤病史。

（二）症状

前外侧韧带损伤时，会出现踝关节前外侧隐痛，在起步和静息时感觉不适。踝关节内侧韧带损伤时，踝关节内侧疼痛，行走时加重。

（二）体征

踝关节前外侧、内侧压痛明显，部分患者可有局部肿胀。

五、影像学检查

（一）X线

X线可发现内外踝间隙不对称。习惯性踝关节扭伤者，X线可发现创伤性骨关节炎改变。

（二）MRI

MRI扫描可以发现韧带撕裂、韧带增生、内部水肿等异常形态的改变（图17-17）。

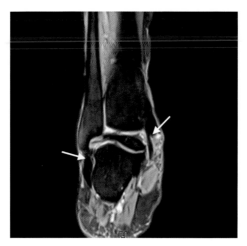

图17-17 踝关节MRI。冠状位示内外侧韧带肿胀（箭头）

（三）肌骨超声

踝关节慢性损伤：超声下主要表现为距腓前韧带肿胀，内回声减低，距骨附着端可见少量积液（图17-18）。

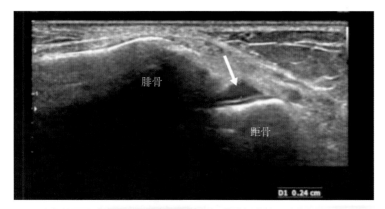

腓骨

距骨

D1 0.24 cm

图17-18 踝关节超声。患侧距腓前韧带肿胀，回声减低，距骨附着端可见少量积液

六、诊断依据

（一）病史

有踝关节外伤或劳损的病史。

（二）症状

患者踝关节在一般工作强度下酸胀不适，阴雨天及受凉后加重，走路时感觉踝关节不稳，经常发生足突然内、外翻扭伤，出现踝关节的反复复发性脱位。

（三）体征

1.外侧副韧带损伤

医者一手握患足，一手握住小腿，将踝部内翻、前足内收，可明显观察到距骨向内侧倾斜。在外踝前方可见到一明显的沟状凹陷。

2.内侧副韧带损伤

内侧副韧带处有明显压痛，外翻时疼痛加重。

（四）辅助检查

MRI和肌骨超声可以发现韧带损伤的直接征象。

七、针刀治疗

（一）体表标志

参见《慢性跟腱炎》一节。

（二）针刀定点

1.踝关节前外侧损伤点（图17-19）

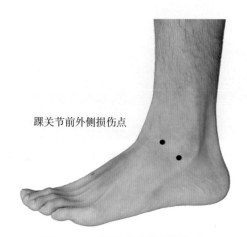

踝关节前外侧损伤点

图17-19 踝关节前外侧损伤点

2. 踝关节前内侧损伤点（图17-20）

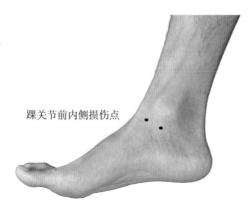

踝关节前内侧损伤点

图17-20　踝关节前内侧损伤点

（三）患者体位

仰卧位，充分暴露足踝部。

（四）消毒与麻醉

常规消毒，铺无菌洞巾，戴无菌手套。押手拇指固定治疗点，刺手持注射器在每个治疗点注射0.5%利多卡因1~2ml，注入麻药时，必须先回抽注射器确认无回血，行退出式浸润注射。

（五）针刀操作

目的：松解踝关节韧带损伤后与周围组织的粘连，恢复踝关节腔内外压力平衡。

方法：分别选取踝关节前外侧、前内侧损伤点。刀口线与下肢纵轴平行，针刀体与皮肤垂直，按四步规程进针刀。针刀到达皮下后，卧倒针刀使之与韧带表面平行，在韧带表面与皮下之间，扇形摆动剥离3~5下，拔出针刀。在踝关节前方关节间隙处，压痛明显者。可以针刀深入关节腔，摆动剥离关节滑膜3~5下，拔出针刀。

（六）术后处理

治疗结束，拔出针刀，局部压迫1~3分钟，确认无出血后，无菌敷料覆盖，并以弹力绷带加压包扎。

（七）疗程

1周治疗1次，3次为1个疗程。

八、手法治疗

（一）准备阶段

患者平躺仰卧在治疗床上，医者坐于患者足端正下方。

（二）踝关节拉动松解

以松解左侧患踝为例：医者以右手握紧患者左侧足跟跟骨部位，拇指和四指分别卡住患者内外踝的正下方，左手从患者足弓部横向握住足背中足部位，双手同时用力，缓慢牵拉患侧足踝关节30秒，拉动松解踝关节。

（三）踝关节被动活动

医者左手握住中足，转动足背部。先顺时针转动5圈，再以同样力度逆时针转动5圈，利用踝关节周围肌肉韧带的联动，推动距骨带动胫骨和腓骨活动，使膝关节、踝关节力线对齐。

（四）牵引屈伸

在足部持续牵引的状态下，屈伸活动患踝10次。

九、康复训练

（一）踝关节稳定性训练

抗阻踝外翻：坐位，用弹力带套住两脚，远端固定，作为阻力，患足用力外翻。
抗阻踝内翻：坐位，用弹力带套住两脚，远端固定，作为阻力，患足用力内翻。
抗阻勾脚：弹力带远端固定，作为阻力，踝关节从伸直位到屈曲位。
抗阻绷脚：用弹力带套住两脚，以弹力带为阻力，手握近端固定，足踝从屈曲位尽量用力绷到伸直。

（二）感觉运动刺激训练

在不稳定支持面上做踝关节深感觉训练。在不稳定支撑面保持站立平衡。可借助泡沫垫、平衡板或充气垫等器械，其不稳定程度可逐步提高。

十、注意事项

功能训练应循序渐进，避免造成新的损伤。减少踝部负担，避免长时间行走、剧烈跑跳等。注意防寒保暖。局部可配合理疗，以促进受损组织的修复。

第十八章　其他疼痛

第一节　原发性三叉神经痛

一、概述

原发性三叉神经痛是一种表现为三叉神经分布区内的阵发性、短暂性剧烈疼痛。40岁以上的患者占70%~80%，女性略高于男性，男女比例约为1:1.6。

本病主要的治疗方法有药物治疗、神经阻滞、射频热凝及三叉神经显微血管减压术等。药物疗法疗效慢且副作用多，神经阻滞、射频热凝及手术疗法对操作要求较高，常有感觉异常等并发症，且复发率较高，给再次治疗带来困难。针刀治疗三叉神经痛具有操作简单、安全可靠、疗效独特、无毒副作用等优点，值得深入研究。

二、应用解剖

（一）一般解剖

三叉神经是脑神经中最大的一对。由一般躯体感觉纤维、特殊内脏运动纤维组成，属于混合性脑神经（图18-1）。

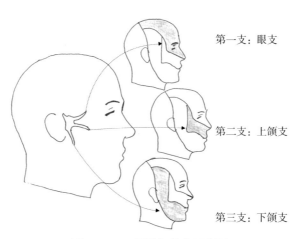

第一支：眼支

第二支：上颌支

第三支：下颌支

图18-1　三叉神经分布示意图

三叉神经感觉根传导温觉、痛觉；运动根支配咀嚼肌等肌肉的运动。三叉神经分为三大分支：

1. 眼神经

为感觉神经，从三叉神经节发出，穿眶上裂入眶，发出额神经、泪腺神经及鼻睫神经等分支，传导眼裂以上头面部皮肤、结膜、眼球、部分鼻旁窦黏膜等躯体感觉。

2. 上颌神经

为感觉神经，经海绵窦外侧壁，穿圆孔出颅，发出眶下神经、上牙槽神经、颧神经及翼腭神经等，分布于上颌牙、牙龈、鼻腔黏膜等。

3. 下颌神经

为混合性神经，穿卵圆孔出颅，发出耳颞神经、颊神经、舌神经、下牙槽神经及咀嚼肌神经，其运动纤维支配咀嚼肌；感觉纤维支配颞部、口裂以下的皮肤、舌前2/3黏膜及下颌牙和牙龈的一般感觉。

（二）血液供应

三叉神经脊束核及半月神经节的血液供应主要来源于椎–基底动脉、颈内动脉、脑膜中动脉。

（三）与颈椎的联系

1. 颈神经根与三叉神经脊束核通过交通支联系

三叉神经脊束核为二级神经元，从桥脑一直延伸至C4水平。上颈部神经根与颈髓的三叉神经脊束核，以及与副神经、舌咽神经、面神经和迷走神经，均有交通支联系或互相汇聚。颈椎病形成的无菌性炎症刺激颈椎感觉神经，其传导的异常信号，可能导致三叉神经痛。

2. 颈椎病可能被大脑皮层误认为是三叉神经痛

当来源于躯体两个不同部位的初级传入神经纤维，与脊髓内的同一个二级神经元发生突触联系时，其中一个部位的神经病变产生的痛觉冲动，可能会被误认为是来源于另一部位的神经病变。这种现象被称为神经汇聚。因此，颈椎病刺激感觉神经发出的痛觉冲动，可以通过颈髓的三叉神经脊束核，传递至大脑皮层而错误地被认为是三叉神经痛。

3. 椎动脉血运障碍导致三叉神经脊束核及半月神经节营养不良

三叉神经脊束核及半月神经节的血液供应来源于脊髓前动脉系统。脊髓前动脉系统由椎动脉发出。当颈椎病致使椎动脉扭曲受压，或颈椎交感神经异常兴奋，导致椎动脉供血不足时，三叉神经脊束核及半月神经节就会出现血供障碍，从而可能导致三叉神经痛。

三、发病机制

（一）现代医学的认识

目前普遍认为，原发性三叉神经痛主要由于三叉神经在脑桥段，被异行扭曲的血管压迫后，局部发生脱髓鞘改变而导致疼痛。

继发性三叉神经痛有明确的病因。如颅底和小脑角的肿瘤、脑膜炎、脑干梗死、多发性硬化等，侵犯三叉神经的感觉根或髓内感觉核而引起疼痛。

（二）针刀医学的认识

针刀医学认为本病的病因，是三叉神经分布区的慢性软组织损伤、颈椎间关节错位和局部电生理线路紊乱。

三叉神经分布区的软组织损伤，可导致三叉神经分支与周围软组织粘连，在肌筋膜上出现纤维炎性结节。此结节可能不断的发放冲动，或随着面部肌肉的运动，直接刺激三叉神经末梢，诱发局部疼痛和放射性疼痛。

此外，颈椎关节错位和头面部电生理线路紊乱等，均可以造成三叉神经激惹而引发疼痛。

四、临床表现

（一）症状

1. 疼痛

三叉神经一支或几支的分布区内，突发的短暂剧痛。受累部位以第2支和第3支多见，表现为面颊、上下颌和舌的疼痛。疼痛性质为撕裂样、烧灼样、刀割样或针刺样。

2. 触发痛

颊部、鼻翼、口角和舌都十分敏感，轻触即可诱发疼痛，故有"触发点"或"扳机点"之称。严重者，洗脸、刷牙、说话、咀嚼等都可诱发，以致不能做这些动作。每次发作时间仅数秒至数分钟，突发突止。

3. 痛性抽搐

疼痛可引起反射性面肌痉挛，口角歪向患侧，并伴有面红、流泪和流涎，称为痛性抽搐。

4.周期性疼痛

病程可呈周期性，每次发作可数天、数周或数月不等，缓解期亦可数天至数年不等。缓解期疼痛次数较少，疼痛程度较轻，甚至没有疼痛。

5.伴随症状

疼痛发作时，可以出现面部潮红，流泪，流涎，流涕等。

（二）体征

原发性三叉神经痛，无神经系统定位体征。部分患者在疼痛发作时，神经分布区痛觉过敏或减退，甚至出现角膜反射迟钝，但发作停止后这些体征立即消失。如果上述体征持续存在，应考虑为继发性三叉神经痛。

五、影像学检查

（一）神经电生理

通过电刺激三叉神经分支，观察眼轮匝肌及咀嚼肌的表面电活动，判断三叉神经的传入及脑干三叉神经核的功能，用于排除继发性三叉神经痛。

（二）三叉神经MRTA

磁共振体层成像脑血管显影术，可用于排除颅底肿瘤、多发性硬化、脑血管畸形等器质性病变所致的继发性三叉神经痛。

（三）颈椎检查

三叉神经痛患者的颈椎X线、CT、MRI，能显示颈椎曲度异常、关节紊乱、间盘退变、神经和脊髓等受压的情况。详见《颈椎病》篇。

六、诊断依据

（一）病史

往往突然发作。病程呈周期性，缓解期如常人。

（二）症状

面部疼痛、触发痛、痛性痉挛、周期性疼痛。

（三）体征

眶上切迹、眶下孔、颏孔处压痛。患侧三叉神经分布区痛觉过敏，如长期反复发作，可出现局部皮肤粗糙且痛觉减退。神经系统检查一般无阳性体征。

（四）辅助检查

三叉神经MRITA检查可显示脑桥小脑角池内的脑神经出脑干段与责任血管关系。颈椎影像学检查能发现颈椎退变增生，为三叉神经痛与颈椎病的关联提供影像学证据。

七、针刀治疗

针刀治疗剥离松解颈椎病变，改善颈椎和椎动脉血供，从而改善三叉神经的营养。针刀在三叉神经出口处的操作，实质上是对三叉神经周围支的微型剥离松解术，从而改善神经周围血液循环，有效阻断疼痛的传导。

（一）体表标志

1. 眶上孔
位于眶上缘中、内1/3交界处，距中线约25mm，有眶上神经和血管通过。

2. 眶下孔
位于眶下缘中点下方5~10mm处，有眶下神经和血管通过。

3. 颏孔
位于下颌第二前磨牙根下方，下颌体上、下缘连线的中点，距正中线约25mm处。此孔呈卵圆形，开口多向后、上、外方，孔内有颏神经和血管通过。

（二）针刀定点

1. 眼支点（图18-2）
取眶上孔。

2. 上颌支点（图18-2）
取眶下孔。

3. 下颌支点（图18-3）
取颏孔处。

4. 耳屏处神经出口点（图18-3）
闭口。在耳屏向前一横指凹陷处。此处为三叉神经在耳屏前的神经出口点。

5. 面部扳机点
面部能够激发疼痛的敏感点。

6. 椎枕肌起止点
详见《颈椎源性眩晕》章节。

7. 颈椎病变节段
详见《颈椎病》章节。

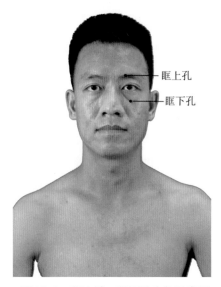

图18-2 眶上孔、眶下孔定位示意图

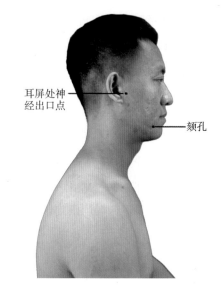

图18-3 耳屏处神经出口及颏孔示意图

（三）患者体位

根据不同的治疗部位，选择适宜的体位。

面部操作患者可用仰卧位，充分暴露面部。颈枕部操作时，患者可俯卧位，头探出床头，胸下垫薄枕，颏部靠近胸前，充分暴露后枕部。也可采取坐位，颈前屈曲，双手交叉放于治疗椅，额头俯于手背。颈侧方操作时患者可侧卧位，治疗侧在上，颈下方适当垫物，使颈侧方突出。

（四）消毒与麻醉

皮肤常规消毒，戴无菌手套，铺无菌巾，局麻后行针刀术。每个治疗点，注射0.5%利多卡因1~2ml。

在颈枕部的麻醉应十分谨慎。在椎枕肌的起止点麻醉时，一定要触清骨面，用手压住，穿刺针直达骨面。在注射麻药前，必须回吸，确保无回血、无液体后，才能退出式注入麻药。

（五）针刀操作

1.头面部操作

（1）眼支点

目的：松解三叉神经眼支在颅外的粘连。

方法：术者押手拇指尖按压在眶上孔骨面，刺手持Ⅰ型4号针刀，刀口线与人体纵轴平行，刀体与皮面垂直，沿押手拇指外缘刺入皮肤，循法摆动缓慢推进，直达眶上孔骨面，纵疏横剥2~3下，摆动触激神经末梢。局部软组织张力较大者，压倒针刀与皮肤平行，顺神经走行方向进针2~3cm，扇形剥离2~3下，松解挛缩的软组织。

（2）上颌支点

目的：松解三叉神经上颌支在颅外的粘连

方法：术者押手拇指尖按压在眶下缘中点骨面，刺手持Ⅰ型4号针刀，刀口线与人体纵轴平行，刀体与皮面垂直，沿押手拇指外缘刺入皮肤，循法摆动缓慢推进，直达眶下孔骨面，纵疏横剥2~3下，摆动触激神经末梢。局部软组织张力较大者，压倒针刀与皮肤平行，顺神经走行方向进针2~3cm，扇形剥离2~3下，松解挛缩的软组织。

（3）下颌支点

目的：松解三叉神经下颌支在颅外的粘连。

方法：术者押手拇指尖按压在颏孔处骨面，刺手持Ⅰ型4号针刀，刀口线与下颌骨走向平行，刀体与皮肤成40°角向前下方刺入皮肤，循法摆动缓慢推进，直达骨面颏孔处骨面。纵疏横剥2~3下，摆动触激神经末梢。局部软组织张力较大者，压倒针刀与皮肤平行，顺神经走行方向进针2~3cm，扇形剥离2~3下，松解挛缩的软组织。

（4）耳屏神经点

目的：松解三叉神经在耳屏前的出口处的粘连。

方法：术者押手拇指尖贴在进针点，刺手持Ⅰ型4号针刀，刀口线与神经走行平行，刀体与皮面垂直刺入皮肤，循法摆动缓慢推进1~2cm，直达三叉神经走行区附近。纵行摆动剥离2~3下，松解挛缩的软组织。

（5）面部触发点

目的：松解三叉神经面部触发点周围的粘连挛缩，改善局部微循环障碍。

方法：术者押手拇指尖端贴在进针点，刺手持Ⅰ型4号针刀。刀口线与局部神经走行一致，刀体与皮面垂直，快速刺入皮肤，直达皮下。调整针身，使之与皮肤成15°~30°角，进针2~4cm后，扇形剥离扳机点挛缩的软组织2~3下。操作完毕后，退出针刀至皮下，再垂直进针直达扳机点骨面，在骨面上作纵疏横剥2~3下。

2. 颈枕部操作

（1）椎枕肌起止点

详见《颈椎源性眩晕》章节，此处省略。

（2）颈椎病变节段操作

详见《颈椎病》章节，此处省略。

3. 术后处理

治疗结束，拔出针刀，局部压迫5~15分钟，确认无出血后，无菌敷料覆盖。

（六）疗程

1周治疗1次，5次为1个疗程。

八、手法治疗

有寰枢椎半脱位、颈椎间盘退变、颈椎曲度变直者，可采用颈椎整复手法。详见颈椎病章节。

九、康复训练

有明确颈椎病变患者，可参照颈椎病的康复训练方法。

十、注意事项

三叉神经痛病因不明，机制复杂。针刀治疗可能对部分患者疗效欠佳，建议多学科联合诊疗。针刀操作时，刀口线一定要与面部神经、血管走向平行，避免对神经、血管的损伤。治疗点出针后，可令出血少许，尔后应按压止血，防止血肿发生。少数患者在治疗后可能出现患处感觉减退，一般1个月左右后可恢复正常。

第二节　带状疱疹后神经痛

一、概述

带状疱疹是由水痘-带状疱疹病毒侵犯神经根引起的疱疹性皮肤病，好发于中老年人、孕妇及免疫力低下者。急性期以皮肤出现簇集性水疱、沿单侧周围神经分布、并伴有剧烈的神经痛为主要临床特点，多发于胁肋部及头面部。

带状疱疹皮损完全消退后，疱疹性神经痛仍持续超过皮疹初发后4个月，即称为带状疱疹后神经痛。临床表现为皮损局部遗留剧烈而顽固的神经病理性疼痛，是带状疱疹常见的并发症之一。该病疼痛程度剧烈且顽固，病程可长达几个月甚至几十年。若长期疼痛得不到缓解，会导致失眠、焦虑、抑郁，甚至导致高血压、冠心病等基础疾病恶化。严重影响患者日常生活和工作，加重家庭和社会负担。

针刀通过松解粘连，改善局部循环，促进组织修复，产生内啡肽类物质，治疗带状疱疹后神经痛取得一定疗效，值得进一步研究。

二、发病机制

带状疱疹后神经痛的发病机制尚不明确。目前公认的发病机制可能与水痘-带状疱疹病毒在急性期激活、复制和移行过程中，激发免疫、发生炎症、持续机械和化学刺激，引起神经损伤、局部组织损伤有关。

水痘-带状疱疹病毒侵犯神经根后，引起神经支配区疱疹性皮损改变，皮肤组织缺血，细胞变性坏死，引起局部炎性渗出。一方面，组织炎症水肿增高局部张力，直接造成机械压迫，刺激末梢神经；另一方面，炎症性渗出释放 K^+、H^+、组织胺、5-HT、缓激肽等致痛物质，产生伤害性化学性刺激，形成病理性冲动；再一方面，急性病变的炎性产物引起病变区各层软组织增生、粘连、挛缩、瘢痕化，局部缺血、缺氧、代谢产物聚集，刺激本已受损的神经末梢。诸多理化因素持续刺激，末梢神经持续产生病理性冲动，传向神经中枢，引起脊髓侧角、丘脑和大脑皮层处于过度兴奋状态，引起疼痛的恶性循环，形成顽固性疼痛。

三、应用解剖

周围神经由 12 对脑神经和 31 对脊神经构成。带状疱疹后神经痛最常累及的是胸神经（占 50% 以上，尤其以 T4~T6 多见）、颈神经（约占 20%）和三叉神经（约占 10%）。

（一）胸神经

胸神经前支共 12 对。第 1 对胸神经大部分参与组成臂丛，第 12 对胸神经小部分参与组成腰丛。其余第 1 至 11 对胸神经前支分别位于相应的肋间隙中，称肋间神经。第 12 对胸神经前支的大部分位于第 12 肋下方，名肋下神经。胸神经肌支分布于肋间肌和腹前外侧肌群，皮支分布于胸腹壁皮肤及相应的壁层胸腹膜。胸神经后支向外侧走行，支配背部深层肌，穿出肌层后分布于背部偏外侧区的皮肤。

胸神经包含由脊髓分支出的运动神经根与感觉神经根。第 2、4、6、8、10、12 对胸神经前支，分别分布于胸骨角、乳头、剑突、肋弓、脐和髂前上棘平面。临床常以胸骨角、肋骨、剑突、脐等作为检查感觉障碍的节段性标志。胸神经前支在胸腹壁皮肤呈明显的节段性分布，如表 18-1、图 18-4 所示。

表18-1　胸神经的节段性分布

胸神经	分布区域		
T1	前臂至小指根部内侧	上胸部	
T2	胸骨角平面（上臂至肘内侧，胸部和肩胛骨中部）		
T4~T5	乳头平面		
T6	剑突平面		肋缘
T8	肋弓平面	腹部和腰部	
T10	脐平面		
T12	耻骨联合与脐连线中点平面		

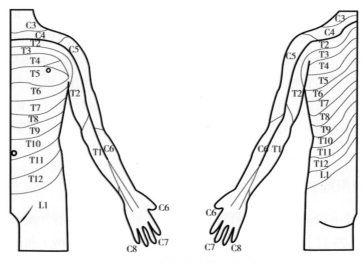

图18-4　胸神经的节段性分布

（二）颈神经

颈神经共8对，由C1~C8组成，分别支配头颈部及上肢的感觉、运动及反射。颈神经前支中C1~C4组成颈丛，C5~C8及T1部分神经前支组成臂丛。C1~C8颈神经支配的运动、感觉和反射情况见下表，详见表18-2。

表18-2　颈神经支配运动、感觉和反射一览表

颈神经	运动	感觉	反射
C1		颈部上段、头后、枕、颞、耳后	
C2		颈部上段、后枕部	
C3		颈部下段、前后	

续表

颈神经	运动	感觉	反射
C4		颈部后段、肩背后	
C5	抗阻屈肘	背部、上臂外侧、前臂桡侧	肱二头肌肌腱
C6	抗阻屈肘、旋后、旋前、伸腕	手臂下段桡侧	肱桡肌反射
C7	抗阻屈腕、伸肘、伸腕	手掌外侧正中	肱三头肌肌腱
C8	抗阻屈腕	手掌内、外尺侧	

（三）三叉神经

详见《原发性三叉神经痛》章节。此处不再赘述。

（四）背根神经节

亦称"感觉根"，是脊髓神经节内感觉神经元的轴突组成的膨胀结节。位于各椎间孔内侧脊髓背根附近，属外周感觉神经节，负责将来自感受器的神经冲动传送至脊髓，是躯干及四肢痛觉的初级传入神经元。水痘-带状疱疹病毒感染或复发，侵袭背根神经节，引起其相应分布区皮肤炎症反应可以引起带状疱疹后神经痛。

四、临床表现

发生于带状疱疹病毒感染后。

（一）症状

1.疼痛

疼痛部位与原皮疹区吻合，符合神经分布相关区域。疼痛程度剧烈，呈持续性或间歇性，常于夜间至凌晨加剧，表现为搏动性刺痛或烧灼样痛。超过90%的带状疱疹后神经痛患者会出现非疼痛性刺激诱发的触诱发痛。

2.感觉异常

疼痛伴感觉异常，如发热感、灼烧感、瘙痒感、针刺感、刀割感、电击感或搏动感等。未受累对侧正常。

3.伴随社会心理功能障碍

包括情感变化、睡眠状态改变、食欲降低和性欲降低等。

（二）体征

视诊：部分患者疼痛区域皮肤色素沉着。

触诊：受累区可触及明显的条索或硬结，并伴明显疼痛感。受累皮肤对刺激的感觉异常，可表现为感觉减退、痛觉过敏及触诱发痛。

五、影像学检查

通常情况下，诊断带状疱疹后神经痛只需基于临床表现，依据病史、症状、体征即可诊断，无需进行影像学检查。

影像学检查用于鉴别诊断及判断有无并存的其他疾病。X线、CT、MRI常用于判断疼痛是否因其他原因引起的神经根性病变、周围神经病。如果病史不清，可进行皮肤活检。

需要注意的是，若皮疹已消退，或患者忘记曾出现过皮疹，以及极少数在"无疹性带状疱疹"或肋间神经痛情况下，也会出现无任何皮损的神经痛，这些情况可能会漏诊带状疱疹后神经痛。此时，若行脑脊液聚合酶链反应检查，提示水痘-带状疱疹病毒阳性，则可明确诊断为无疹性带状疱疹及其后遗神经痛。

六、诊断依据

主要依据病史、症状和体征，当疼痛时间持续超过4个月，且疼痛部位与先前确诊带状疱疹分布区域相同，即可诊断。

（一）病史

有明确的带状疱疹病史，超过4个月。

（二）症状

1. 原皮疹区域疼痛

2. 疼痛区域感觉异常

疼痛伴感觉异常，如发热感、灼烧感、瘙痒感、针刺感、刀割感、电击感或搏动感等。

3. 社会心理功能障碍

（三）体征

疼痛区域皮肤色素沉着。受累区可触及明显的条索或硬结，并伴明显疼痛感。受累皮肤对刺激的感觉异常。

七、针刀治疗

针刀松解皮下粘连，解除周围神经及组织压迫，改善局部循环，触激神经根，通过神经的应激反应，促进神经营养，帮助修复，同时产生内啡肽类物质，有效止痛。

（一）体表标志

1. 胸骨角

胸骨柄和胸骨体的连接处，向前微突成角，由软骨连接形成柄胸联合，平对第2肋。临床常依次推算各肋间隙。其内侧为支气管分叉处，后方平对第4胸椎体下缘。

2. 肋骨

共12对。左右对称，后端与胸椎相连，第1~7肋前端与胸骨相连，称为真肋；第8~12肋称假肋，其中第8~10肋通过软骨与上一肋软骨相连，形成肋弓，第11、12肋前端游离，又称浮肋。从上往下计数：胸骨角两侧连接第2肋，胸骨体外接第2~7。胸骨男性乳头平对第4肋，肩胛骨下角平第7肋。

3. 剑突

胸前部正中。胸骨最下端，一形状不定的薄骨片，即位剑突，因胸骨形似一把向下的剑故命名，剑突约平对第9胸椎。

4. 锁骨上窝

锁骨上方凹陷。窝底可扪及第1肋骨，内有锁骨下动脉、臂丛经过。

5. 脐

在腹正中，人出生后脐带脱落结疤后的凹陷处。

6. 甲状软骨

为喉软骨中最大的一块，位于喉的前方，通俗称为喉结，男性较突出，上缘平第4颈椎。

7. 环状软骨

位于甲状软骨下方，呈环形围绕气管一周，后方对第6颈椎，是椎动脉穿入第6横突孔的水平。

8. 眶上切迹

眶上缘中内1/3交界处，内有眶上神经（三叉神经第一支的眼神经末梢支）和血管通过。

9. 眶下孔

眶下缘中点下方约1cm处，有眶下神经（三叉神经第二支上颌神经的末梢支）通过。

（二）针刀定点

根据患者主诉疼痛区域确定神经受损范围，确定支配痛区的神经节段。取棘突间外侧深部，脊柱正中线患侧旁开约1.5~2.5cm处，上下4~5个节段。

1. 颈神经根出口点

2. 参考《颈椎病》章节。此处不再赘述。

3. 胸神经根出口点

（1）T1~T4椎间外孔定位（图18-1）

取上位椎体棘突与本椎体棘突间隙水平面，后正中线旁开15mm。由于T1~T4椎体棘突由水平位，逐渐向下倾斜，直至T5棘突明显呈叠瓦状排列。因此，T1椎间孔可取C7~T1棘突间隙中点水平面，T2~T4椎间孔，则取相应棘突间隙靠上的水平面为宜。

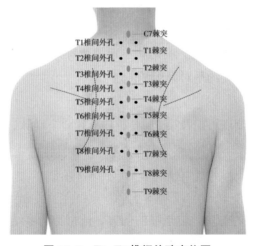

图18-5　T1~T9椎间外孔定位图

（2）T5~T9椎间外孔定位（图18-5）

取上位椎体棘突最高点水平面，后正中线旁开15mm。比如，肩胛下角平T7棘突最高点，此水平面后正中线旁开15mm，定T8椎间外孔。T4~T8椎体棘突呈明显的叠瓦状，几乎覆盖下位椎体的棘突。因此，通过体表触摸到的T4~T8胸椎棘突，其深面是下位胸椎椎体。这是与颈椎、腰椎明显不同的地方。

（3）T10~T12椎间外孔定位（图18-6）

取T10~T12棘突上缘水平面，后正中线旁开15mm。T10~T12椎体棘突几乎呈水平排列。通过同名椎体的棘突，即可准确定位该椎体的椎间外孔。

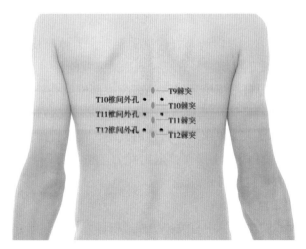

图18-6 T10~T12椎间外孔定位图

4. 腰神经根出口点

参考《腰椎间盘突出症》章节。此处不再赘述。

5. 疼痛区域阳性反应点

据患者主诉的疼痛区域，确定触诊感觉异常部，严重者视诊可见皮肤色素沉着、触诊可见条索及硬结，阳性反应点局部即为施术部位。

（三）患者体位

患者侧卧位，患侧朝上，暴露患处；或仰卧位，医者于患侧操作；后背受累神经根出口点操作时可取侧卧位或俯卧位。

（四）麻醉与消毒

施术者戴口罩，洗手，戴一次性手套，以标记点为中心，用碘伏螺旋向外常规消毒三遍，其直径范围约15cm，戴无菌手套，铺无菌洞巾。0.5%利多卡因局部皮下浸润麻醉，每点注射1~2ml，注入麻药时，必须先回抽注射器确认无回血。

选Ⅰ型4号针刀。

（五）针刀操作

1. 颈神经根出口点

参考《颈椎病》中有关"颈神经根针刀触激"部分，此处不再赘述。

2. 胸神经根出口点

目的：松解相应节段神经出口周围组织，改善血供，促进循环，加强代谢，促进修复。

方法：刺手持针刀，刀口线与脊柱纵轴平行，刀体与皮面垂直加压、刺入。针刀依次通过皮肤、皮下组织、竖脊肌，到达横突背侧骨面，调转刀口线90°，并稍向上倾斜针柄，使刀口沿横突下缘到达横突根部椎间孔外口的上外侧，沿椎间孔内侧边缘进针，并将针体向头颈方向倾斜30°，缓慢探索进针刀1~2mm。操作时，密切关注患者感受。如果出现一过性憋气感，提示针刀触激肋间神经，引起肋间肌收缩。此时，立即停止操作，退出针刀。按压针眼。观察患者15分钟以上，无任何不适，方可自行离开医院。

3. 腰神经根出口点

参考《腰椎间盘突出症》中有关"腰神经根针刀触激"部分，此处不再赘述。

4. 疼痛区域阳性反应点

目的：松解粘连，减轻卡压，改善循环，改善局部代谢。

方法：刺手持针刀，垂直进针刀，刺破皮肤后刀口线与神经走行相平行，抵达条索硬结时有明显阻力感，进行松解，切割时有明显的声音，患者可有麻、胀、痛等感觉，至刺手下阻力感明显变少直至消失，退出针刀。

注意：针刀治疗在疼痛区域阳性反应点操作时要注意进针深度及方向，避免损伤肋间神经及伴行的动静脉，避免刺入胸腔造成气胸。

（六）术后处理

治疗结束，拔出针刀，局部压迫1~3分钟，确认无出血后，无菌敷料覆盖。

（七）疗程

1周治疗1次，5次为1个疗程。

八、手法治疗

脊旁一指禅推法、拿法、滚法直接作用于引起疼痛的神经根部，放松脊柱周围软组织。若合并椎间小关节紊乱，可配合推法和扳法进行整复，恢复脊柱的稳定性。

九、康复训练

带状疱疹多发于免疫力低下者，建议进行长期而有规律的体质训练，包括：快走、跑步、游泳、打球、肌肉力量训练等，以增强体质，提高免疫力。避免过度劳累。

十、注意事项

诊断方面应注意"无疹性带状疱疹"及肋间神经痛等无皮损引起的神经痛，避免漏诊带状疱疹后神经痛。

针刀治疗在疼痛部位（原皮损区域）操作时，要注意进针深度及方向，避免损伤肋间神经及伴行的动静脉，避免刺入胸腔造成气胸。

病程长者应结合心理疏导，积极并综合对症治疗。